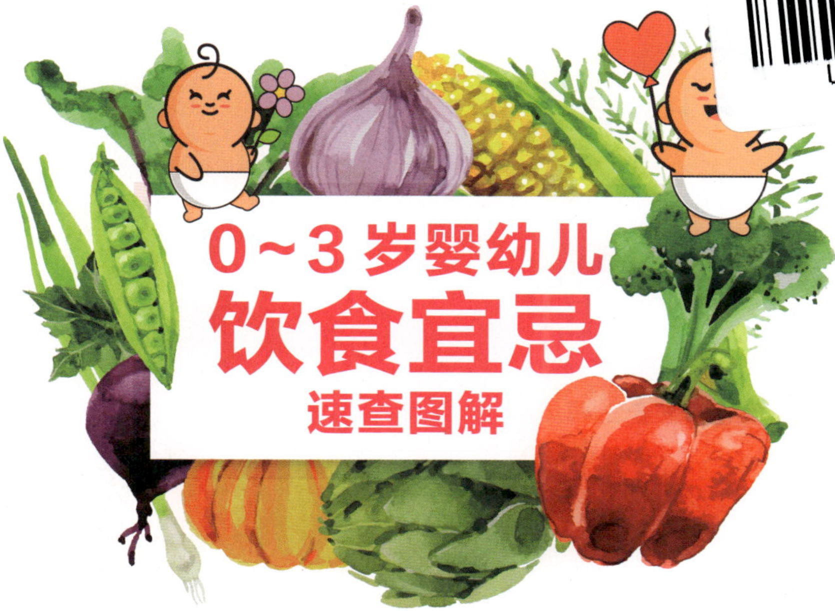

0~3岁婴幼儿饮食宜忌速查图解

胡维勤 主编

江西科学技术出版社
·南昌·

图书在版编目（CIP）数据

0～3岁婴幼儿饮食宜忌速查图解 / 胡维勤主编. -- 南昌 :江西科学技术出版社，2017.11
ISBN 978-7-5390-6095-8
Ⅰ. ①0… Ⅱ. ①胡… Ⅲ. ①婴幼儿－饮食营养学－图解 Ⅳ. ①R153.2-64
中国版本图书馆CIP数据核字(2017)238482号

选题序号：KX2017064　　图书代码：D17091-101　　责任编辑：邓玉琼、万圣丹

0～3岁婴幼儿饮食宜忌速查图解

0～3 SUI YINGYOUER YINSHI YIJI SUCHA TUJIE　　胡维勤　主编

摄影摄像　深圳市金版文化发展股份有限公司
选题策划　深圳市金版文化发展股份有限公司
封面设计　深圳市金版文化发展股份有限公司
出　版　江西科学技术出版社
社　址　南昌市蓼洲街2号附1号　邮编：330009　电话：（0791）86623491　86639342（传真）
发　行　全国新华书店
印　刷　深圳市雅佳图印刷有限公司
开　本　787mm×1024mm　1/32
字　数　300 千字
印　张　8
版　次　2017年11月第1版　2017年11月第1次印刷
书　号　ISBN 978-7-5390-6095-8
定　价　39.80元

赣版权登字：03-2017-346

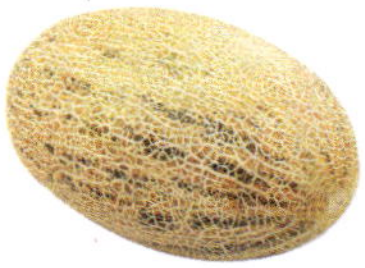

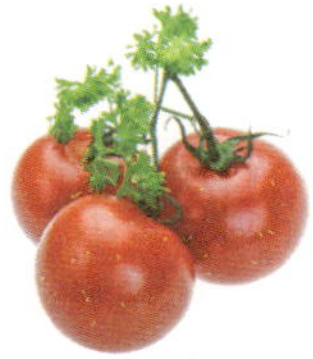

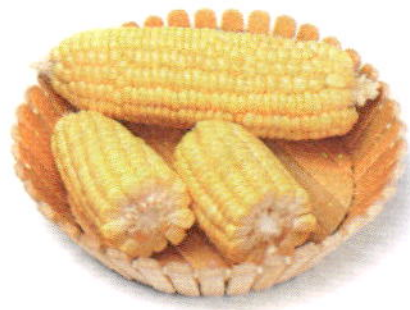

前言

PREFACE

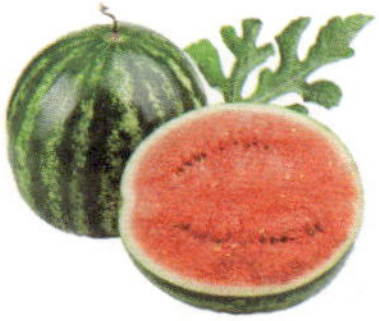

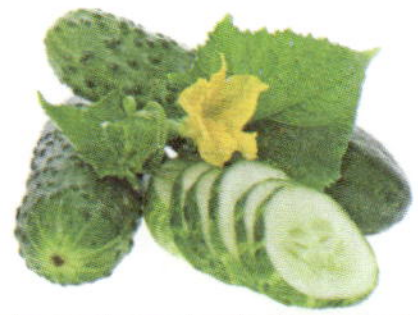

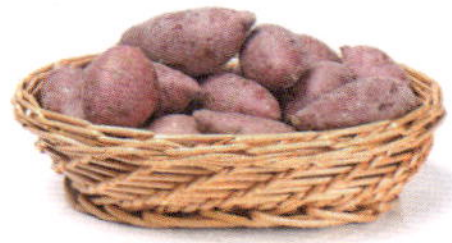

婴幼儿时期，宝宝正处于身体发育的关键期，也是智力发育以及免疫机制建立的关键期。这一时期营养元素的补充对宝宝一生的体质和健康都是非常重要的。如果在这个阶段宝宝的营养元素长期供给不足，或身体吸收过多无益于健康的元素，生长发育就会受到影响，甚至会受到阻碍。这样不仅会影响宝宝的健康状况，还会导致宝宝失去发育的最佳时期而影响以后的健康。

宝宝 4 个月以后就可以添加辅食了，食物中蕴含着人体所需要的所有营养元素，且食物调补，对宝宝来说既安全又实惠，也易于消化吸收。在科学发达的今天，我们也更容易了解食材中所含有的营养元素，可以更有针对性地选择食材帮助孩子调补身体。那么，对宝宝来说，哪些食物能吃，哪些食物不能吃，不仅重要，而且对宝宝一生的健康都有很大的影响。本书针对这个问题，根据每一个阶段宝宝的一般特点，分别列举了宜吃的食物和忌吃的食物。

在宜吃的食物中我们详细介绍了每种食物的性味归经、主要营养素、食疗功效、选购保存、食用宜忌、搭配宜忌等，每一种食材还分别推荐了实用的营养菜例，详解其原料及制作过程，并详实分析了每一道菜例的功效，再配上精美、清晰的图片，即使是烹调知识并不丰富的爸爸或妈妈，也能成功操作。

在忌吃的食物中，爸爸妈妈可以清楚了解该种食物不宜吃的理由，真正做到在日常饮食中规避这些食物，从而帮助宝宝远离这些食物，最终确保宝宝的身体健康，喂养出健康、聪明的宝宝。

另外，本书还详细阐述了宝宝所需的各种营养素，让爸爸妈妈对宝宝所需的主要营养素能够全面地有所了解。同时，本书还根据宝宝常见的病症，合理运用饮食手段进行调理，安全、健康又有效。

目录 CONTENTS

Chapter 1 婴幼儿饮食预备课，这些知识爸妈要 get 起来

一、婴幼儿饮食不可或缺的五大关键营养素 002

二、婴幼儿均衡辅食的添加原则 010

三、婴幼儿饮食制作工具大集合 018

四、婴幼儿辅食制作手法与技巧 020

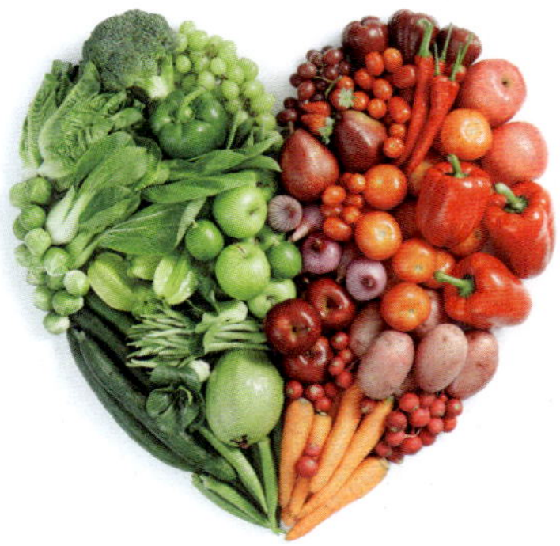

Chapter 2 4 ~ 6 个月婴儿期宝宝的饮食宜忌

西瓜 024

西瓜汁 025

西瓜米糊 025

哈密瓜 026

哈密瓜汁 027

哈密瓜米糊 027

苹果 028

苹果香瓜汁 029

西红柿苹果汁 029

红椒苹果泥 030

苹果泥 030

苹果面包糊 031

苹果金团 031

香蕉 032

香蕉豆腐糊 033

香蕉糊 033

草莓 034

草莓苹果汁 035

草莓米糊 035

橙子 036

橙汁 037

香橙南瓜糊 037

包菜 038

包菜菠萝糊 039

包菜稀粥 039

菠菜 040

菠菜香蕉泥 041

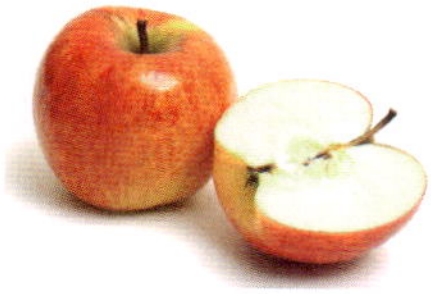
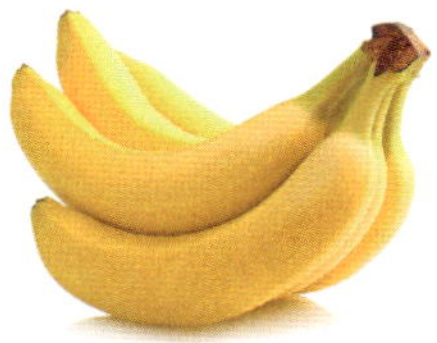
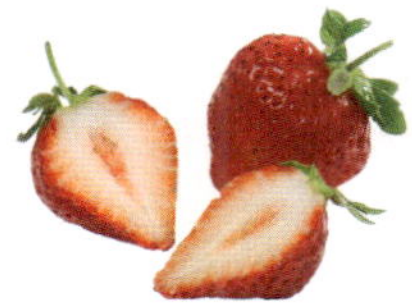
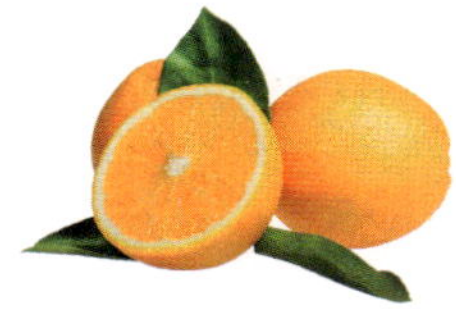

菠菜薯泥 041

菠菜米糊 042

菠菜桃子糊 042

菠菜牛奶稀粥 043

菠菜西蓝花汁 043

西蓝花 044

洋葱西蓝花泥 045

西蓝花米粉糊 045

白萝卜 046

白萝卜梨子汁 047

白萝卜稀粥 047

南瓜 048

燕麦南瓜泥 049

南瓜稀粥 049

南瓜米糊 050

法式南瓜浓汤 050

南瓜蔬菜汤 051

南瓜豆腐汤 051

土豆 052

蛋香土豆糊 053

豚骨皇帝豆薯泥 053

红薯 054

蔬菜红薯泥 055

青椒红薯泥 055

豆腐 056

金沙豆腐泥 057

豆腐优酪乳 057

大米 058

白米葱白汤 059

优酪乳白米粥 059

小米 060

橘子小米糊 061

栉瓜小米糊 061

鸡蛋 062

蛋黄粥 063

菠菜蛋黄粥 063

红枣 064

红枣黑木耳露 065

红枣枸杞米糊 065

4～6个月婴儿期宝宝忌吃食物 066

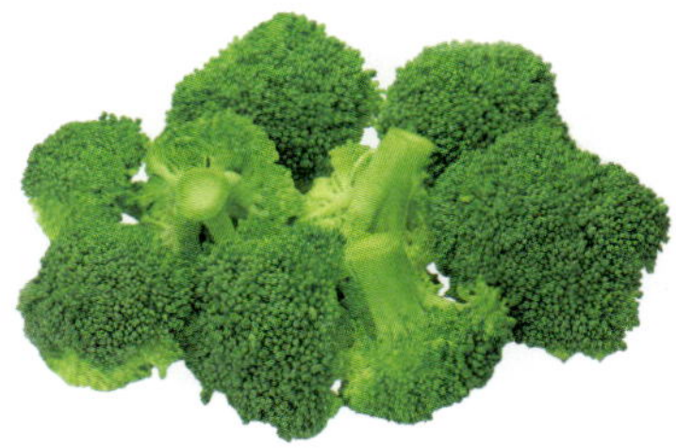
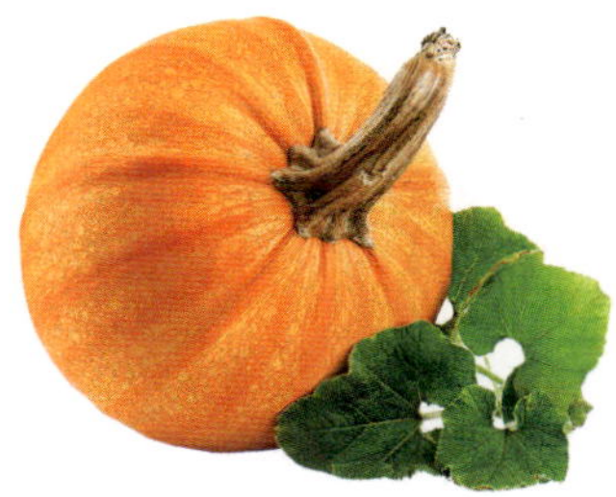

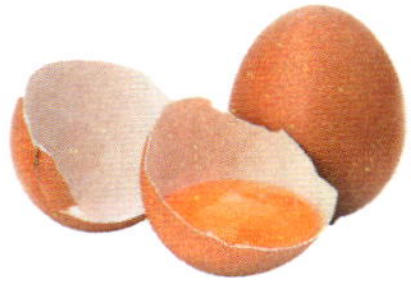
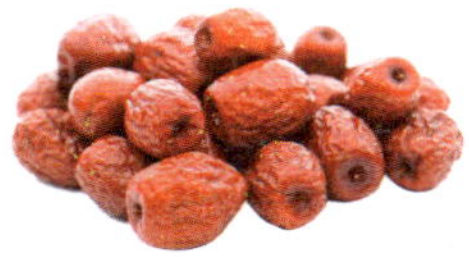

Chapter 3 7 ~ 9 个月婴儿期宝宝的饮食宜忌

木瓜 070
牛奶木瓜泥 071
木瓜豆腐奶酪 071
梨 072
梨子糊 073
苹果梨香蕉粥 073
猕猴桃 074
猕猴桃汁 075
猕猴桃香蕉豆奶昔 075
白菜 076
白菜海带鱼粥 077
鸡肉白菜萝卜粥 077
白菜萝卜粥 078
白菜鸡肉米糊 078
白菜萝卜汤 079
白菜汤 079
花菜 080
花菜米糊 081
花菜水梨糊 081
空心菜 082
蘑菇空心菜泥 083
空心菜牛肉粥 083
小白菜 084
菜肉胚牙粥 085
小白菜粥 085
黄瓜 086
黄瓜汁 087
黄瓜米汤 087
青椒 088
多利鱼炖粥 089
三色炖鸡肉粥 089
胡萝卜 090
西蓝花胡萝卜粥 091
胡萝卜米糊 091
南瓜胡萝卜米糊 092
猪骨胡萝卜泥 092
胡萝卜泥 093
萝卜小米汤 093
洋葱 094
洋葱玉米片粥 095
洋葱胚芽粥 095
丝瓜 096
蒜蓉丝瓜豆腐煲 097
丝瓜米泥 097

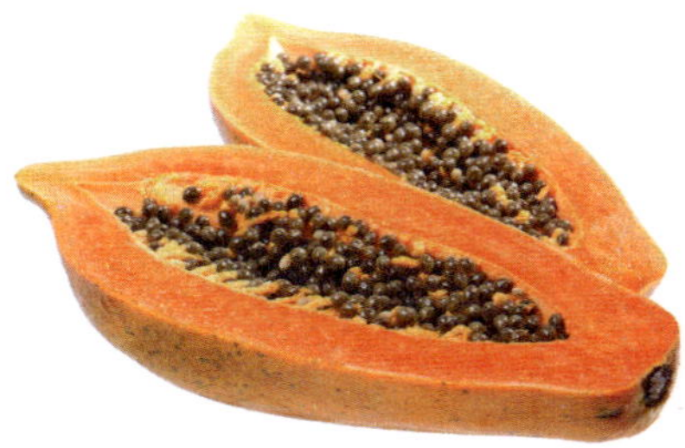

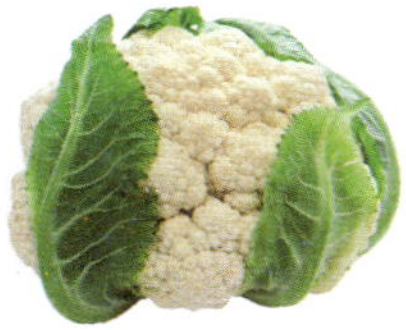
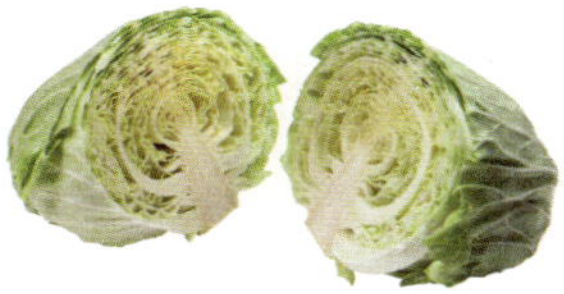
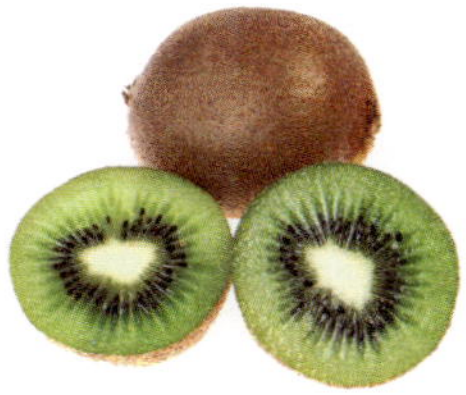
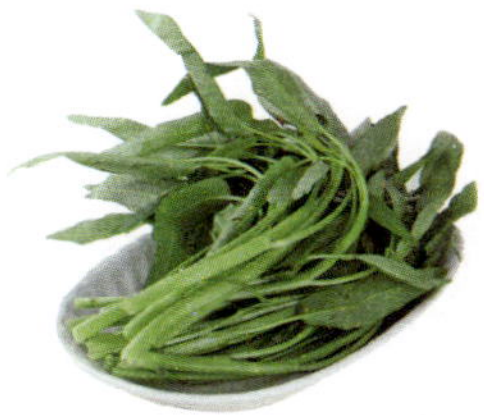

冬瓜 098

冬瓜鸡蓉粥 099

冬瓜瘦肉粥 099

山药 100

山药鲷鱼苋菜粥 101

山药秋葵 101

芋头 102

芋头稀粥 103

奶香芋头泥 103

豌豆 104

豌豆鲑鱼起司粥 105

豌豆土豆粥 105

玉米 106

鲭鱼玉米粥 107

玉米毛豆肉粥 107

糙米 108

活力红糙米粥 109

糙米南瓜粥 109

紫米 110

红薯紫米糊 111

牛油果紫米糊 111

猪肉 112

芥菜猪肉粥 113

土豆猪肉粥 113

牛肉 114

鲜菇牛肉粥 115

牛肉汤饭 115

墨鱼 116

墨鱼煮汁贝壳面 117

东坡墨鱼 117

鸡肉 118

鸡肉鲜菇蔬菜粥 119

金黄鸡肉粥 119

鳕鱼 120

薏仁鳕鱼粥 121

莲藕鳕鱼粥 121

鲈鱼 122

鲈鱼花椰菜粥 123

鲈鱼巧达汤 123

7 ~ 9 个月婴儿期宝宝

忌吃食物 124

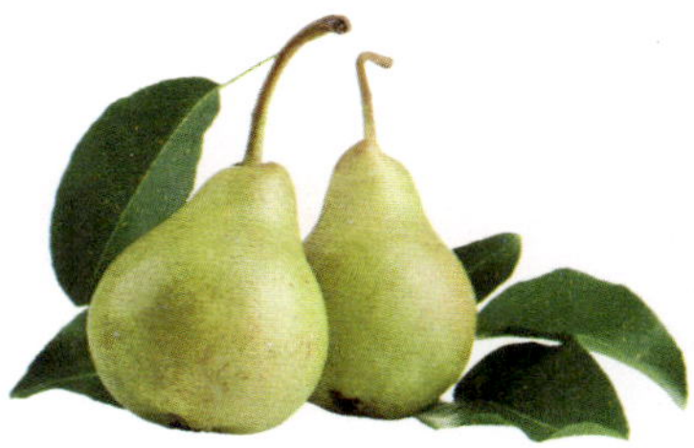

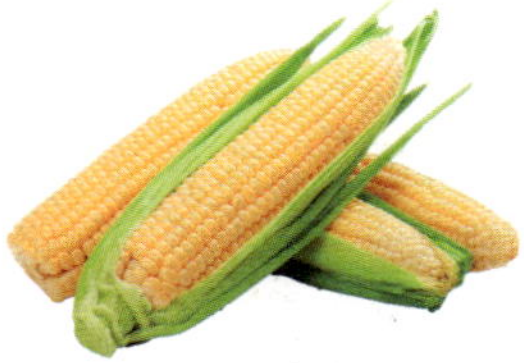
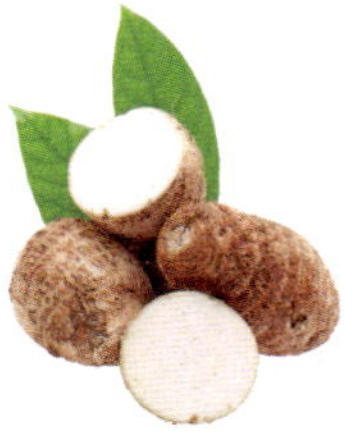
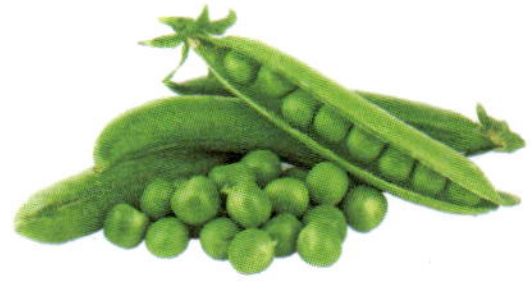
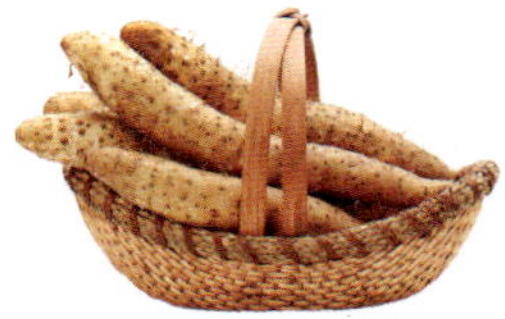

Chapter 4 10 ~ 12 个月婴儿期宝宝的饮食宜忌

葡萄 128
香苹葡萄布丁 129
土豆葡萄干泥 129
四季豆 130
豆腐四季豆碎米 131
上汤四季豆 131
空心菜 132
上汤空心菜 133
姜汁空心菜 133
西红柿 134
西红柿薯泥 135
西红柿鸡蛋拌汤 135
黄豆芽 136
双豆芽米糊 137
起司糯米粥 137
紫薯 138
牛奶紫薯泥 139
紫薯山药豆浆 139
甜椒 140
甜椒西红柿芹菜汁 141
包菜甜椒饭 141
上海青 142
上海青鸡丝干贝粥 143
上海青鱼肉粥 143
小炒上海青 144
鸡汁上海青 144
上海青拌海米 145
上海青胡萝卜五谷粥 145
莴笋 146
莴笋核桃豆浆 147
莴笋莲雾柠檬汁 147
茄子 148
茄子泥 149
茄子稀饭 149
青豆 150
青豆鸡蛋猪肉粥 151
蛋黄青豆糊 151
荷兰豆 152
白玉鲈鱼片 153
荷兰豆鸡蛋面 153
莲藕 154
水梨红苹莲藕汁 155
莲藕汁 155
莲藕玉米小排粥 156
火腿莲藕粥 156

莲藕薏仁排骨汤 157
莲藕芋头糕 157
香菇 158
香菇蔬菜面 159
秋葵香菇粥 159
黑木耳 160
木耳黑米豆浆 161
木耳枸杞蒸蛋 161
银耳 162
银耳羹 163
银耳莲子马蹄羹 163
金针菇 164
什锦菇菇高汤 165
素三鲜粥 165
鸭肉 166
粉蒸鸭肉 167
彩椒黄瓜炒鸭肉 167
草鱼 168
茶树菇草鱼汤 169
清炖草鱼段 169
三文鱼 170
三文鱼泥 171
蔬菜三文鱼粥 171
虾 172
虾仁包菜饭 173
鲜虾玉米汤 173
10 ～ 12 个月婴儿期宝宝忌吃食物 174

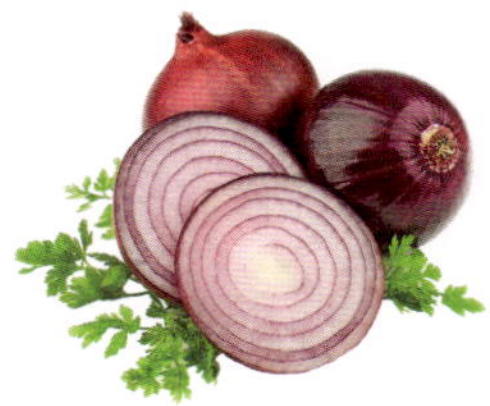

Chapter 5 1~3 岁幼儿期宝宝的饮食宜忌

石榴 178
石榴银耳莲子羹 179
石榴汁 179
菠萝 180
菠萝炒软饭 181
香蕉菠萝稀粥 181
牛油果 182
豆腐牛油果饭 183
牛油果虾蔬沙拉 183

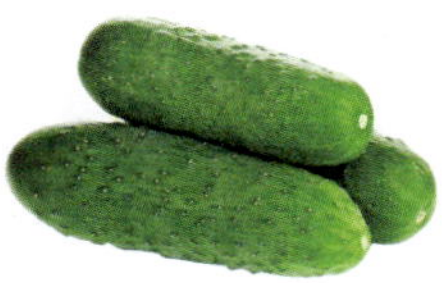

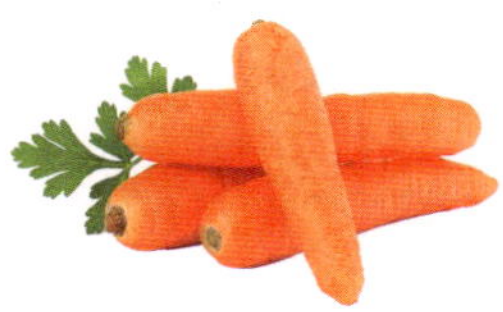

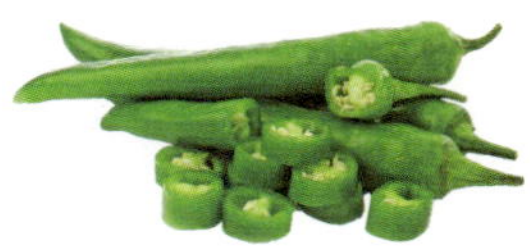

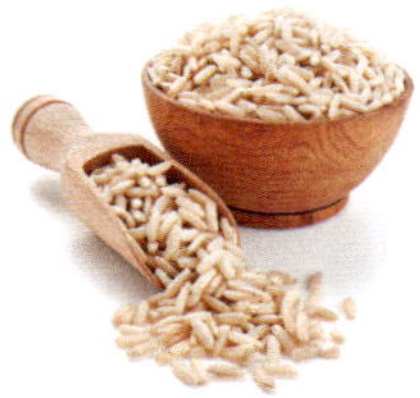
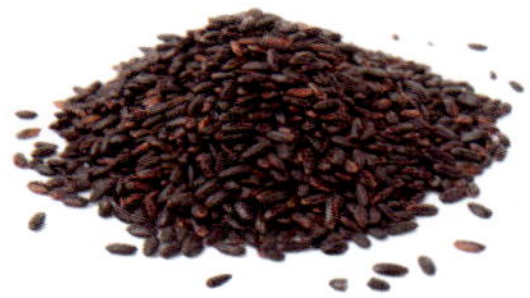
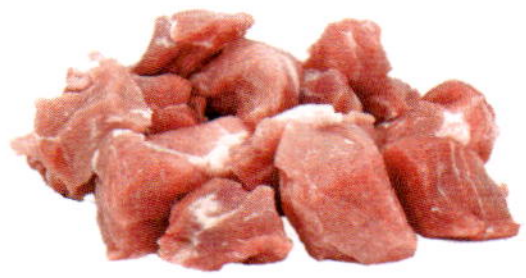
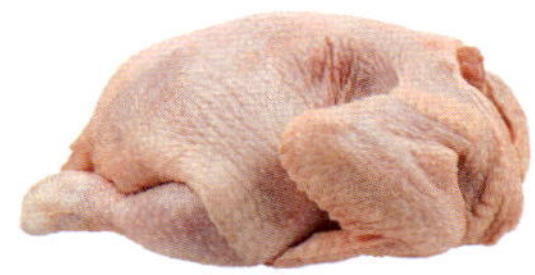

火龙果 184
火龙果西米捞 185
火龙果果冻 185
绿豆 186
桂花绿豆藕片 187
土茯苓绿豆老鸭汤 187
秋葵 188
牛肉秋葵炒饭 189
秋葵豆腐丸子 189
芦笋 190
虾仁炒芦笋 191
芦笋烧鸡块 191
扁豆 192
扁豆莲子薏米粥 193
扁豆玉米沙拉 193
韭菜 194
韭菜苦瓜汤 195
韭菜火腿蛋卷 195
花生 196
柠檬花生黑米粥 197
花生芝麻蒸茄子 197
苋菜 198
意式苋菜鱼排面 199
苋菜鲑鱼蛋炒饭 199
口蘑 200
口蘑鸡蛋小吐司 201
蒜苗炒口蘑 201
芹菜 202
芹菜豆皮干 203
芹菜炒木耳 203
核桃 204
牛奶燕麦核桃粥 205
核桃粥 205
猪肝 206
青菜猪肝肉汤 207
菠菜猪肝汤 207
海带 208
海带鸡肉粥 209
海带烧豆腐 209
紫菜 210
紫菜蛋花汤 211
紫菜小鱼粥 211
鹌鹑蛋 212
茄汁鹌鹑蛋 213
银耳鹌鹑蛋 213
黄鱼 214
干炸小黄鱼 215
雪菜黄鱼 215
鳝鱼 216
淮山鳝鱼汤 217
黄芪红枣鳝鱼汤 217
银鱼 218
黄瓜银鱼面 219
银鱼菠菜粥 219
1 ~ 3 岁幼儿期宝宝忌吃食物 220

Chapter 6 婴幼儿常见病饮食宜忌

小儿感冒 224
西红柿炖豆腐 225
草莓土豆泥 225
小儿湿疹 226
粉丝焖白菜 227
黑米红豆粥 227
小儿腹泻 228
苹果胡萝卜泥 229
甜南瓜稀粥 229
小儿便秘 230
芝麻拌芋头 231
红薯牛奶泥 231
小儿夜啼 232
煎米饼 233
彩蔬蒸蛋 233
小儿厌食 234
彩椒圈太阳花煎蛋 235
番茄鸡翅 235
小儿疳积 236
山药紫薯甜心 237
小米豌豆豆浆 237
小儿遗尿 238
糯米莲藕 239
板栗糊 239
小儿流涎 240
西红柿稀粥 241
樱桃黄瓜汁 241
小儿肥胖 242
芹菜玉米粥 243
萝卜豆腐梅子汤 243
虾仁炒豆芽 244
柠檬豆芽汁 244

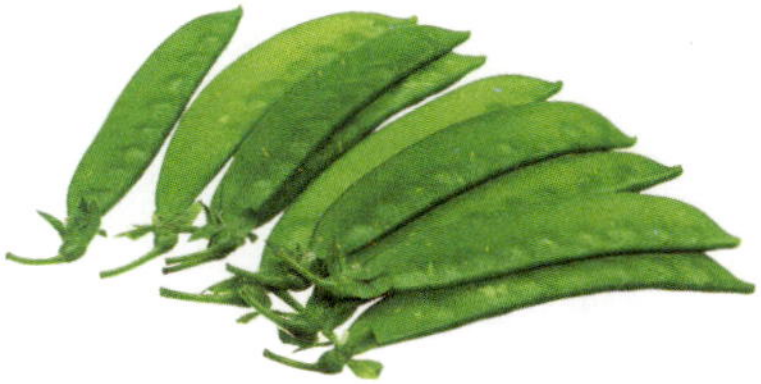

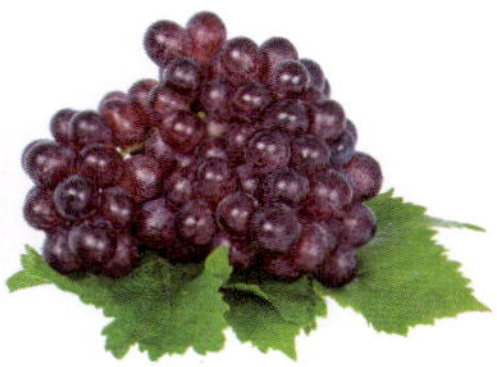

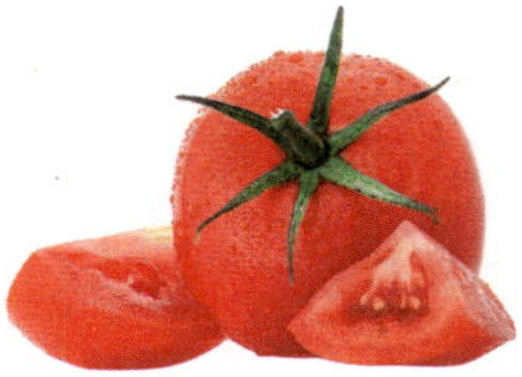

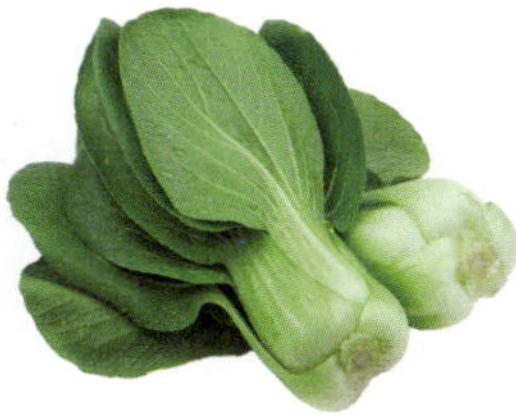

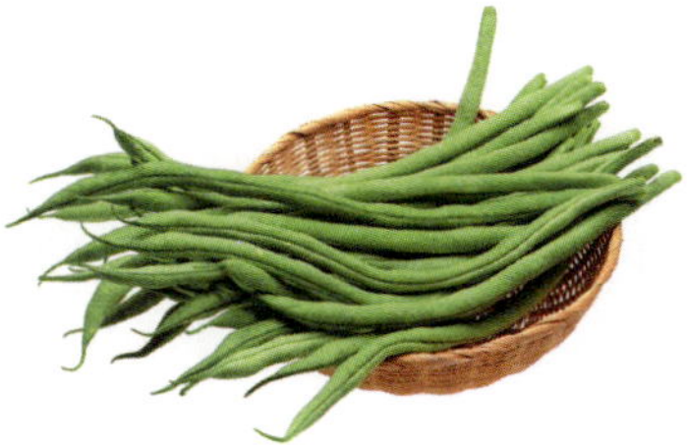

Chapter 1

婴幼儿饮食预备课，这些知识爸妈要get起来

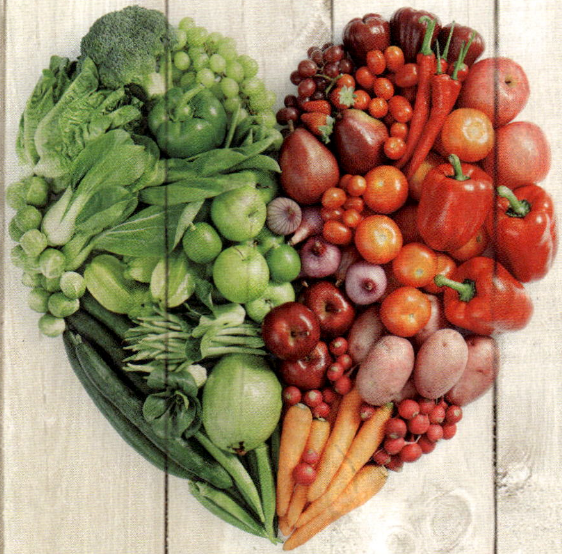

和大人的饮食比起来，婴幼儿的饮食尤为需要注意。宝宝们除了需要母乳作为主要营养的摄取渠道外，辅食也很重要哦！这些也需要爸爸妈妈们多花点心思。这里我们要先为新手爸妈们介绍给宝宝们制作辅食前的一些准备功课，爸爸妈妈对于这些知识一定要 get 起来哦！

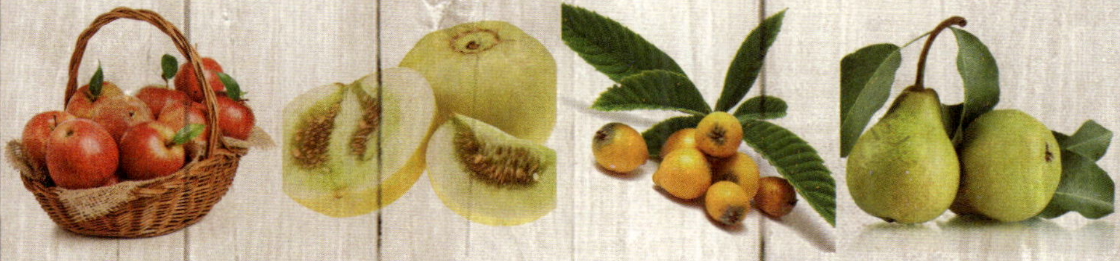

一、婴幼儿饮食不可或缺的五大关键营养素

宝宝们从 4 个月开始就可以逐渐添加辅食，每天的辅食菜单应包括五种营养素组合的食物，缺一不可！不同的食物含有不同的营养成分，必须多样化摄取食物营养才能让宝宝们健康成长。

1. 热量的来源，来自于“糖类”的摄取

糖类的基本概念

糖类是每日提供身体活动所需能量的重要来源，也是身体细胞组成的重要成分之一。糖类又称为碳水化合物，依其水解产物，大致可分为四类：单糖类、双糖类、寡糖类以及多糖类。

单糖类是碳水化合物的最小构成单位，生活中常听到的有葡萄糖、半乳糖、甘露糖、果糖等。双糖类须藉由消化酵素作用，将它水解为两分子的单糖才能被吸收，双糖溶于水具有甜味，在自然界中常见的双糖分别为蔗糖、麦芽糖、海藻糖以及乳糖。寡糖又称低聚糖，由 2 个以上～ 10 个单糖分子组合而成。多糖类是由 10 个以上的单糖结合而成，经消化分解形成单糖才能被人体所吸收，主要存在于植物性的食品中，例如淀粉、糊精等。

糖类的主要作用

糖类提供身体所需的能量，占全日总热量的 55%～ 65%，每 1 克的糖在体内可产生 4 大卡的热量，为最经济的热量来源。其中乳糖为婴儿主要的能量来源，因甜度较低不易造成偏食，易被有益菌利用，同时会产生乳酸，可增加钙的溶解度有助于钙的吸收，使骨钙沉积更迅速，减少维生素 D 的需求量，并且能防止婴儿便秘。有极少数婴儿会缺乏乳糖，称为乳糖不耐症，是因为肠内缺少乳糖，无法消化乳糖而造成腹泻、胀气等反应。

在调节生理机能方面，寡糖、乳糖和膳食纤维则可提供肠内有益细菌生长的能源，以延续有益菌的生命并合成维生素 B 族维生素，常见食物如大豆、麦类等食物里含有丰富的寡糖。

膳食纤维的重要性

膳食纤维是指存在食物中，不能被人类胃肠道中的消化液所消化，且不被人体吸收和利用的多糖，统称为膳食纤维（DietaryFiber）。膳食纤维根据对水的溶解度可分为水溶性膳食纤维和非水溶性膳食纤维。膳食纤维能增加肠道和胃内的食物体积，以增加饱足感，又能促进肠胃蠕动，可舒解便秘，同时也能吸附肠道中的有害物质以便排出。

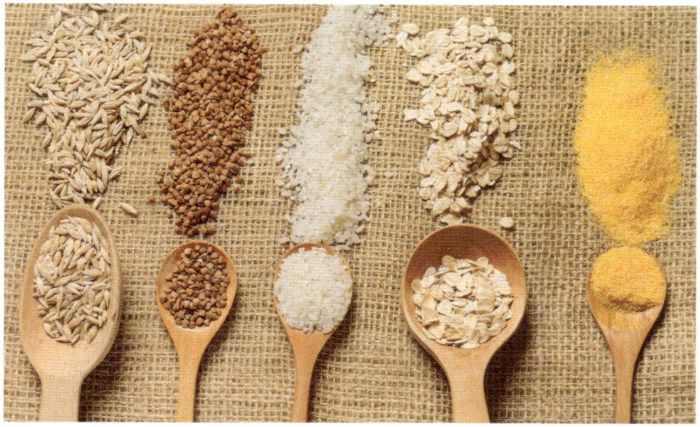

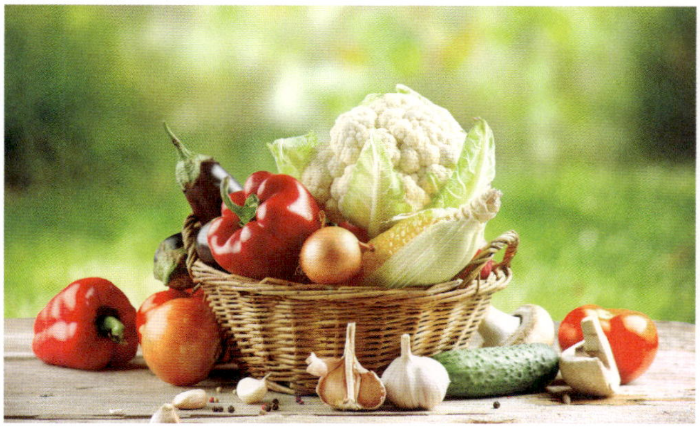

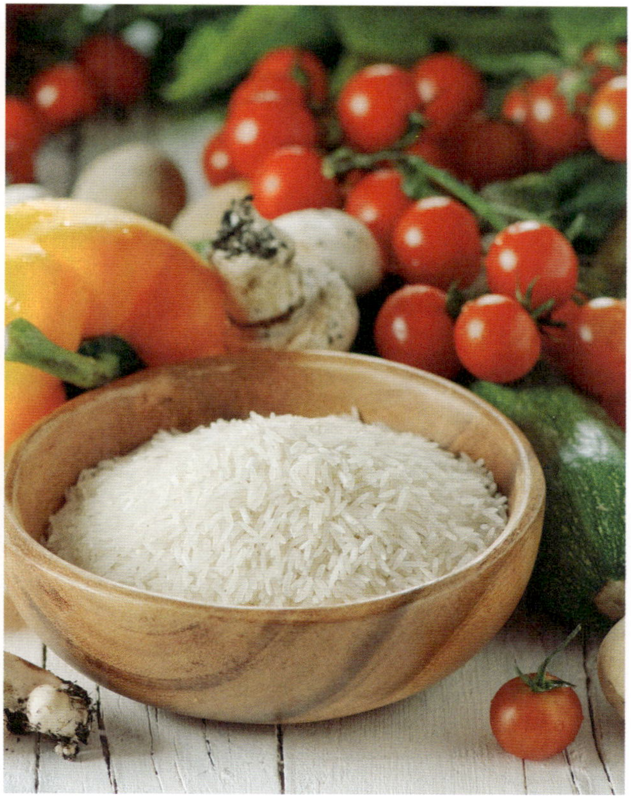

2. 细胞的修复，来自于“蛋白质”的摄取

蛋白质的基本概念

蛋白质是构成人体细胞的主要成分与组成各器官的重要原料。举凡身体中的皮肤、肌肉、神经、血液，都是由蛋白质所构成的，不同的蛋白质由不同的氨基酸排列组成，不同的蛋白质具有不同的功能。

蛋白质是巨大的复合分子，由多种氨基酸（Aminoacid）、胜键与其他元素所形成，主要组成的元素有碳（C）、氢（H）、氧（O）、氮（N），大多数的蛋白质还含有硫（S），少数含有磷（P）、铁（Fe）、铜（Cu）和碘（I）等元素。存在自然界中的氨基酸有 50 种以上，但是能被人体消化吸收以及利用的氨基酸只有 22 种，其中有 8 种是成人体内不能自行合成的，或合成速度不能满足人体的需要，必须藉由摄取食物补充才能获得的氨基酸，称为必需氨基酸（EAA）。这 8 种必需氨基酸即白氨酸、异白氨酸、缬氨酸、甲硫氨酸、苯丙氨酸、色氨酸、苏氨酸和赖氨酸。第 9 种氨基酸为组氨酸，为婴儿与儿童生长发育期间的必需氨基酸；而精氨酸、胱氨酸、酪氨酸和牛磺酸，则为早产儿所必需摄取的。

蛋白质的主要作用

蛋白质可构成脑部神经传道物质，与脑部功能有密切的关系，能帮助脑部发展，协助体内运送养分、机体的生长与组织的修复，避免贫血产生，并提高免疫系统的完整性以强化对病菌的防御能力，构成身体各部位组织和保护功能。蛋白质的植物性食物来源有豆类，如黄豆、黑豆和毛豆（其他豆类不是）等及其制品，而动物性食物来源则有奶类及其制品和鱼、肉、蛋类等。体内细胞进行蛋白质合成反应时，需要的各种氨基酸含量必须足够，如果有任何一种必需氨基酸不足或缺乏，合成反应就会中止，所以建议食物种类应多元化。

大多数的植物性蛋白质相较于动物性蛋白质的品质较差，而且利用率较低，改善的方法有两种，一是将两种或两种以上的植物性蛋白质混合食用，二是植物性蛋白质与动物性蛋白质同时摄取，这样就可以相互弥补，提高蛋白质的品质及其利用率，例如，五谷类与豆类搭配食用、豆腐与蛋同时食用等。另外，素食者更需要善用互补的原则，并在信仰的允许下，利用蛋、奶强化蛋白质的品质。

蛋白质的摄取

生物价值高的蛋白质食物，表示含有必需氨基酸的种类和含量能够满足生长发育所需，故称之，通常以动物性食物来源居多，只有少数为植物性食物，如黄豆等。下列食物依生物价值由高至低排列：人乳、鸡蛋、牛乳、猪肝、牛肉、鱼肉、黄豆、面粉、米、蔬菜、水果、玉米。此外，为了确保蛋白质功能得以发挥，以作为建造修补之用，摄取足够的热量是必要的，各年龄层和不同生理状况对蛋白质建议摄取量皆不同，以 0 ~ 3 月足岁婴儿为例，每 1 公斤（1 公斤 =1 千克）体重供应 23 克蛋白质为最高；除此之外，呼吁 1 岁以下的婴儿，以动物性蛋白质占总蛋白质中的比例 2/3 以上为宜。

蛋白质的“过”与“不及”

在我国由于人民生活水平提升，蛋白质的供应一般不匮乏，但过与不及的问题仍然存在，除了饮食所产生的问题之外，还有先天代谢异常。蛋白质摄取不足会造成营养不良，明显影响生长发育的速度，不仅仅造成生长落后，还会影响脑细胞发育，造成智力与学习记忆力不佳，对疾病的抵抗能力下降。

蛋白质摄取过多则会造成肾脏负担，也会增加钙排出体外，对骨骼发育不利，因此要特别注意蛋白质的摄取量。在代谢异常方面，新生儿筛检患有苯丙酮尿症（PKU）者，因无法正常代谢苯丙酮酸而生成大量中间产物，在血液中其浓度增加，对脑部智力具有伤害力，在购买食品的时候，可以从食品标示的警语中得知。

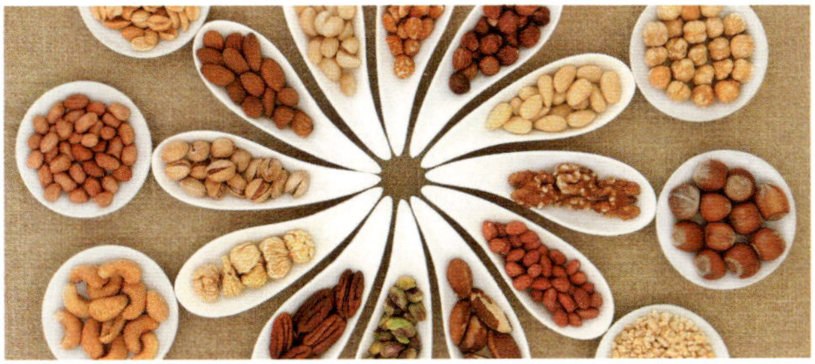

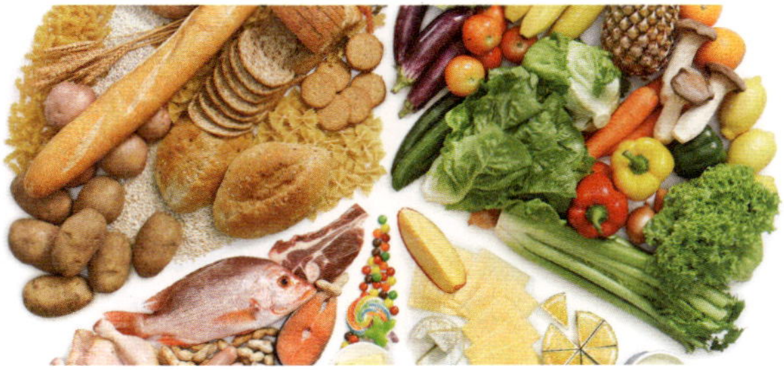

3. 保护身体器官，来自于“脂质”的摄取

脂质的基本概念

脂质水解所形成的脂肪酸，依结构不同可以分为饱和脂肪酸以及不饱和脂肪酸。其中不饱和脂肪酸，又可分为单元不饱和脂肪酸与多元不饱和脂肪酸。脂肪酸又依体内合成情况的不同而分为不必需脂肪酸和必需脂肪酸，前者为人体可自行合成，后者为人体无法自行合成，须藉由摄取食物才能获得，又有维生素 F 之称，由此可见其重要性。必需脂肪酸依其化学结构又分为 ω-3 脂肪酸与 ω-6 脂肪酸，前者包括次亚麻油酸、EPA 和 DHA，后者则包括亚麻油酸和花生四烯酸。

脂质的主要作用

脂肪在人体中有哪些功能呢？供给热量，人体以脂肪的形式储存能量，脂肪为高密度的能量物质，每 1 克脂肪产生 9 千卡热量，是体内热量理想的储存方式。脂肪可以保护器官与神经组织，避免外界的震动与撞击而受伤害，更可防止体温外散。脂肪也是脂溶性维生素的携带者，更可增加食物的美味与饱食感。如果食物中缺乏必需脂肪酸，则会有生长迟顿、皮肤病变、肝脏退化的现象，婴儿皮肤则会产生湿疹，对于血压、平滑肌收缩、发炎反应、激素作用、传递神经、胃酸分泌等调节的机制将会失去平衡。必需脂肪酸可合成激素的前趋物，加速细胞对脂肪酸的吸收。

反式脂肪酸的坏处

研究发现，反式脂肪酸摄取量高者，可预测将来发生冠心疾病与糖尿病的危险性也会增高，而且与心律不整和心脏病猝死也有相关。反式脂肪酸经常出现在氢化植物油，以及动物油脂、烘焙制品如西点、中式点心、饼干、面包等。建议选择较软的植物性奶油，因为不使用氢化途径，所以不含反式脂肪酸。

脂质的摄取

脂肪是从幼儿到老年都需要的，一种保护身体各个器官的重要物质。饱和脂肪酸虽然需要摄取，但不建议使用以下种类的烹调用油，例如动物性油脂、椰子油等。现代人对动物性食物的摄取比例高，所以饱和脂肪酸的摄取量相对增加，食用过多易罹患心血管疾病，因此建议满 2 岁的宝宝应使用低脂乳品，以降低日后罹患心血管疾病的风险。烹调用油应选用植物性油脂，其中所含的单元不饱和脂肪酸不仅可以降低血液中不好的胆固醇（LDL），还可增加好的胆固醇（HDL），例如芝麻油、橄榄油等。事实上，此类脂肪酸人体可以自行合成，因现代人食用过多的动物性食物，所以体内的制造量无法和食入的饱和脂肪酸成一定的比例，为改变此情况以防患上心血管疾病才会有这样的建议。

DHA 的好处

DHA 在肉类和蔬菜含量几乎近于零，需要通过食用海产类而得到，而它的好处众所周知，为大脑神经细胞和细胞表层膜层的重要成分，能够提高脑细胞活性、增强记忆反应与学习能力，减轻过敏、发炎症状以及溃疡性结肠炎的发炎，以及帮助视网膜的发育和改善视力，所以经常吃鱼能活化脑细胞，促进协调神经回路传导作用，维持脑部细胞的正常运作。

DHA 含量高的鱼类有鲔鱼、鲣鱼、鲑鱼、鲭鱼、沙丁鱼、旗鱼、金枪鱼、黄花鱼、秋刀鱼、鳝鱼、带鱼、鲫鱼等，每 100 克鱼中的 DHA 含量可达 1000 毫克以上。就某一种鱼而言，DHA 含量高的部分又首推眼窝脂肪，其次则是鱼油。而不同烹饪方式保留鱼肉中 DHA 含量由高到低，分别是蒸、炖、烤、炸。

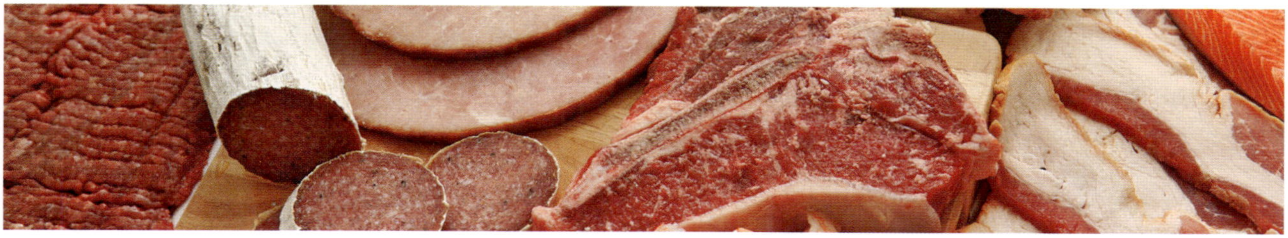

4. 维持新陈代谢，来自于“维生素”的摄取

维生素的基本概念：维生素可区分为水溶性维生素，包括维生素 C 及 B 族维生素；脂溶性维生素，包括维生素 A、维生素 D 等。前者易溶于水，吸收后体内贮存较少，因此体内缺乏时，身体很快会出现症状，过量则会从尿液排出；后者不易溶于水，常随脂肪被人体吸收并储存在体内。

维生素 A

维生素 A 可以维持呼吸道（肺、气管）、消化道（食道、胃、肠等）、皮肤、眼睛、生殖泌尿系统（阴道、尿道、膀胱等）等上皮细胞具有分泌黏液的功能，因此有助于增加疾病的抵抗力。能维持眼角膜的健康，形成视网膜上的视紫，使眼睛发挥视觉功能；并促进伤口愈合，以及肌肉、骨骼和牙齿的正常生长。

维生素 D

维生素 D 可以帮助钙、磷的吸收和利用，促进肌肉、牙齿与骨骼之间的正常发育，并调节血液中含钙的浓度。晒太阳时，体内可自行合成部分的维生 D。

维生素 E

维生素 E 可以使脑部时时刻刻保持灵活与清醒，促进敏捷的思考能力。清除自由基，防止细胞膜上的不饱和脂肪氧化，避免组织受伤而影响生理功能。维生素 E 亦能防止维生素 A 和维生素 C 被氧化。

维生素 C

维生素 C 能保持骨骼健康，还能帮助铁质的吸收。维生素 C 以胆固醇为原料，形成胆酸；促进胶原的形成，是肌肉、骨骼、皮肤、血管和细胞间质构成的成分，可维持体内结缔组织、骨骼和牙齿的生长。

5. 维持身体健康，来自于“矿物质”的摄取

矿物质的基本概念：矿物质是构成人体全身从里至外的重要因素，对于身体健康而言，决定性的关键元素。矿物质是指将食物或有机体组织燃烧后残留在灰分中的化学元素，除了碳、氢、氮和氧之外，这些化学元素又称为无机盐，也是生物所必需的化学元素。

钙

钙是构成骨骼和牙齿的主要成分，调节心跳和肌肉的收缩，可抑制脑细胞异常放电，稳定情绪促进良好的睡眠，减轻身体疲劳，增强抵抗力，能帮助正常的血液凝固。35 岁以前充足的钙摄取能避免往后得骨质疏松症。当缺乏钙质时可能有肌肉抽筋、精神紧绷，夜间磨牙等现象。

磷

磷是构成骨骼、牙齿、软组织、遗传物质（DNA、RNA）以及各种的主要成分，可帮助葡萄糖、脂肪和蛋白质的代谢，为体内磷酸盐的重要元素，具有缓冲作用，以维持血液、体液的酸碱平衡。

铁

铁组成血红素和体内部分酵素的主要元素，帮助蛋白质的新陈代谢，促进生长，预防贫血、神经衰弱、疲惫、胃溃疡与食欲不振。在摄取铁的同时，食用富含维生素 C 的蔬果，能增加人体对铁的吸收率。

锌

锌可促进儿童发育和提高智力，存在于蛋白质和各种金属中，细胞内的锌量直接调节的活性，影响味觉功能、食欲下降、生长发育慢、伤口愈合慢等，锌、铜和锰共同维持超氧化物歧化（SOD）活性，负责清除自由基，稳定细胞膜的结构与功能，避免红血球破裂造成贫血。

二、婴幼儿均衡辅食的添加原则

在给宝宝添加辅食时，我们先抛开辅食具体怎么制作的问题，先来了解一下辅食添加的基本原则，让新手爸爸妈妈们有个心理准备，以便后面能快速上手，进入状态。

1. 初期先以稀释为主

宝宝的第一口辅食，最好先稀释，待宝宝肠胃适应后，再慢慢增量，而不是一开始就给宝宝吃“稀粥”或“稀饭”，甚至很多长辈喜欢熬大骨稀饭给宝宝吃，其实并不适合宝宝正在发育的肠胃。宝宝吃辅食是要分阶段的，通常还没学会吞咽的阶段，都会先以水糊状的食物为主。建议大家可以先以十倍粥（即大米和水的比例为 1:10）、稀释后的果汁或蔬菜汁来试，随着月龄增长或根据宝宝的反应来逐渐作调整。日后增加其他食物时，可将食材打成泥状给宝宝吃，不但宝宝对食物的接受度较高，也较容易吸收。这是因为宝宝的咀嚼和消化功能尚未发育完全，消化能力较弱，不能充分消化和吸收食物中的营养，所以要根据宝宝的月龄，将食物烹调做到细、软、烂。请记得以下原则：食物要从“单一到多样”、“稀释到浓稠”、“量少到量多”、“质细到质粗”逐渐进行辅食的给予，食材的质地也要从流质、半流质、半固体到固体，要让宝宝在逐渐习惯的饮食过程中，对食物产生喜爱。

给宝宝喂辅食的练习，不在于吃的分量多少，而是让宝宝能习惯有别于奶之外的食物、学会用汤匙吃饭、锻炼吞咽咀嚼能力和培养用餐习惯。很多长辈喜欢拿自家宝宝跟别家宝宝比谁胖，或是谁吃得多，但每个宝宝的成长速度与方式都不相同，食量当然也会不一样，重点是胖瘦跟基因也有很大的关系，还是别一味地比较宝宝的身高、体重，就按着宝宝自己的

生长曲线成长，只有宝宝身体健康才是最重要的。如果当喂食辅食这件事情，变成半强迫的时候，反而会制造宝宝对于吃的反效果，以后宝宝一看到餐桌、想到吃东西，可能就会有厌恶的念头与负面反应，事情会越来越麻烦。在宝宝练习吃的过程中，双方保持愉快的心情很重要。

2. 顺序给法有讲究

从低过敏的食材开始给辅食，只要是口味清淡、新鲜且自然的食材，都很适合拿来做宝宝断乳期的辅食。从五谷根茎类开始着手，再到蔬菜、水果与荤食（牛、鸡、猪、鱼、蛋黄、芝士），所有食材都要煮熟。至于水果要不要加热，可以先从加热后制作开始，等宝宝月龄大一点，肠胃发育渐渐成熟时，再给予完全不用煮过的水果，降低过敏概率，大家可以参考一下。当宝宝逐渐习惯接触辅食的时候，且能吃下稀饭、蔬菜泥或是肉泥等食物，就可以慢慢增加喂食的次数。

吃配方奶的宝宝在开始吃辅食的时候，奶量无需减少，1 岁过后，辅食成为宝宝的主食，而母乳或是配方奶就会成为辅食。奶还是要喝，才能补充各种营养素，更何况母乳非常营养，不应该在 1 岁之后就强行断乳，不给宝宝喝母乳。6 个月之后的母乳进食，其实是在喝妈妈的抗体，给得越多，妈妈与宝宝越健康。这里所谓“断乳”是指摆脱奶瓶进食的方式，而非完全不碰奶类。

“一次只添加一种新的食物”，并留意宝宝皮肤与身体的反应状况，这个目的就在于，比较容易知道宝宝是因为哪种食物而产生过敏反应。若是真的有过敏反应产生，则可先停止该项食物，待宝宝月龄再大些的时候，再给宝宝尝试原本会过敏的食物看看。在尝试新食物的时候，偶尔也会遇到宝宝不爱吃的东西，这时候千万不要气馁，若是顺应着他们的喜好去给，很可能就助长了他们偏食的行为。建议大家可以多花点心思在宝宝辅食的烹调上，比如可以把肉泥与剁碎的蔬菜一块搅拌均匀，做成丸子后拿到电炖锅去蒸熟，这样两者营养都均衡地摄取到了，或是利用相同营养素的其他食材来代替。只要在宝宝辅食的过程中，随时记录下宝宝吃辅食后的反应，如有拉肚子、便秘、呕吐或皮肤出疹等过敏现象则要立刻停止该食材的喂食，隔一段时间再试，一次只给宝宝尝试一种新鲜的食物，3~5 天都连续没有过敏反应，则可以在往后制作辅食的时候加入此项食材。容易诱发过敏的食材有柑橘类水果、芒果、小麦制品、蛋白、坚果类、巧克力、可可和带壳海鲜等。但每个宝宝的过敏原不同，要隔绝过敏原得靠爸爸妈妈细心的观察和耐心的记录。

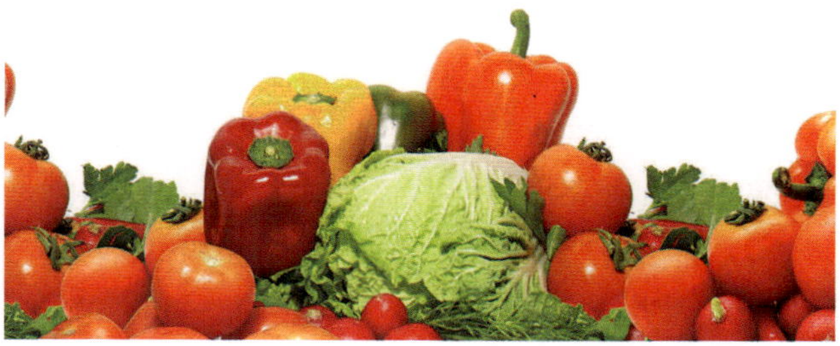

3. 固定场所吃饭的重要性

在刚开始在练习给宝宝吃辅食的大约 4 周之中，就可以让宝宝慢慢养成在固定位置、环境吃饭的习惯。也可以在用餐区摆放宝宝熟悉的物品，例如洋娃娃或小汽车，或是放一首温柔轻松的音乐，主要是营造让宝宝感到安全、舒适的环境，便可提升宝宝接受新食物或是吃的动机。宝宝吃饭的速度有可能是天生的，有些宝宝吃得很快，有些宝宝则吃得很慢。过快或过慢地吃饭都是不好的饮食习惯，特别是尽量不要让宝宝边吃边玩或是边吃边看电视，爸爸妈妈则在一旁玩手机。当专注在“吃饭”这件事情的时候，宝宝会慢慢建立对吃的兴趣与模式。同样的，尽量选择在每一天的固定时间喂食辅食，让宝宝的身体机制习惯这个时间用餐，而不是想到才喂，或大餐小餐地给。

辅食的给予不仅能让宝宝吸收到其他的营养，更重要的是让宝宝适应有别于乳制品的食物及其味道。从小养成吃饭的好习惯，并不需要等他们会讲话、听得懂我们说话的时候才进行，而是要在最早接触辅食的时候就开始练习。在辅食阶段，也要让宝宝摄取谷类、蔬菜、水果、肉等多样化的食物，并且习惯和熟悉食物本身的味道，进而促进宝宝味觉、嗅觉、触觉功能的完善，这样宝宝才不容易养成偏食的习惯。

尽量不要随意更改宝宝吃饭的时间与地点，习惯成自然的原则与方法很重要，宝宝的心思是很敏感的，如果经常随意更改原本的步调，反而容易让宝宝变得焦躁与不安。这个道理从 0 岁到学龄前都适用，如果连正餐的时间都

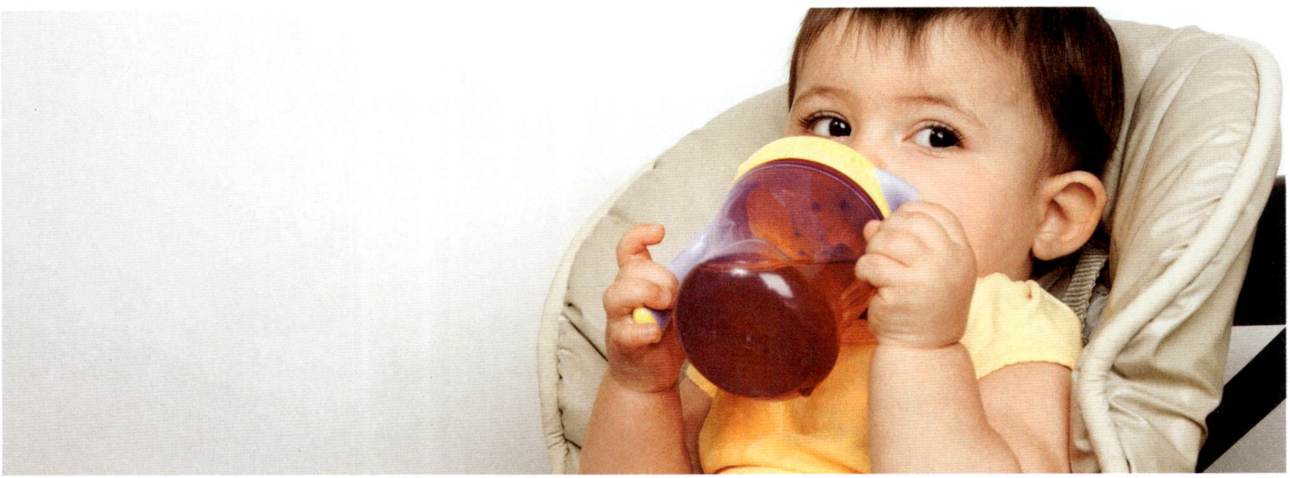

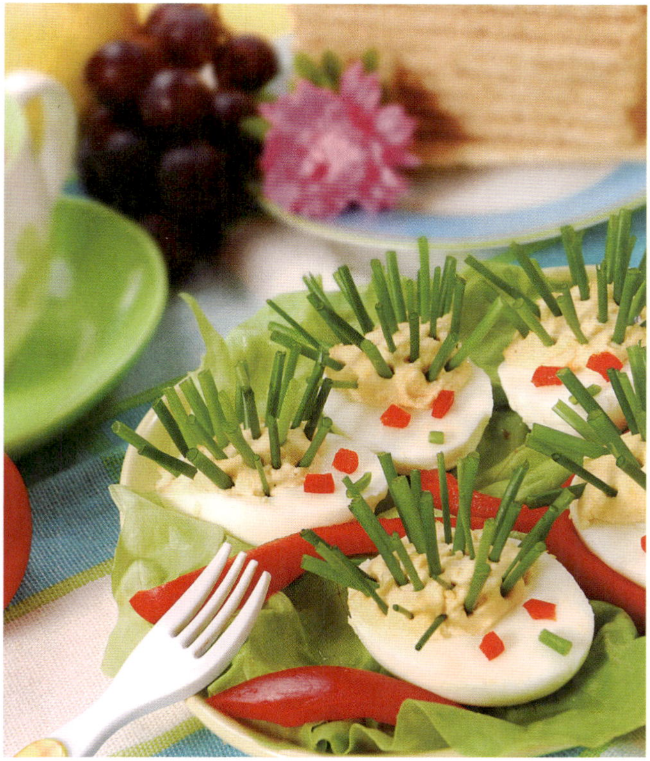

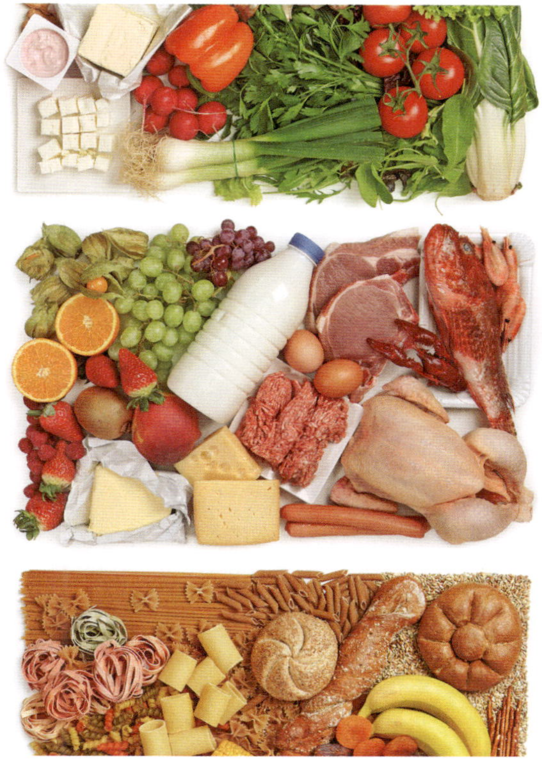

不好好地加以练习与培养，等到宝宝月龄渐渐增长，反而更难掌握吃饭的黄金时间。吃饭这件事情本可以是很快乐有趣的，一旦陷入你追我喂的窘境，爸妈以后反而会更累。还不如从宝宝开始接触辅食开始，就慢慢让宝宝练习吃饭的技巧、方式与作息，让宝宝知道一到吃饭时间就要自动坐上餐椅，开心享受爸妈精心制作的辅食，细细品尝食物原来的滋味。

每个宝宝的天性不同，但请留意尽量让辅食的每一餐都在相同时间进行，配合宝宝的作息为主，食用量要符合宝宝自身的食量。刚开始喂的时间大概是中午或下午，不论是什么时间，尽量选择在每天固定的时间，最好抓准宝宝会肚子饿的时候。也可以配合家人一同用餐的时间，一起用餐能让宝宝享受家庭和乐的气氛，增加进食的乐趣。

4.1 岁以内尽量不加盐与油

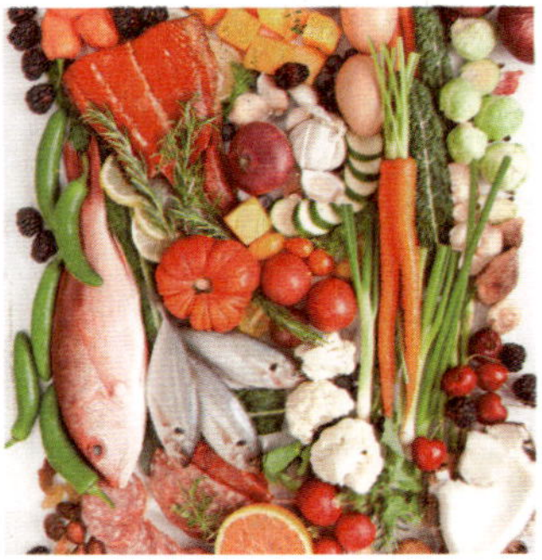

关于吃多少油和盐的问题，基本上，1 岁以下的宝宝饮食中，尽量不要添加太多盐或油，若是过了 8 ~ 9 个月的断乳时期，在制作蛋饼或是煎蛋、炖饭之类的料理时，可以抹少许的油在锅内，以防止粘锅。适量的优质油，如橄榄油、核桃油或是葡萄籽油等，可以帮助宝宝肠胃蠕动与脑部发育。吃太过油腻的东西，容易造成肠胃不适，甚至呕吐、不容易吸收的反效果。宝宝的味觉很敏感，有时只要非常微量的盐，就能改变辅食的口味，让宝宝对辅食的接受意愿变高。

美国卫生及公共服务部 2010 年公布的饮食指南，1~3 岁每天钠的摄取量不应该超过 1500 毫克（也就是 3.75 克的盐），加拿大联邦卫生部则是建议 1~3 岁每天钠的摄取量应在 1000~1500 毫克范围内，而 2009 年英国曾针对 1 岁前的宝宝制定盐的摄取量，分别是“0~6 个月 <400 毫克 / 天”和“6~12 个月最多 400 毫克 / 天”。如果食材味道真的让宝宝很不感兴趣，放几粒盐调味一下，就能增进宝宝的食欲哦！但我大概是等到宝宝快 1 岁的时候，才放行“盐”的给予。在食材里放点盐会让食物变得更有风味、更好吃，也会让宝宝减少胀气、便秘等问题。

油脂是宝宝脑细胞成长的重要原料，但吃鱼、肉时要避免过量的油腻与脂肪，最好去掉脂肪与皮的部分。一般儿科建议在 2 岁前不用刻意要求一定要少用油，但宝宝若是即将满周岁，如果蔬果量食用不足，1 岁前又限制油脂的摄取，这样很容易造成宝宝便秘，所以适量的油脂和盐分是可以的。但经常说不要吃太咸的东西，指的是“零食类的产品”，特别像是饼干类，有时候为了延长保存期限，里面的钠含量其实是很高的，而我们在准备辅食的时候，那些米饼、面条、面包的钠，其实是可以摄取的。原则上 1 岁之前不用特别刻意给水，因为水分可以从母乳（或配方奶和辅食）来补充，让宝宝身体产生一个平衡的机制。请大家要特别注意，避免让宝宝吃过重口味的加工食品。加工食品为了保存更久的时间，其中可能会添加不少食品添加剂、抗氧化剂，甚至过多的盐分，对宝宝成长发育会产生负面的影响。另外，不要给 1 岁以下的宝宝食用蜂蜜，以免引起肉毒杆菌的中毒（会影响脑部发育）。1 岁之前也不要给宝宝喝成人的鲜奶，两岁之前不要给他们喝脱脂或低脂牛奶，以免影响必需脂肪酸的摄取，造成不必要的肾脏负荷。

5. 多样化食材的摄取

是人都容易对相同的食物感到厌烦，何况是天资聪颖、敏感过人的宝宝？在喂食宝宝渐渐看到他们成长的过程当中，我们可以观察到宝宝喜欢或讨厌哪些食物。通过这些观察，我们能在烹调方式与食材选择当中变化出不一样的把戏，利用各种料理方法，让宝宝养成不偏食的良好饮食习惯。

这个世界上没有哪一种单一食物可以提供人体所需的全部营养素，所以我们得多样化地摄取这些营养。从宝宝小时候接触辅食开始，就要带着他们认识所有食物。因为孩子们都会模仿与学习，当他们看到父母亲都没有偏食或是挑食的好习惯，自然而然也会被好的习惯影响。如果妈妈不敢吃苦瓜，而在宝宝辅食的食材选择上就独漏了苦瓜，那么以后等宝宝长大，也许苦瓜对他来说就会很陌生，甚至不敢吃。因为小时候没接触过这个味道，长大再接触就会有些许的困难，而任何挑食、偏食都会妨碍到我们摄取全面性的营养。就因为有了孩子之后，当初不敢吃的东西，也慢慢被孩子训练到跟着一块吃，这样全家人才会更健康。

每天食谱上应包括 5 个营养性食物的组合，缺一不可！五谷杂粮好处多多，特别像是全谷类，拥有丰富的纤维素、维生素、矿物质等必需营养素，是我们日常所需能量的来源。从宝宝时期可以开始吃五谷米饭（由稻米、黄米、小米、小麦、豆类组成）或是十谷米饭（由薏米、芡实、莲子、糙米、小米、黑糯米、小麦、荞麦、燕麦、麦片组成）的时候，可以在一般白米饭当中，加上富含纤维素的五谷米饭一同烹煮，这样可以宝宝就不容易便秘。也因为从小开始吃，所以并不觉得口感或是味道奇特，反而自然地接受了这个味道与食物。而蔬果当然不可以少，特别是新鲜的水果含有丰富的维生素、矿物质及优质膳食纤维，在辅食时期就该将水果加入其中，让宝宝得到更多的营养，但水果不能代替蔬菜，均衡摄取才是正确的方式。担心蛋白质的摄取不足，我们也可以使用豆类制品替代加工的蛋白质，一样可展现在多样的断乳食谱当中，但美味却丝毫不减哦！不同的食物有不同的营养成分，摄取过多或过少都不行，偏食与挑食容易造成营养素摄取的偏差，特别是现代饮食西化，很多宝宝就跟着父母亲成为了“外食一族”。好的饮食习惯不仅能维持健康，还可以抵抗各种病菌的侵袭。

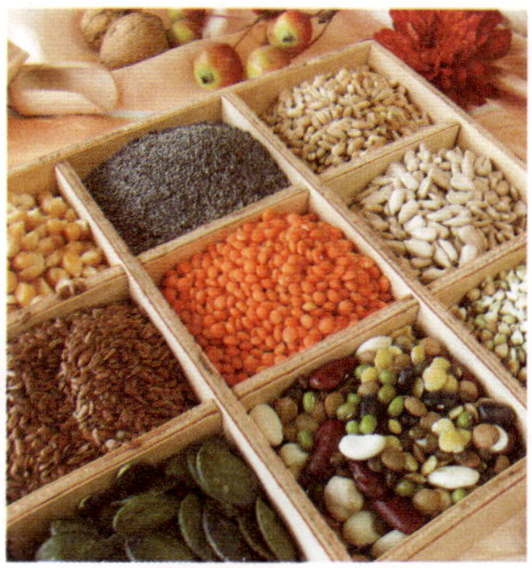

6. 喂食方式也有诀窍

6 ~ 12 个月大的宝宝，正是发展咀嚼和吞咽功能的关键期。初期，当宝宝已经习惯吸吮母乳或奶嘴时，我们可以先用汤匙带他练习吃饭。刚开始喂食宝宝的时候，可以用汤匙轻轻碰触宝宝的下唇，引导宝宝张开嘴巴，然后再将汤匙放置在下唇上方，让他主动吸吮食物。刚开始可能会出现很多情况，如宝宝将食物吐出来或是出现哽咽的现象，这不是因为他不喜欢，而是刚开始宝宝还没学会如何吞咽，所以只能先以闭着嘴或把舌头吐出来的方式将食物吞下。宝宝也正在学着吃，可能要练习好一阵子才会习惯用汤匙，爸爸妈妈得有些耐心。又或是宝宝正在闹情绪，这时千万不要硬塞进去，有时候常会看到一些画面如用汤匙硬塞食物进去，让宝宝对吃产生厌恶感。不用担心但要有耐心地多喂食几次，宝宝就能学会如何吞咽食物了！

初期给予的辅食质地是软与稀的，主要是可以让宝宝直接吞咽下去，中期则是让宝宝利用舌头、牙龈和上颚咀嚼着吃，后期则要让他们学会用牙龈和牙齿咀嚼。无论是处于哪个时期的宝宝，辅食的练习主要在于让宝宝练习咀嚼的方式，有别于一般亲喂母乳或是喝奶瓶的进食习惯。像我第一胎什么都不懂，而将米糊或麦精放进奶瓶中，与

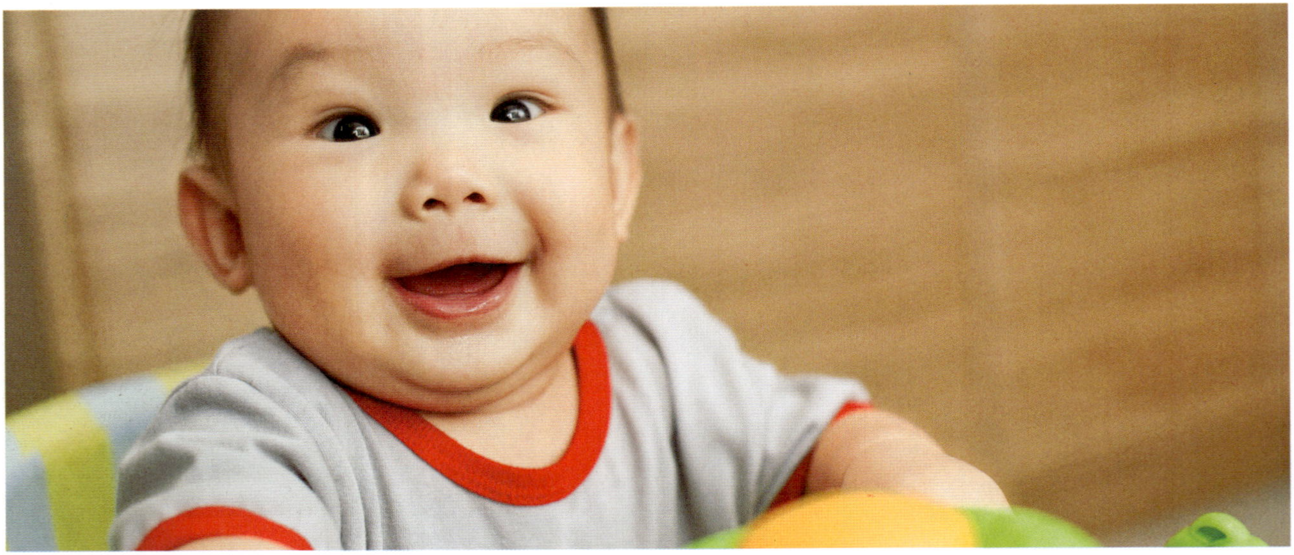

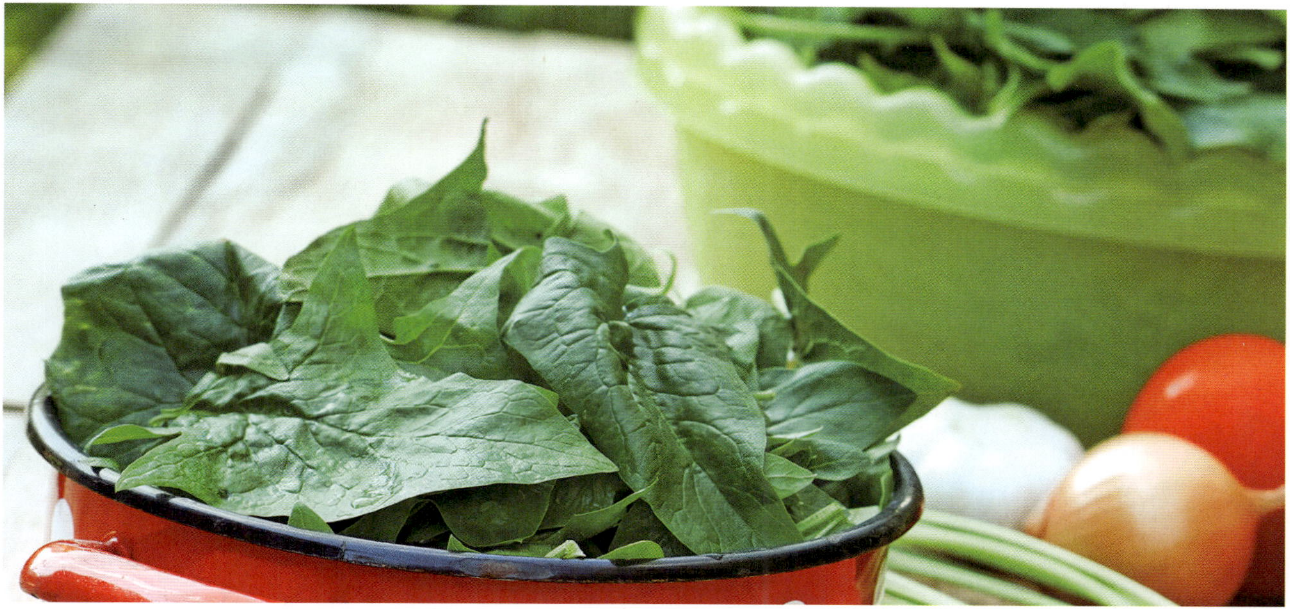

奶粉混合着给老大饮用，这就不是给宝宝练习咀嚼的正确方式，建议还是用小汤匙喂食。另外，米糊或麦精与奶粉混和会让质地太过浓稠，容易让宝宝肠胃不适甚至便秘。贪图方便只会带给宝宝与家长更多的不便，但我以生了 4 个宝宝的经验提供给大家，少了咀嚼的练习，容易让宝宝懒得自己咬东西、吃东西，我们家大哥就有这样的问题。

另外，市售的米糊成分复杂，背后原材料、制作过程与其他未知的问题，这些都是我们看不到的，建议大家还是花一点时间亲手做新鲜的辅食给宝宝吃，减少宝宝健康上的风险，也能让宝宝吃得更营养与健康。这样吃的练习是需要时间的，所以才要按阶段来制作辅食，千万不要因为刚开始的挫折，而让彼此练习吃辅食的气氛变得凝重又有压力。

三、婴幼儿饮食制作工具大集合

为了让宝宝吃最新鲜的食物，每次制作副食品的分量不会太多，若是用一般家中的烹饪用具，制作起副食品会有难度，因此事先添购专用器具并了解使用的方式，烹调时会更得心应手。

1. 制作工具使用前后的清洗及消毒

餐具的清洗方式

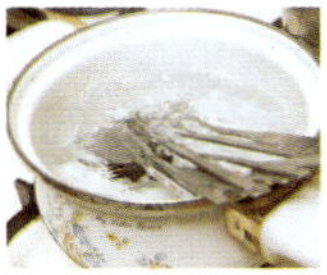

餐具可使用热水消毒法，将汤匙、叉子放在热水中煮 4 分钟左右，进行杀菌消毒，餐具通常都是不锈钢制，导热非常快，消毒时要小心不要被烫伤。塑胶制的餐具不能放进滚水中煮，可以购买宝宝专用的无添加清洁剂清洗。

刀具的清洗方式

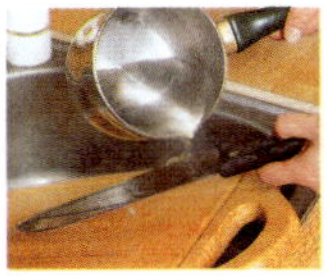

至少要准备 3 把刀子，用来切生食、熟食和水果。清洗时不仅是刀刃、刀把，刀把和刀片连接的地方，也要用刷子勤刷洗。使用完的刀先用纸巾擦拭掉上面的油渍，然后用清洁剂洗，再用热水烫一下，可以防止细菌滋生。

抹布的清洗方式

每次烹饪时都要使用晾干的抹布，所以可准备多条抹布替换。抹布至少 1 周消毒 1 次，放在热水中煮 15 分钟左右，捞出放凉后拧去水分，放在阳光下晾干。宝宝肠胃较脆弱，易被细菌感染，不要忽略抹布清洁的重要性。

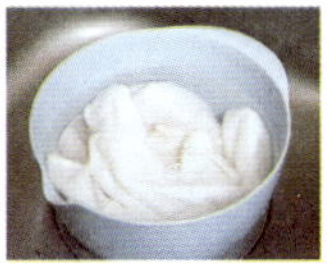

砧板的清洗方式

砧板使用后要马上清洗晾干，1 周至少要消毒 2 次，消毒用热水冲洗砧板杀菌，然后晾干。如砧板有异味，可在砧板上盖一条白布，上面撒点食用醋即可消除异味。最好准备专门制作副食品的砧板，切生食和熟食的砧板要分开。

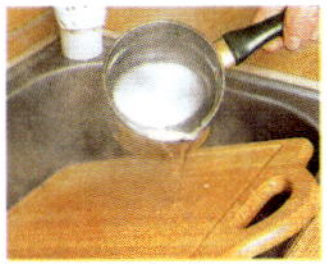

2. 制作食物的工具准备

工具一

研磨钵：将食材切成小块，放进研磨钵中磨成泥状。

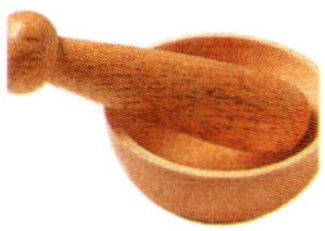

榨汁器：果皮洗净，切开去籽后，可用榨汁器榨出果汁。

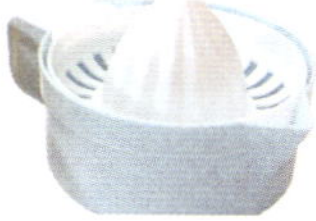

滤网：可将食物中太粗的颗粒或渣滓过滤掉。

工具二

磨泥板：用来处理根茎类食材，十分方便好用。

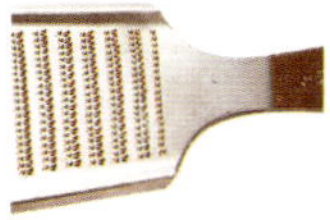

搅拌棒：将食物搅拌打得更细致，通常用在初期副食品。

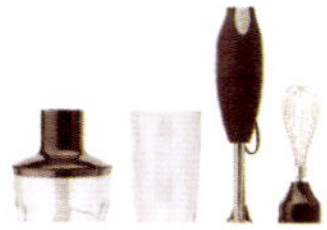

量匙：一开始宝宝食量不太大，用来测量宝宝吃多少。

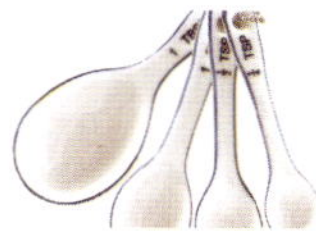

工具三

砧板：处理宝宝的食材一定要使用专属的砧板。

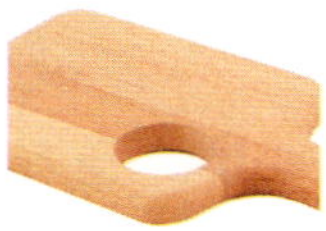

削皮器：要去皮的食材，可以用削皮器削去外皮。

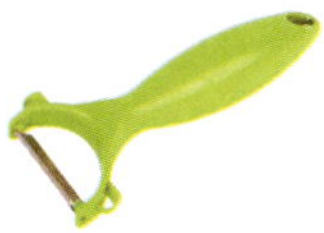

食物剪：可将宝宝要吃的食物剪成合适大小。

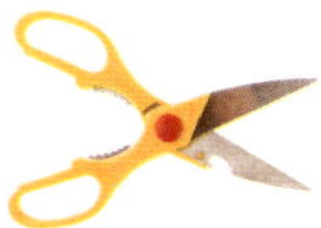

工具四

制冰盒：可以冷冻保存副食品，最好买有附盒盖的。

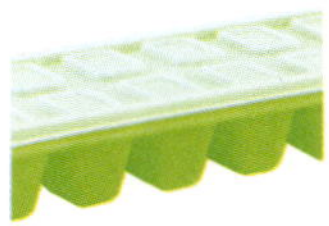

保鲜盒：可以保存副食品冰砖或食材，并标示日期。

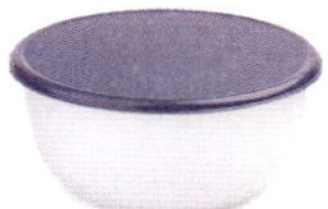

保温罐：外出时携带副食品，保温、保冷都很好用。

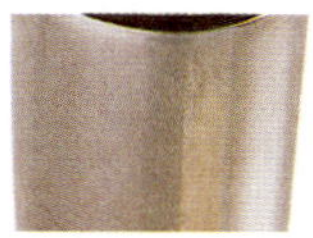

四、婴幼儿辅食制作手法与技巧

制作婴幼儿辅食时，大多是果汁、米糊、粥类、高汤等，所以了解制作方法和一些技巧，结合合适的工具利用，就能快速地制作出宝宝爱吃的饮食啦。

榨汁

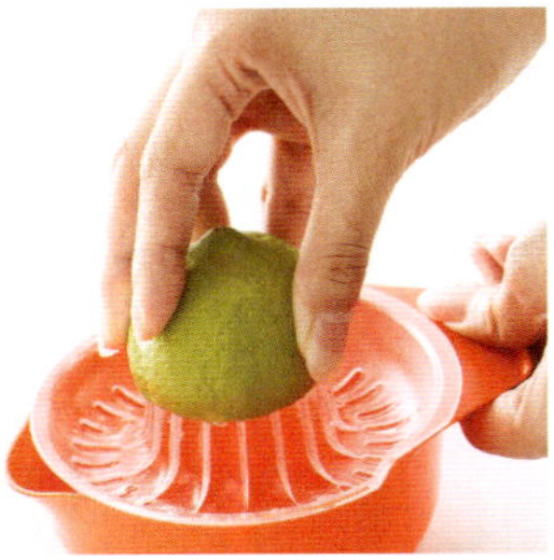

刚开始给宝宝接触辅食的时候，可利用汤匙来喂食，训练宝宝接受有别于母乳或配方奶的味道，同时也稍微给宝宝喝点稀释过的果汁。将新鲜水果榨汁后，再加入开水稀释成两倍的果汁，才不会给宝宝造成身体的负担。用榨汁器榨取水果原汁，或是用果菜汁机将水果打碎后，利用过滤网将果肉滤出，取其汁喂食宝宝。

◎注意：如果宝宝不太能接受也没关系，妈妈只要记得这是给宝宝练习接受其他味道的食物，不要给自己跟宝宝太大压力哦！

研磨

把煮熟的食物捣（或磨）成泥，用研磨器是最为方便的了。只要将煮软的食材放入研磨器当中，用研磨棒捣碎并稍微挤压食材，就能轻松将食材捣成泥状。有时像香蕉、蒸熟的红薯、木瓜、葡萄或是土豆，都可以用这样的方式轻松捣碎，方便给宝宝喂食，这样捣碎后食物的质地也最适合给宝宝食用。

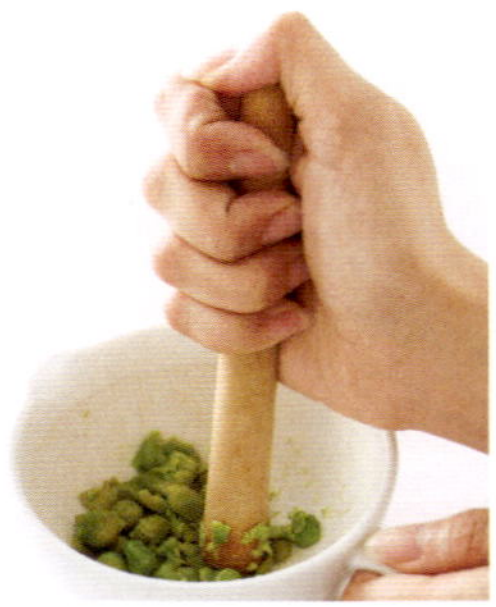

◎注意：可将核桃、芝麻等坚果类食材用研磨器捣碎，除了能够增加辅食的风味与香气，也可以增加营养和促进消化。

过滤

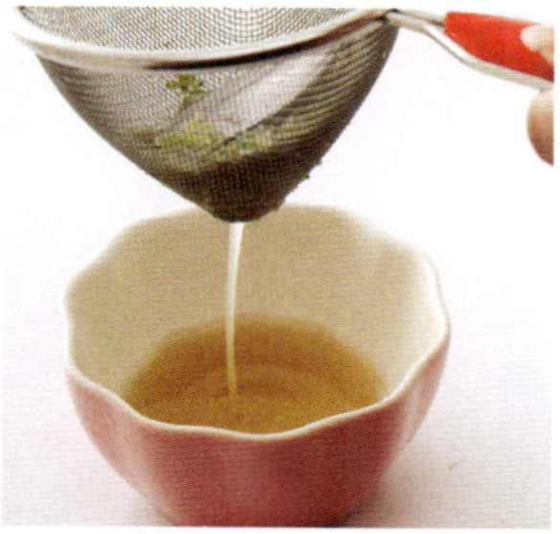

利用不锈钢滤网来过滤，一般也可用来过滤蛋黄、芋头、南瓜等纤维质较多的食材，口感会变得滑顺许多。在制作宝宝高汤时，也可轻松将食材滤掉。

◎注意：因为滤网容易卡残渣在上面，建议大家在使用完滤网后立刻清洁，用软刷在水龙头下清洗更为方便哦！

蒸

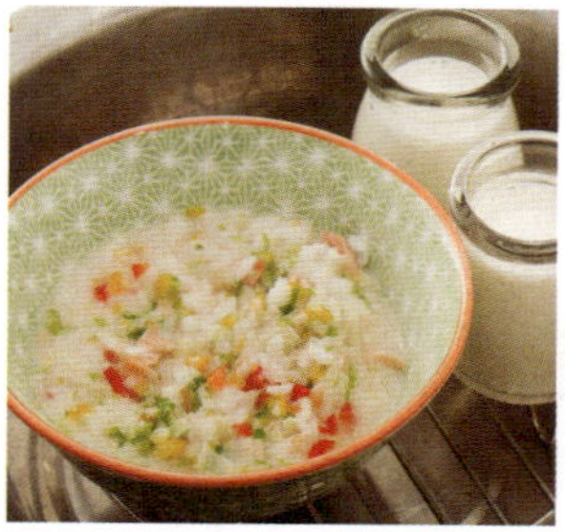

制作辅食最常用的就是“蒸”这个烹调方式，除了能较易留住营养外，还能保存食材的甜味，让食材变得柔软、好入口。

◎注意：对于花菜、红薯、南瓜、胡萝卜等蔬菜，可在平常煮饭时，将上述食材一次准备好，一同放入锅内蒸。

煮

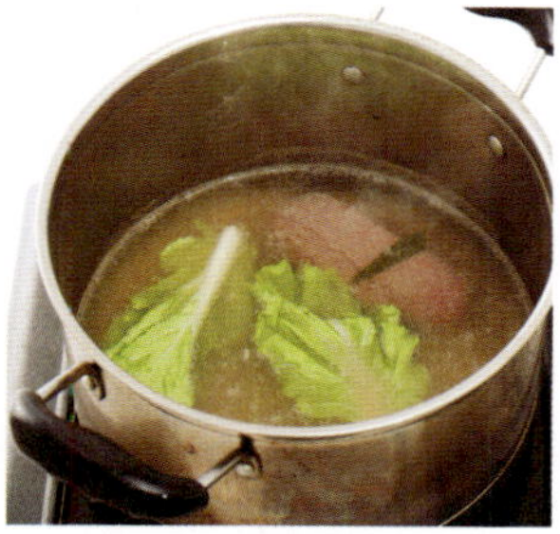

宝宝常吃的叶菜类，就可以用快煮平底锅来焯烫，而部分肉类也可以用相同方式煮熟，无论是鸡肉高汤、猪骨高汤或是海带高汤，也都会使用到大煮锅来炖煮。

◎注意：胡萝卜焯烫后再去皮，比直接剁碎更能保持其中的营养成分。

煎

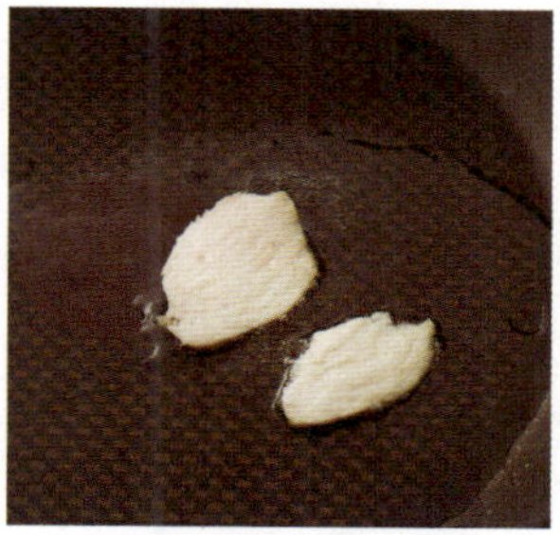

在制作宝宝辅食后期的炖饭类或是煎饼类，就可以使用平底锅或是炒锅来煎。放入少许洋葱、大蒜等辛香料，就能够增添炖饭的香气与风味。

◎注意：平底锅只需沾上少少的油就可以了。芝麻也可以用煎的，先将香气炒出来。煎饼类也很适合宝宝。

Chapter 2

4～6个月婴儿期宝宝的饮食宜忌

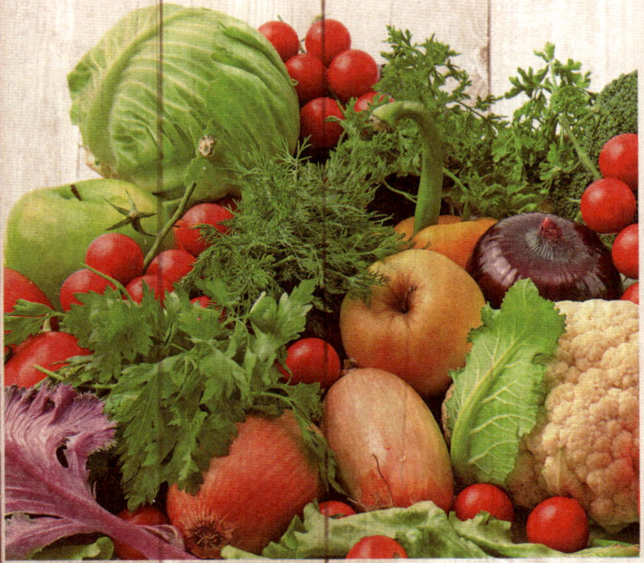

刚接触辅食的 4 ~6 个月宝宝只会吞咽，还不会咀嚼，因此在制作辅食时，务必要将食物烹调至稀、软、烂、熟的状态，否则宝宝很有可能因为难以吞咽的食物，而失去对辅食的兴趣。要值得注意的是有些食材并不适合在这个阶段食用，合理搭配，均衡营养才是关键。

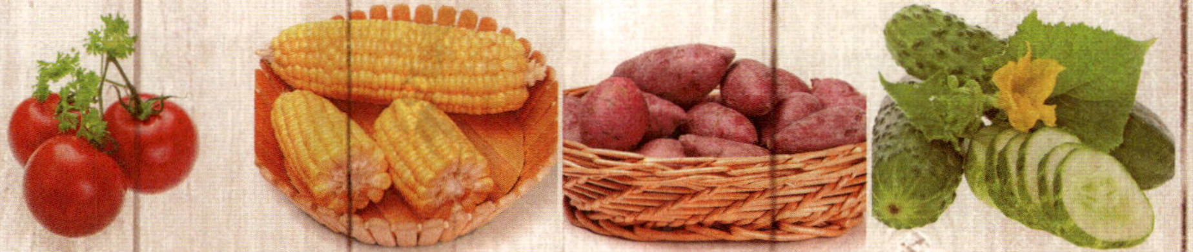

宜吃食物

西瓜

‖清热去火‖
‖利尿消肿‖

【性味归经】性寒，味甘；归心、胃、膀胱经。

【主要营养素】含有糖、蛋白质、维生素B_1、维生素B_2、维生素C及钙、铁、磷等矿物质和有机酸。

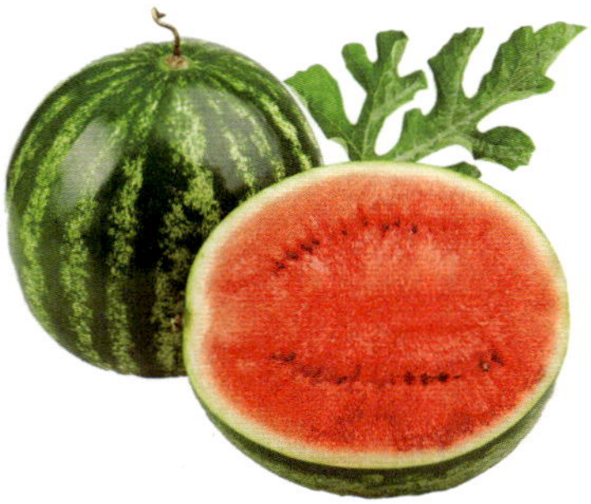

【食疗功效】

西瓜具有清热解暑、除烦止渴、降压美容、利水消肿等功效。西瓜富含多种维生素，具有调节心脏功能、预防癌症的作用，可以促进新陈代谢，有软化及扩张血管的功能。

【选购保存】

瓜皮表面光滑、花纹清晰，用手指弹瓜可听到“嘭嘭”声的是熟瓜。未切开时刻低温保存5天左右，切开后用保鲜膜裹住，放入冰箱，可低温保存3天左右。

【食用宜忌】

√宜随切随吃，不要存放过久，以免腐败变质。

× 从冰箱中取出的西瓜不要直接食用，以免因过于寒凉而损伤脾胃，需待温度提高一些再吃。

【相宜搭配】

西瓜	+ 大蒜	营养丰富
西瓜	+ 冬瓜	治疗暑热烦渴
西瓜	+ 绿茶	提神醒脑
西瓜	+ 鸡蛋	滋阴润燥

【相忌搭配】

西瓜	+ 海虾	呕吐
西瓜	+ 冰激凌	腹泻
西瓜	+ 羊肉	腹泻
西瓜	+ 猕猴桃	营养流失

西瓜汁

材料

西瓜……………………30 克

做法

1. 西瓜去皮，切小块，放入研磨钵中磨成西瓜泥。
2. 把西瓜泥倒在筛网中，滤出西瓜汁。
3. 西瓜汁中加入冷开水稀释即可。

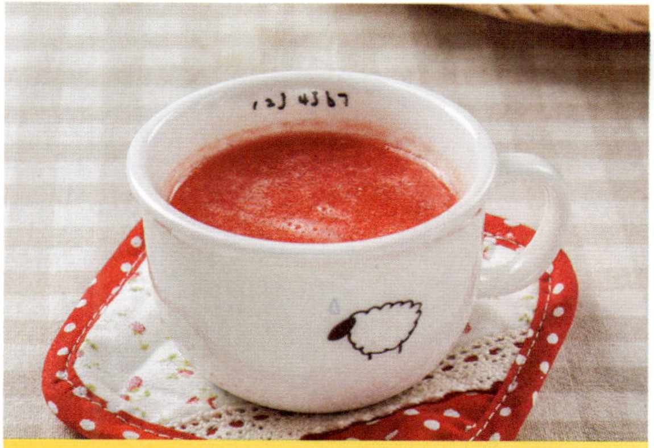

【功效】本品能清热解暑，生津止渴，利尿除烦。

西瓜米糊

材料

白米糊………………40 克

西瓜……………………30 克

做法

1. 西瓜洗净，去皮去籽后切块。
2. 放入研磨钵中磨成西瓜泥。
3. 白米糊中加入西瓜泥，以小火煮滚即可。

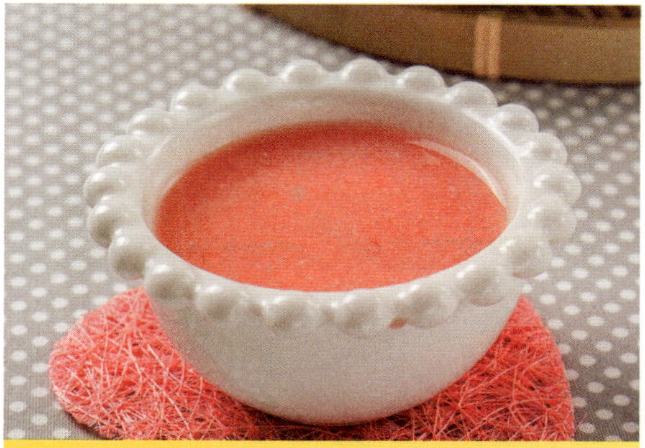

【功效】本品能补中益气，健脾养胃，益精强志。

宜吃食物

哈密瓜

清热除烦
生津止渴

【性味归经】味甘，性寒。

【主要营养素】含有蛋白质、脂肪、碳水化合物、膳食纤维、维生素A、维生素C、灰分及钙、磷、钾、钠等多种矿物质。

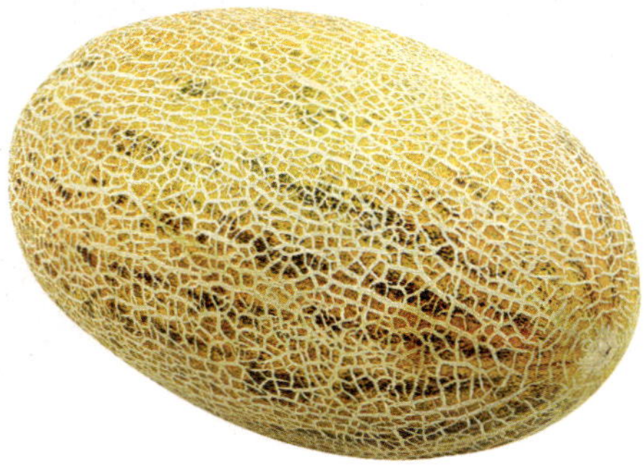

【食疗功效】

哈密瓜有清凉消暑、除烦热、生津止渴的作用，是夏季解暑的佳品。食用哈密瓜对人体造血机能有显著的促进作用，可以用来作为贫血的食疗之品。

【选购保存】

黄皮甜瓜，皮色越黄成熟度越好；网纹甜瓜，其纹路越清晰、突出、主体感越强越好。哈密瓜不宜变质，易于储存。但若是已经切开的哈密瓜，则要尽快食用，或用保鲜膜包好，放入冰箱。

【食用宜忌】

√哈密瓜削去外皮，去瓤，即可食用。

× 搬动哈密瓜应轻拿轻放，不要碰伤瓜皮。受伤后的瓜很容易变质腐烂，不能储藏。

【相宜搭配】

哈密瓜	+ 银耳	润肺止咳
哈密瓜	+ 橙汁	生津止渴
哈密瓜	+ 柠檬	开胃解腻
哈密瓜	+ 圣女果	开胃助消化

【相忌搭配】

哈密瓜	+ 香蕉	加重肾衰
哈密瓜	+ 梨	引发腹胀
哈密瓜	+ 黄瓜	破坏维生素 C

哈密瓜汁

材料

哈密瓜............100 克

做法

1. 用汤匙挖取哈密瓜中心熟软的部分，放入料理机中搅打成泥。
2. 倒出果汁，用筛网过滤。
3. 哈密瓜汁中加入冷开水稀释即可。

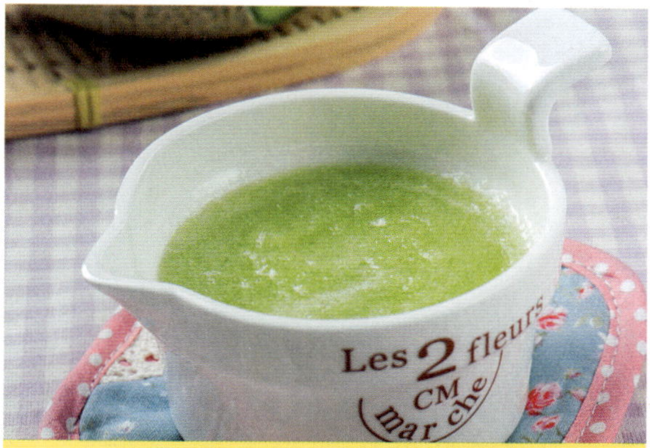

【功效】本品能促进大脑发育，提高记忆力，增强免疫力。

哈密瓜米糊

材料

白米糊...............80 克
哈密瓜...............30 克

做法

1. 白米糊加水煮滚。
2. 哈密瓜洗净，去籽和皮，磨成泥。
3. 在煮好的白米糊中，加入哈密瓜泥，用小火煮 3 分钟即可。

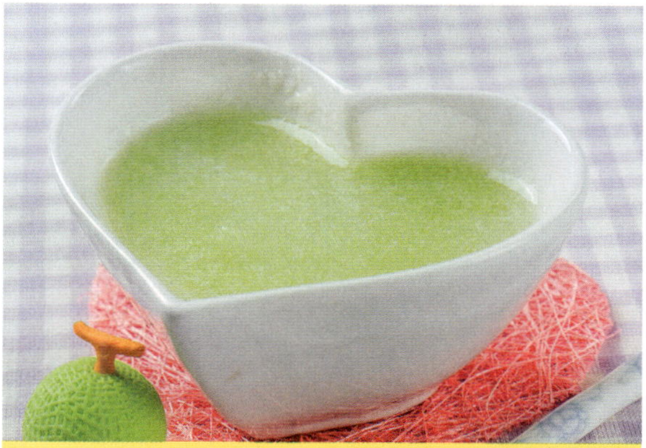

【功效】本品能帮助身体从损伤中迅速恢复，还有助于预防小儿神经管畸形。

宜吃食物

苹果

‖润肤护肤‖
‖美颜祛斑‖

【性味归经】性凉，味甘、微酸；归脾、肺经。

【主要营养素】富含糖类、蛋白质、脂肪、磷、铁、钾、苹果酸、奎宁酸、柠檬酸、酒石酸、鞣酸、B族维生素、维生素C及微量元素。

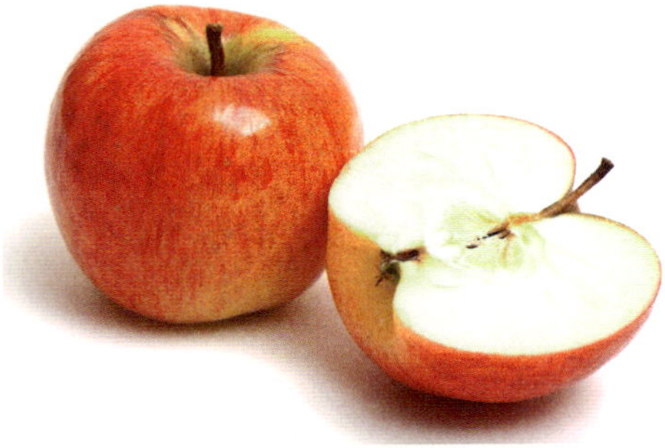

【食疗功效】

苹果具有润肺、健胃、生津、止渴、止泻、消食、顺气、醒酒的功能，而且对于癌症有良好的食疗作用。苹果含有大量的纤维素，常吃可以使肠道内胆固醇减少，缩短排便时间，能够减少直肠癌的发生。

【选购保存】

应挑个头适中，果皮光洁、颜色艳丽的。苹果放在阴凉处可以保持7~10天，如果装入塑料袋放入冰箱可以保存更长时间。

【食用宜忌】

√苹果营养成分多含在皮和近核部分，尽量不要削去表皮。

× 切开的苹果久置会氧化变色，损失营养。

【相宜搭配】		
苹果	+ 银耳	润肺止咳
苹果	+ 香蕉	防止铅中毒
苹果	+ 绿茶	防癌
苹果	+ 茶叶	保护心脏

【相忌搭配】		
苹果	+ 胡萝卜	破坏维生素 C
苹果	+ 白萝卜	导致甲状腺肿

苹果香瓜汁

材料

苹果................1/2 个
香瓜................1/2 个

做法

1. 苹果、香瓜洗净，去皮和籽，切块后放入电锅中，外锅加 1 杯水，蒸至熟软。
2. 将蒸软的苹果和香瓜放入料理机中，加适量开水，均匀打成泥。
3. 并过筛滤掉杂质即可饮用。

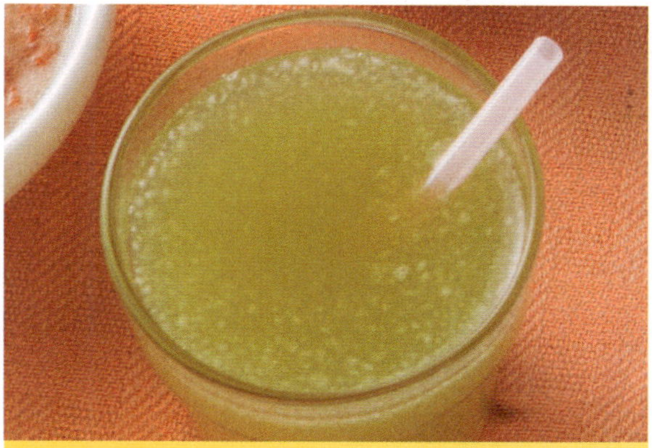

【功效】本品能清热解暑，开胃消食，除烦止渴。

西红柿苹果汁

材料

西红柿................1 个
苹果................1/2 个

做法

1. 将西红柿泡热水后捞出放凉，然后去皮切碎，放入研磨钵。
2. 将苹果洗净，去皮切丁。
3. 用研磨棒将西红柿和苹果磨成泥，放入纱布内过滤出西红柿苹果汁即可。

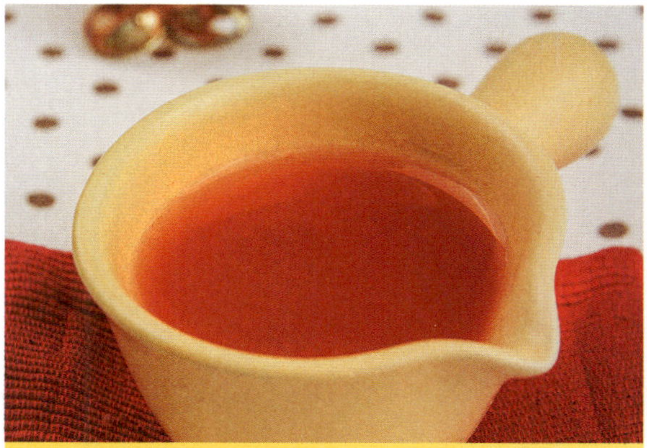

【功效】本品能可保护眼睛，增进食欲，帮助消化。

红椒苹果泥

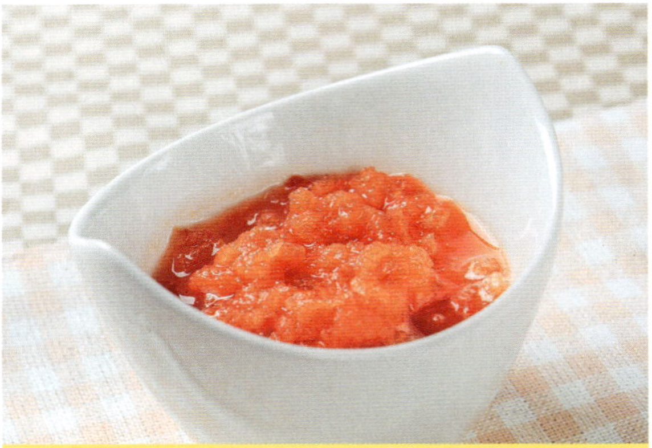

材料

红椒……………… 10 克
苹果……………… 20 克

做法

1. 红椒洗净，去籽切小块，加入少量水，放入料理机内搅打成泥。
2. 苹果洗净去皮，磨成泥。
3. 煮熟红椒泥，加入苹果泥搅拌即可。

【功效】本品能促进消化，增加食欲，促进血液循环。

苹果泥

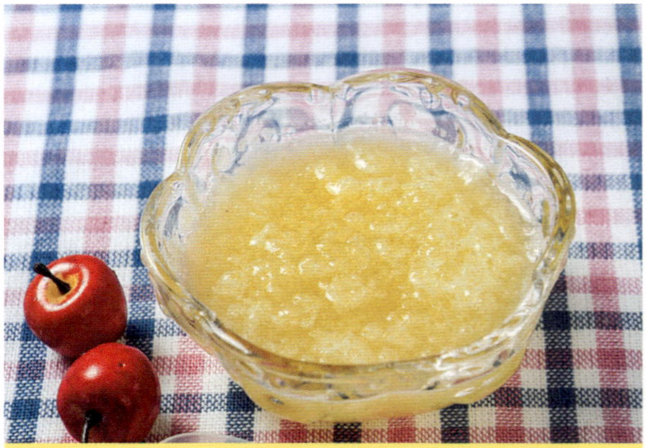

材料

苹果…………… 1/4 个

做法

1. 苹果洗净，去皮和籽。
2. 放入研磨钵中磨成苹果泥。
3. 在磨好的苹果泥中，加入适量的温开水稀释，搅拌均匀即可。

【功效】本品容易被人体消化吸收，非常适合婴幼儿食用。

苹果面包糊

材料

苹果……………… 1/4 个

吐司……………… 1/2 片

做法

1. 苹果洗净，去皮和果核，磨成泥备用。
2. 吐司切去硬边的部分，再切成小碎屑。
3. 锅中放入的水，加入吐司屑和苹果泥一起熬煮即可。

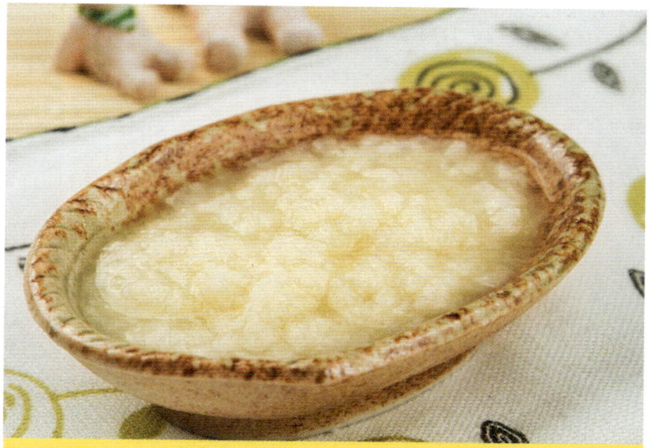

【功效】本品可以帮助宝宝调理胃、加速肠道蠕动，也具有促进淋巴系统功能的效果。

苹果金团

材料

苹果………………… 1 个

红薯………………… 1 个

做法

1. 将红薯洗净、去皮，切碎煮软；把苹果削去皮、除去籽后切碎，煮软。
2. 把苹果与红薯均匀混合。
3. 取碗，装入碗中即可。

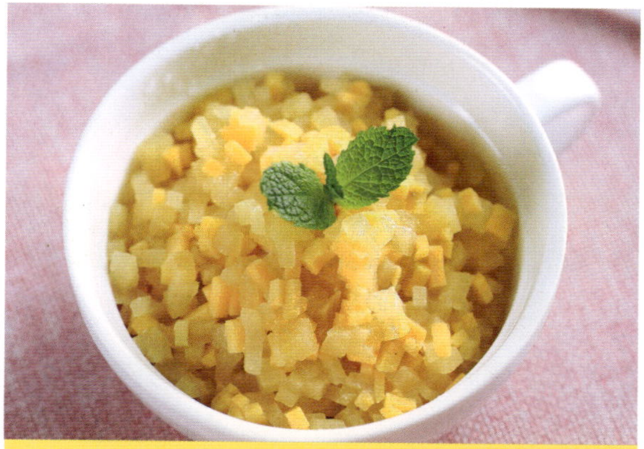

【功效】本品能健脾益胃，润肠解暑，非常适合婴幼儿食用。

宜吃食物

香蕉

‖ 舒心解压 ‖
‖ 消除烦躁 ‖

【性味归经】性寒，味甘；归脾、胃、大肠经。

【主要营养素】含有蛋白质、果胶、钙、磷、铁、胡萝卜素、维生素B_1、维生素B_2、维生素C、粗纤维。

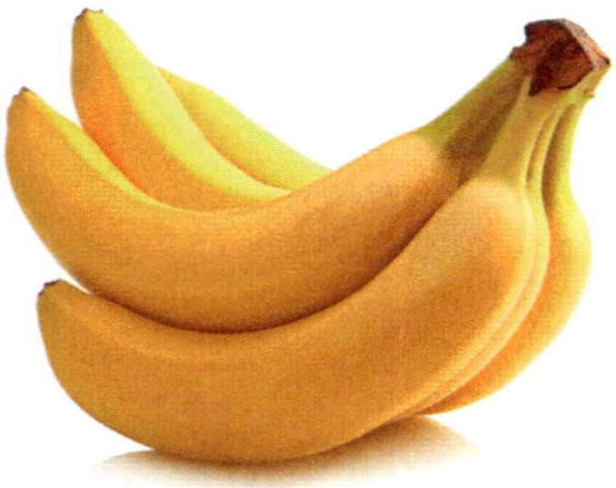

【食疗功效】

香蕉具有清热、通便、解酒、降血压、抗癌之功效。香蕉中的钾能降低机体对钠盐的吸收，故其有降血压的作用。纤维素可润肠通便，对于便秘、痔疮患者大有益处。维生素 C 是天然的免疫强化剂，可抵抗各类感染。

【选购保存】

果皮颜色黄黑泛红，稍带黑斑，表皮有皱纹的香蕉风味最佳。香蕉手捏后有软熟感的一定是甜的。用密存袋保存，香蕉买回来后，最好用绳子串起来，挂在通风处。

【食用宜忌】

√可生食，也可捣烂成香蕉泥，或油炸后入菜。

× 未熟透的香蕉有收敛的作用，便秘者不宜食用。

【相宜搭配】

香蕉	+ 燕麦	改善睡眠
香蕉	+ 银耳	养肺
香蕉	+ 李子汁	清热润肠
香蕉	+ 桃子	润喉

【相忌搭配】

香蕉	+ 芋头	会腹胀
香蕉	+ 红薯	引起身体不适
香蕉	+ 酸奶	产生致癌物质
香蕉	+ 菠萝	增加血钾浓度

香蕉豆腐糊

材料

白米糊……………80 克
香蕉………………10 克
豆腐………………10 克

做法

1. 香蕉去皮后磨成泥。
2. 豆腐烫熟后捣碎。
3. 锅中放入白米糊、水、香蕉和豆腐，用小火慢慢煮滚即可。

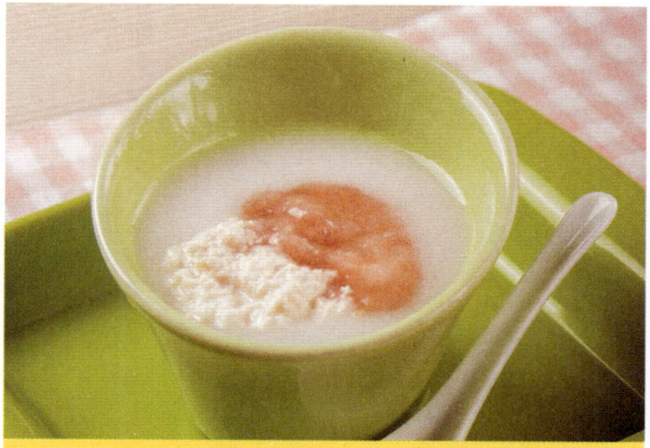

【功效】本品能补中益气，健脾养胃，清理肠胃。

香蕉糊

材料

白米糊…………4 大匙
香蕉………………20 克

做法

1. 香蕉去皮，放入料理机里，搅打成香蕉泥。
2. 锅中放入白米糊、水，煮滚。
3. 倒入香蕉泥，搅拌均匀即可。

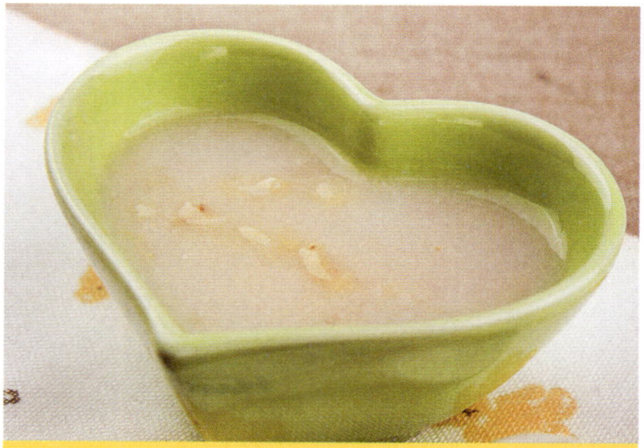

【功效】本品能可保护视力，促进食欲、助消化，保护神经系统。

宜吃食物

草莓

‖ 滋润皮肤 ‖
‖ 淡化色斑 ‖

【性味归经】性凉，味甘、酸；归肺、脾经。

【主要营养素】含有果糖、蔗糖、蛋白质、柠檬酸、苹果酸、水杨酸、氨基酸、钙、磷、铁、钾、锌、铬及多种维生素。

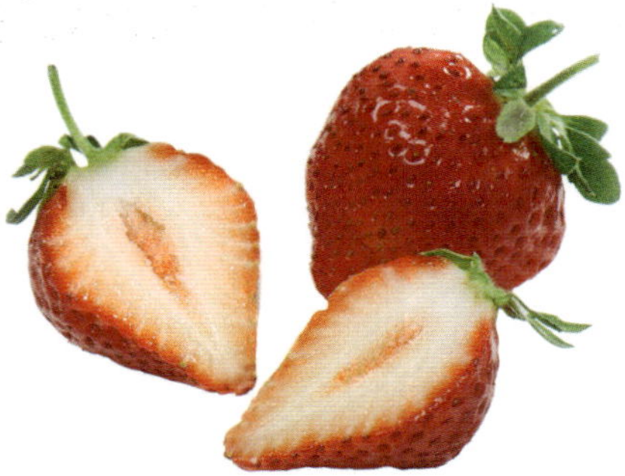

【食疗功效】

草莓具有生津润肺、养血润燥、健脾、解酒的功效，可以用于干咳无痰、烦热干渴、积食腹胀、小便浊痛、醉酒等。草莓中还含有一种氨类物质，对白血病、再生障碍性贫血等血液病也有辅助治疗作用。

【选购保存】

应选购硕大坚挺、果形完整、无畸形、外表鲜红发亮及果实无碰伤、冻伤或病虫害的果实。保存前不要清洗，带蒂轻轻包好勿压，放冰箱中即可。

【食用宜忌】

√草莓富含维生素 C，适合直接生吃，如果加热，其中的维生素 C 会遭到破坏。

× 草莓一次不宜吃得过多，不然容易使胃肠功能紊乱，导致腹泻。

【相宜搭配】

草莓	+ 牛奶	有利于吸收
草莓	+ 红糖	利咽润肺
草莓	+ 蜂蜜	补虚养血
草莓	+ 苹果	调理肠胃

【相忌搭配】

草莓	+ 牛肝	破坏维生素 C
草莓	+ 樱桃	容易上火
草莓	+ 南瓜	破坏维生素 C

草莓苹果汁

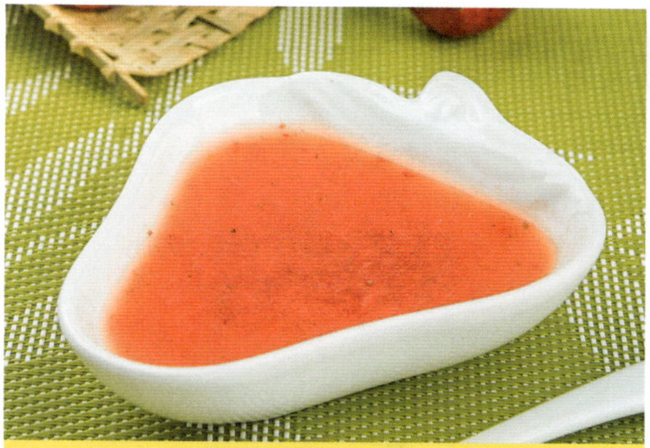

【功效】本品能调理肠胃，促进排便，润肺止咳。

材料

草莓..................3 个
苹果................1/2 个
冷开水...............适量

做法

1. 将草莓洗净去蒂，然后用餐巾纸吸去表面水分。
2. 苹果洗净去皮，切小丁状。
3. 将草莓和苹果磨成泥，放入纱布内挤出草莓苹果汁，加冷开水稀释即可。

草莓米糊

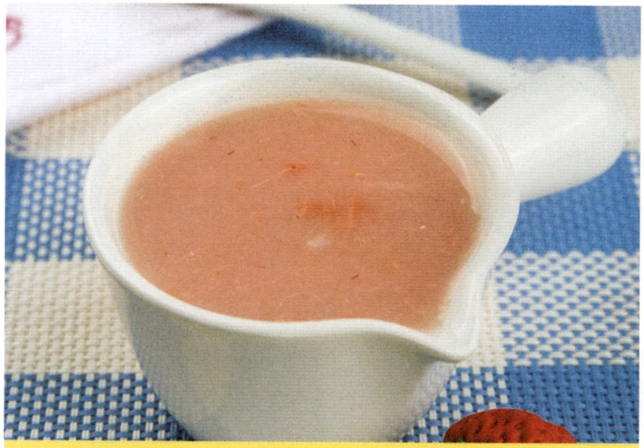

【功效】本品能可保护身体免受自由基伤害，含相当高活性物质，可增加免疫力。

材料

白米糊..............85 克
草莓..................2 个

做法

1. 草莓洗净后，去蒂头。
2. 放入研磨钵中磨成草莓泥。
3. 锅中放入米糊和磨好的草莓泥，略煮一下即可。

宜吃食物

橙子

‖ 消食 去油腻 ‖

【性味归经】性凉，味甘、酸；归肺、脾、胃经。

【主要营养素】 含有维生素C、β-胡萝卜素、柠檬酸、维生素A、维生素B族、烯类、醇类、醛类等物质。

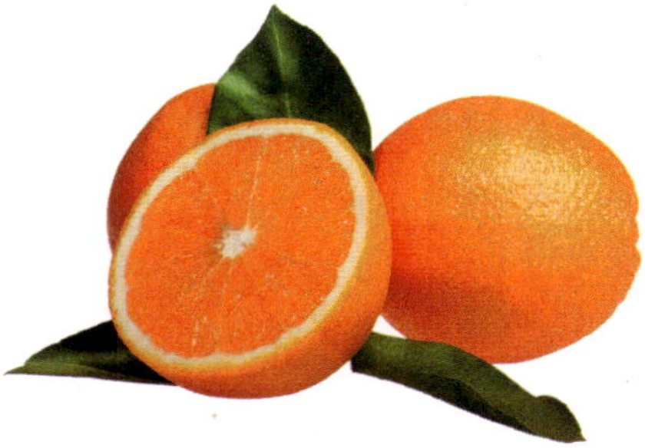

【食疗功效】

橙子有化痰、健脾、温胃、助消化、增食欲、增强毛细血管任性、降低血脂等功效，对高血压患者有补益作用。

【选购保存】

选购的时候，橙子并不是越光滑越好，进口橙子往往表皮破孔较多，比较粗糙。要放在通风阴凉处，每个果实要分开，不要重叠，以免生热霉坏。放入冰箱的橙子也最好用网兜兜好，以保证通风性。

【食用宜忌】

√不要用橙皮泡水饮用，因为橙皮上一般都会有保鲜剂，很难用水洗干净。

× 一天一个即可，最多不超过 5 个。

【相宜搭配】

橙子	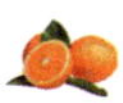	+ 蜂蜜	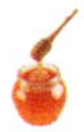	可治胃气不和
橙子	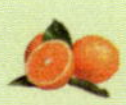	+ 玉米	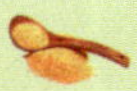	促进吸收
橙子	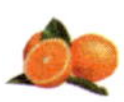	+ 南瓜	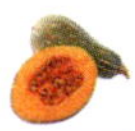	补中益气
橙子	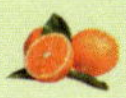	+ 香蕉	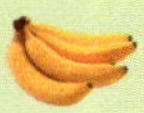	润肠通便

【相忌搭配】

橙子	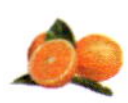	+ 牛奶	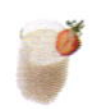	影响消化
橙子		+ 黄瓜	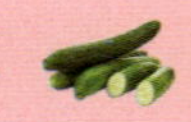	破坏维生素 C
橙子	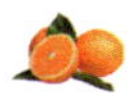	+ 兔肉	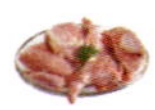	破坏维生素 C
橙子	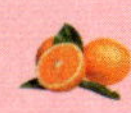	+ 螃蟹	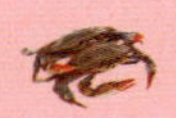	破坏维生素 C

橙汁

材料

橙子……………………1个
冷开水………………适量

做法

1. 将橙子洗净，对半切开。
2. 用榨汁器挤压出果汁与果粒。
3. 将果汁与果粒倒入纱布中，过滤出果汁，加入冷开水稀释即可。

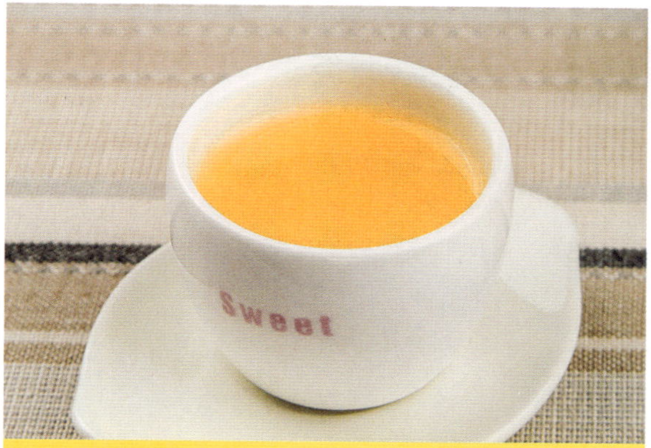

【功效】本品能可以帮助胃液对脂肪物质进行消化，并增进食欲。

香橙南瓜糊

材料

南瓜…………………20克
橙汁………………2大匙

做法

1. 南瓜洗净，去皮及瓤。
2. 蒸熟后趁热磨成泥。
3. 将南瓜泥与橙汁都放入锅中搅拌均匀，煮滚即可。

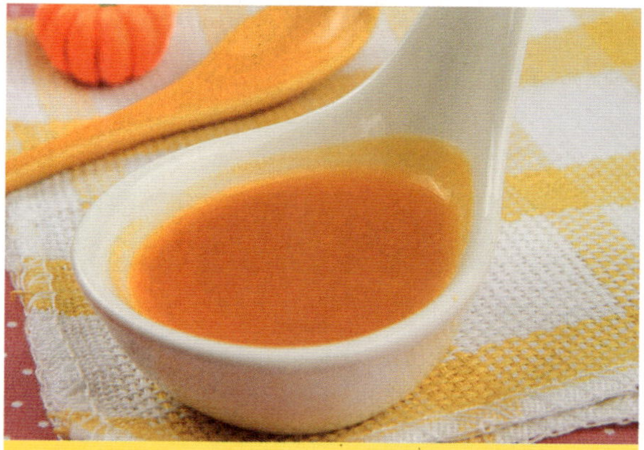

【功效】本品能润肺益气，化痰排脓，驱虫解毒。

宜吃食物

包菜

‖ 润肠通便 ‖
‖ 杀菌消炎 ‖

【性味归经】 性平，味甘；归脾、胃经。

【主要营养素】 含有维生素C、B族维生素、维生素U、钙、铁、磷、膳食纤维等成分。

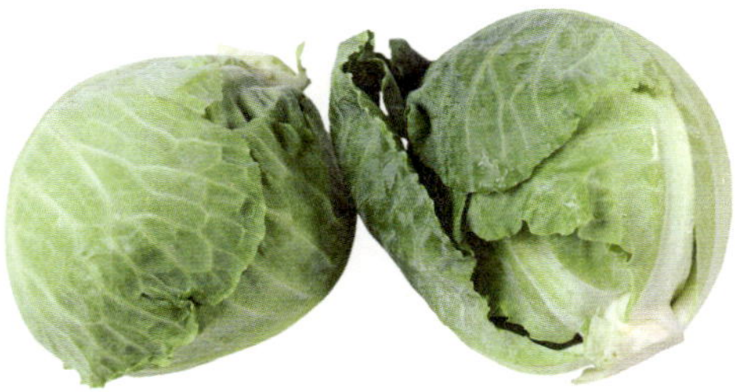

【食疗功效】

包菜有补骨髓、润脏腑、益心力、壮筋骨、利脏器、祛结气、清热止痛、增进食欲、促进消化、预防便秘的功效，对睡眠不佳、多梦易睡、耳目不聪、皮肤粗糙、皮肤过敏、关节屈伸不利、胃脘疼痛等病症患者有食疗作用。

【选购保存】

平头型、圆头型的菜球大、紧实、叶肥嫩，味道好；菜球紧实，同重量体积小者为佳。包菜可置于阴凉通风处保存 2 周左右。

【食用宜忌】

√应大火快炒，以免维生素 C 损失。煮汤时滚后再加菜，煮时应加盖。

× 不宜用滚水汆烫、浸烫，以免损失较多维生素和矿物质。

【相宜搭配】		
包菜	+ 西红柿	益气生津
包菜	+ 黑木耳	健胃补脑
包菜	+ 青椒	帮助消化
包菜	+ 海带	防止碘不足

【相忌搭配】		
包菜	+ 黄瓜	降低营养价值
包菜	+ 动物肝脏	损失营养成分
包菜	+ 兔肉	引起腹泻或呕吐

包菜菠萝糊

材料

菠萝果肉…………15 克
包菜…………………10 克
白米糊…………4 大匙

做法

1. 将菠萝果肉磨成泥。
2. 包菜洗净，烫熟后磨成泥。
3. 锅中放入白米糊、菠萝泥和包菜泥，用小火煮滚即可。

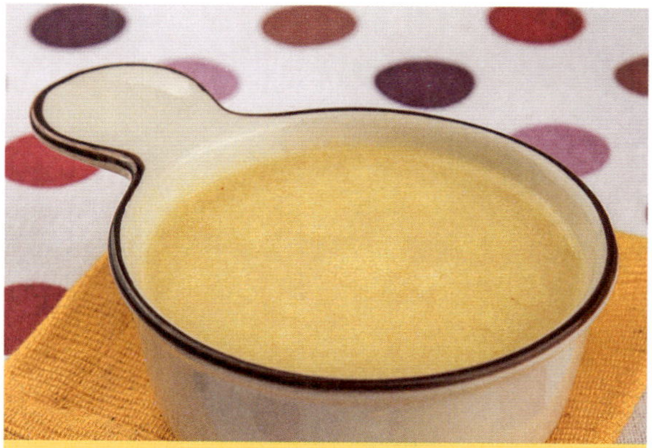

【功效】本品能能促进新陈代谢、恢复疲劳和增加食欲。

包菜稀粥

材料

泡好的白米……10 克
包菜…………………20 克

做法

1. 把白米磨碎，再加水熬成米粥。
2. 包菜洗净后，用刀剁碎，越碎越好。
3. 在米粥里放进包菜碎末，煮滚即可。

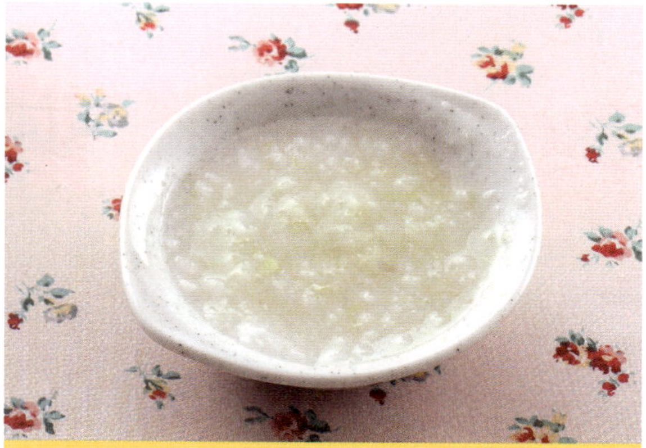

【功效】本品包菜所含的钙质，比牛奶更容易被人体吸收，所以对宝宝很有助益。

宜吃食物

菠菜

‖滋阴补血‖
‖润肠通便‖

【性味归经】性凉，味甘、辛；归肠、胃经。

【主要营养素】含蛋白质、脂肪、碳水化合物、维生素、铁、钾、胡萝卜素、叶酸、草酸、磷脂等。

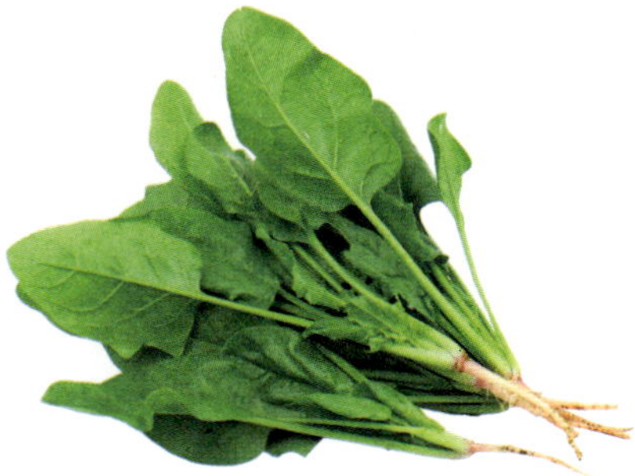

【食疗功效】

菠菜具有促进肠道蠕动的作用，利于排便，对于痔疮、慢性胰腺炎、便秘、肛裂等病症有食疗作用，能促进生长发育，增强抗病能力，促进人体新陈代谢，延缓衰老。

【选购保存】

宜选择个大、叶柄粗、叶片肥大的菠菜。贮藏前要去除烂叶、黄叶。

【食用宜忌】

√菠菜含维生素 K，需要油脂帮助吸收，烹调时最好放些油。

× 不要直接入锅烹调，建议烹煮前先放入滚水中烫一下随即捞出，再与豆腐等含钙量高的食物同煮，可以避免草酸与钙结合成草酸钙沉淀。

【相宜搭配】		
菠菜	+ 鸡蛋	预防贫血
菠菜	+ 花生	美白皮肤
菠菜	+ 羊肝	恢复活力
菠菜	+ 香油	通便

【相忌搭配】		
菠菜	+ 牛肉	降低营养价值
菠菜	+ 大豆	损害牙齿
菠菜	+ 鳝鱼	导致腹泻
菠菜	+ 黄瓜	破坏维生素 E

菠菜香蕉泥

材料

香蕉……………………30 克
菠菜……………………30 克
冷开水………………适量

做法

1. 香蕉去皮后用汤匙压成泥状，备用。
2. 将菠菜洗净，烫熟后沥干水分，切段备用。
3. 将香蕉泥和菠菜段放入料理机中，加冷开水搅打均匀即可。

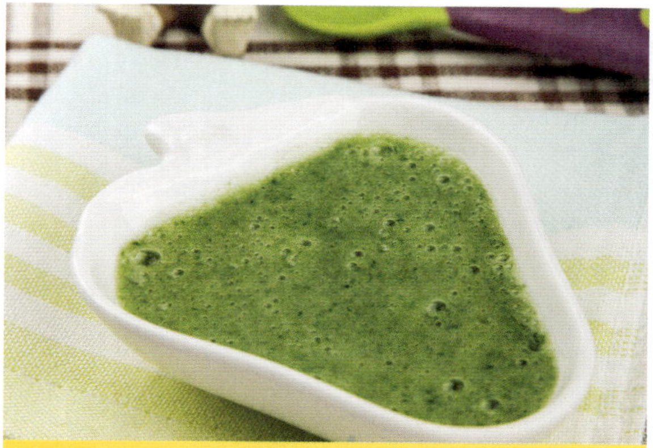

【功效】本品能提高机体免疫力，消除疲劳，清热解毒。

菠菜薯泥

材料

菠菜……………………20 克
土豆……………………1 个
高汤……………………适量

做法

1. 将土豆洗净去皮，放入蒸锅中，蒸至熟软。
2. 菠菜洗净，放入滚水中烫熟后，捞出沥干切碎。
3. 将烫熟的菠菜和蒸好的土豆放入料理机中，并加入高汤均匀打成泥即可。

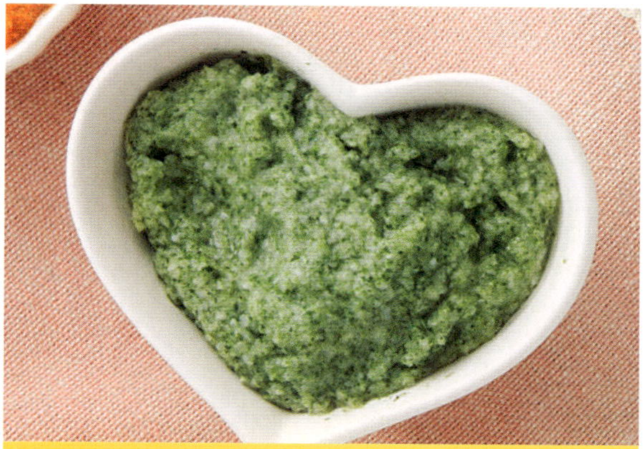

【功效】本品能健脾和胃，益气调中，缓急止痛。

菠菜米糊

材料

白米糊……………90 克

菠菜………………10 克

做法

1. 菠菜洗净后，快速氽烫并沥干水分。
2. 将菠菜放入料理机中搅拌打成泥状，再用滤网过滤。
3. 在白米糊中放入水和菠菜泥，煮滚即可。

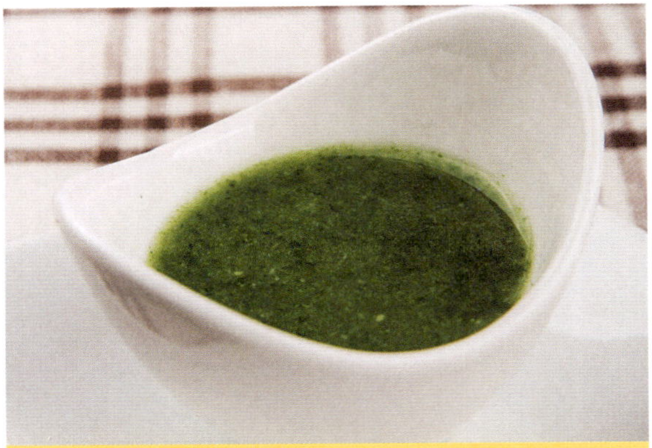

【功效】本品菠菜中含有维生素 A，可对宝宝的生长发育具备一定作用。

菠菜桃子糊

材料

菠菜叶……………10 克

桃子…………………5 克

蔬菜汤……………20 克

做法

1. 菠菜叶洗净，切小片。
2. 桃子洗净，去皮去核，切小块。
3. 将菠菜、桃子、蔬菜汤放入料理机内，搅打成糊，再移至锅中煮滚即可。

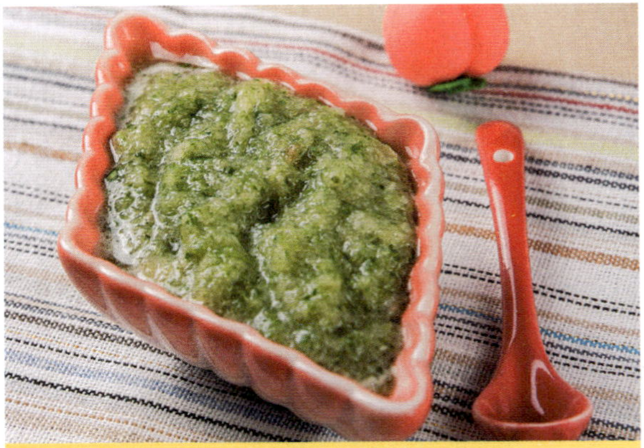

【功效】本品能促进肠胃蠕动，帮助宝宝排便，是补充铁质相当好的摄取来源。

菠菜牛奶稀粥

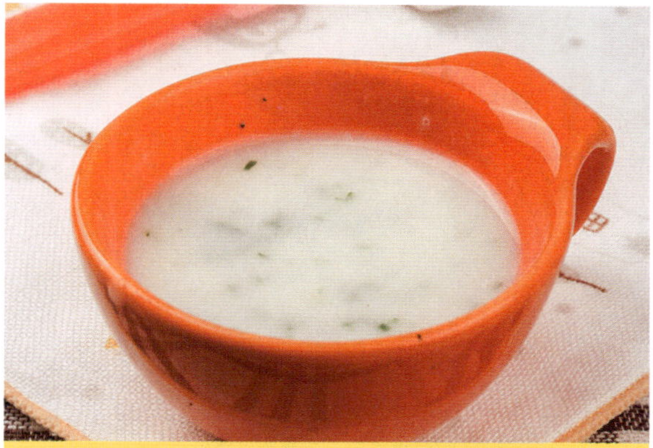

材料

白米粥……………65 克
菠菜…………………5 克
牛奶（配方奶）70 毫升

做法

1. 菠菜洗净，挑选嫩叶，汆烫后捞出，挤干水分，磨成泥。
2. 白米粥放入料理机中，打成糊状。
3. 将菠菜和牛奶放入白米糊中，熬煮片刻即可。

【功效】本品能补充钙质，美容润肤，安神助眠。

菠菜西蓝花汁

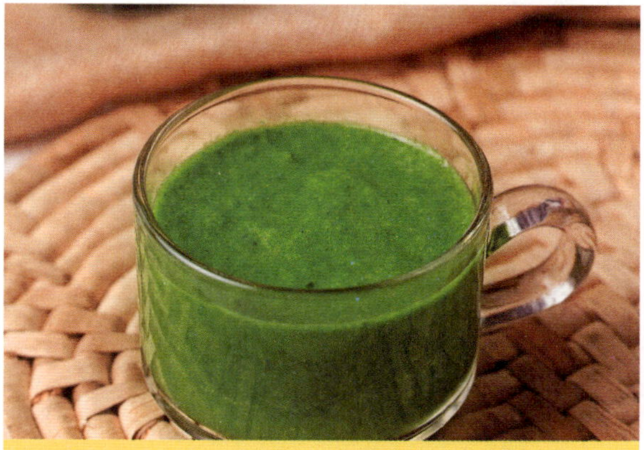

材料

菠菜……………200 克
西蓝花…………180 克

调料

白糖………………10 克

做法

1. 西蓝花切成小块；菠菜切成段。
2. 锅中注入清水烧开，倒入西蓝花，煮沸，再倒入菠菜，搅匀，略煮片刻，捞出，沥干水分。
3. 取榨汁机，将焯过水的食材倒入搅拌杯中，倒入纯净水，榨取蔬菜汁，加白糖调味即可。

【功效】本品能维持大脑血清素的稳定，促进神经健康，有助于改善睡眠质量。

宜吃食物

西蓝花

‖清热解渴‖
‖抗衰老‖

【性味归经】性凉，味甘。
【主要营养素】含有钙、磷、铁、钾、锌、锰等成分。

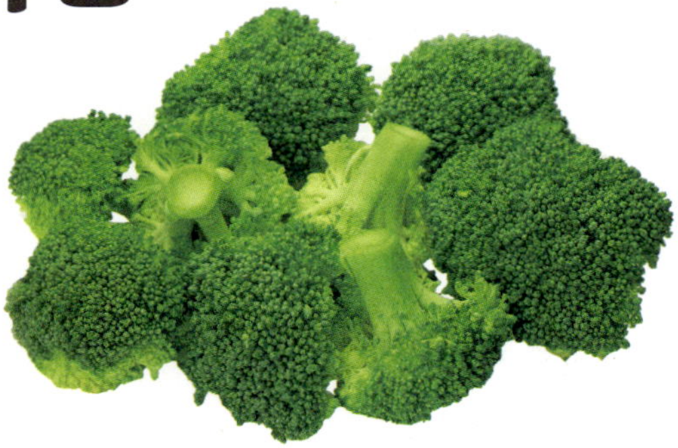

【食疗功效】

西蓝花具有爽喉、开音、润肺、止咳的功效。长期食用可以减少乳腺癌、直肠癌及胃癌等癌症的发病几率。

【选购保存】

选购西蓝花时，以菜株亮丽、花蕾紧密结实的为佳；用纸张或透气膜包住西蓝花(纸张上可喷少量的水)，然后直立放入冰箱的冷藏室内，大约可保鲜1周左右。

【食用宜忌】

√菜杆切成圆片或切成条烹调会使其快熟。
× 西蓝花焯水后，应放入凉开水内过凉，捞出沥净水再用，烧煮和加盐时间也不宜过长，才不致丧失和破坏防癌抗癌的营养成分。

【相宜搭配】

西蓝花 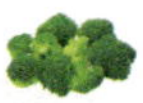	+ 胡萝卜		预防消化系统疾病
西蓝花 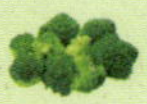	+ 西红柿	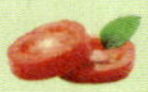	防癌抗癌
西蓝花 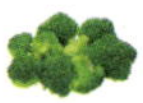	+ 枸杞	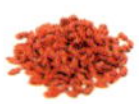	有利营养吸收
西蓝花 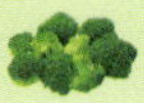	+ 牛奶	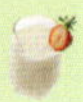	促进发育

【相忌搭配】

西蓝花 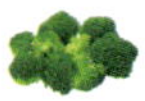	+ 酒	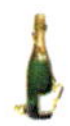	对健康不利
西蓝花 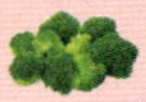	+ 咖啡	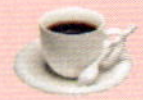	损害肠胃

洋葱西蓝花泥

材料

洋葱……………………20 克
西蓝花……………………20 克
高汤……………100 毫升

做法

1. 洋葱洗净，去皮切碎。
2. 西蓝花洗净，取花蕾部分，汆水至断生，切碎。
3. 锅中放入西蓝花、洋葱和高汤一同炖煮约 3 ~5 分钟，待凉放入料理机中搅打均匀即可。

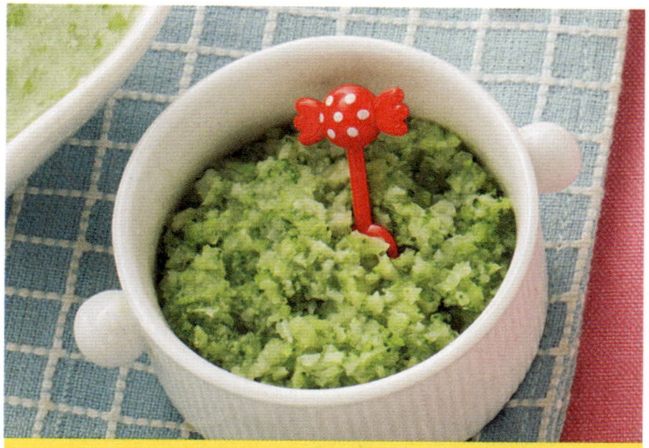

【功效】本品能够帮助增加消化液分泌，可促进宝宝对铁的吸收。

西蓝花米粉糊

材料

米粉……………………10 克
西蓝花……………………10 克
温牛奶（配方奶）70 毫升

做法

1. 将白米洗净，研磨成粉。
2. 将西蓝花洗净，取花蕾部分，放入滚水中煮熟后磨成泥状。
3. 将温牛奶和米粉拌匀，加入西蓝花泥拌匀即可。

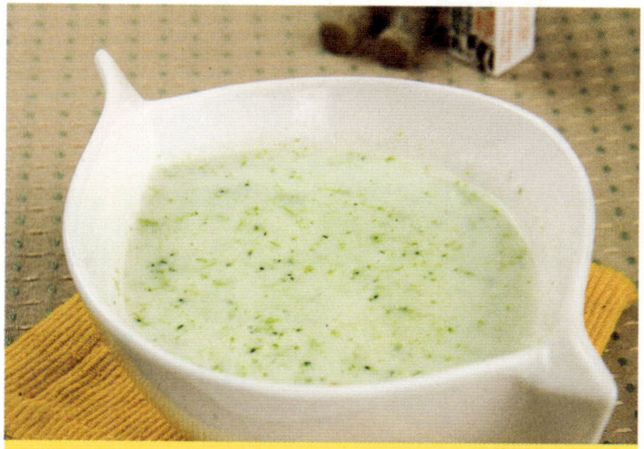

【功效】本品能促进宝宝生长发育，维持牙齿以及骨骼正常发展，还能提高记忆力。

宜吃食物

白萝卜

‖ 清热降火 ‖
‖ 助消化 ‖

【性味归经】性凉，味辛、甘；归肺、胃经。

【主要营养素】含蛋白质、糖类、B族维生素和大量的维生素C，以及铁、钙、磷、纤维、芥子油和淀粉酶。

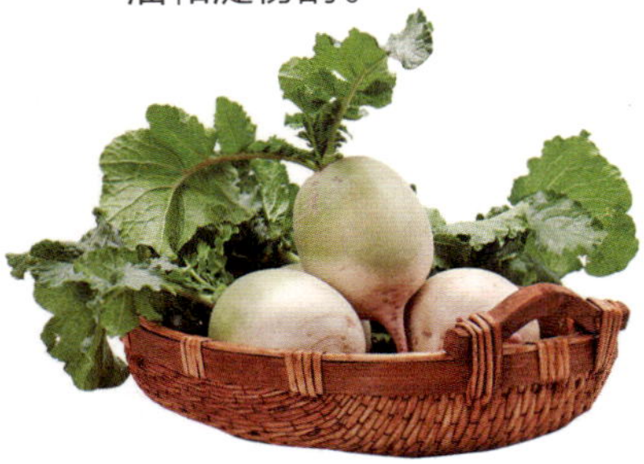

【食疗功效】

白萝卜能促进新陈代谢、增强食欲、化痰清热、帮助消化、化积滞，对食积腹胀、咳痰失音、吐血、消渴、痢疾、头痛、排尿不利等症有食疗作用。

【选购保存】

以个体大小均匀、表面光滑的白萝卜为优。保存白萝卜最好能带泥存放，如果室内温度不太高，可放在阴凉通风处。

【食用宜忌】

√白萝卜可以生食、炒食、煮食，也可做药膳，或煎汤、捣汁饮、或外敷患处。

× 白萝卜宜生食，但要注意生吃后半小时内不要进食其他食物，以防其营养成分被稀释。

【相宜搭配】

白萝卜	+ 紫菜	清肺热
白萝卜	+ 豆腐	促吸收
白萝卜	+ 牛肉	补五脏
白萝卜	+ 金针菇	可治消化不良

【相忌搭配】

白萝卜	+ 黄瓜	破坏维生素 C
白萝卜	+ 猪肝	降低营养价值
白萝卜	+ 人参	降低营养价值
白萝卜	+ 黑木耳	易引发皮炎

白萝卜梨子汁

材料

白萝卜...............50 克
水梨.................... 半个

做法

1. 白萝卜洗净去皮，切细碎；水梨洗净，去皮和核，切薄片。
2. 锅中加水烧滚后，放入白萝卜炖煮约 10 分钟，再加入水梨续煮 5 分钟。
3. 将所有食材捞起，取其汁饮用即可。

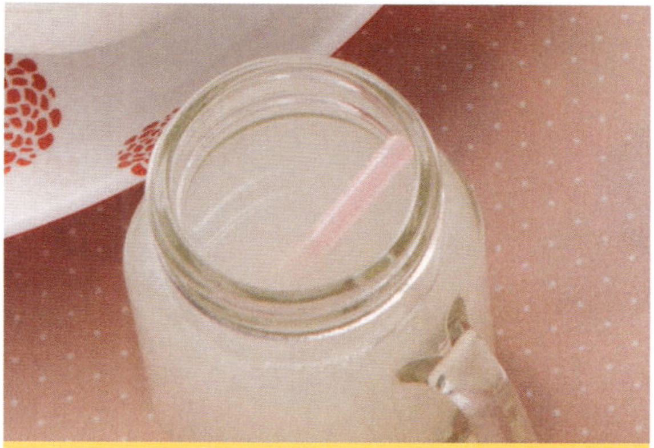

【功效】本品能润燥止渴，养心润肺，清热化痰。

白萝卜稀粥

材料

泡好的白米.......10 克
白萝卜...............20 克

做法

1. 把白米磨碎，再加水熬成米粥。
2. 萝卜洗净去皮，烫熟后磨成泥。
3. 米粥中放入白萝卜泥，煮滚即可。

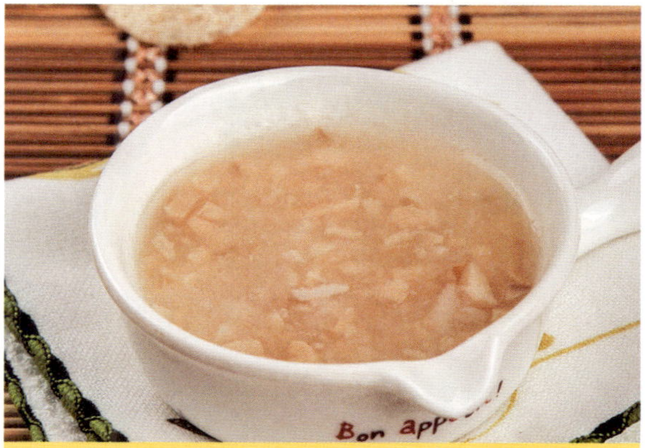

【功效】本品能可促进肠胃蠕动，感冒时吃能有止咳化痰的功效。

宜吃食物

南瓜

降血糖
防癌抗癌

【性味归经】性温，味甘；归脾、胃经。

【主要营养素】含蛋白质、淀粉、糖类、胡萝卜素、维生素B_1、维生素B_2、维生素C和膳食纤维，以及钾、磷、钙、铁、锌等。

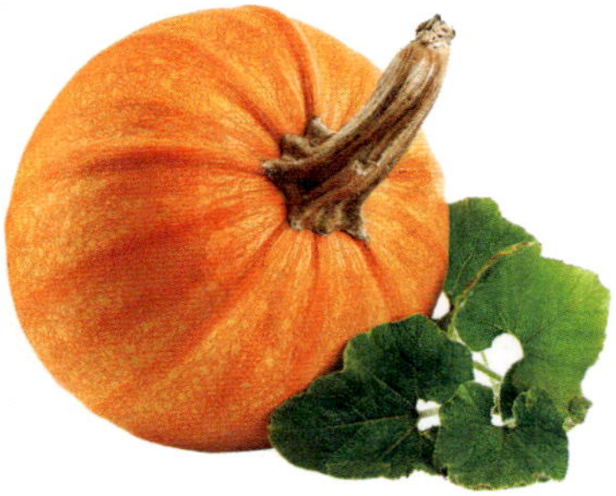

【食疗功效】

南瓜具有润肺益气、化痰、消炎止痛、降低血糖、驱虫解毒、止喘、美容等功效，可减少粪便中毒素对人体的危害，防止结肠癌的发生，对高血压及肝脏的一些病变也有预防和治疗作用。

【选购保存】

挑选外形完整，最好是瓜梗蒂连着瓜身，这样的南瓜说明新鲜。南瓜切开后，可将南瓜子去掉，用保鲜袋装好后，放入冰箱冷藏保存。

【食用宜忌】

√南瓜中所含的类胡萝卜素耐高温，加油脂烹炒，更加有助于人体摄取吸收。

× 长期存放、表皮微烂、瓜瓤有异味的老南瓜不能烹调食用。

【相宜搭配】		
南瓜	+ 牛肉	补脾健胃
南瓜	+ 莲子	降低血压
南瓜	+ 山药	提神补气
南瓜	+ 绿豆	清热解毒

【相忌搭配】		
南瓜	+ 辣椒	破坏维生素 C
南瓜	+ 虾	引起腹泻
南瓜	+ 油菜	破坏维生素 C
南瓜	+ 红薯	引起腹胀腹痛

燕麦南瓜泥

材料

南瓜…………………20 克
燕麦片……………10 克

做法

1. 将燕麦片放入滚水中，煮熟备用。
2. 南瓜洗净，去皮及瓤，入锅蒸熟。
3. 将蒸熟的南瓜压成泥，倒入煮熟的燕麦片，拌匀即可。

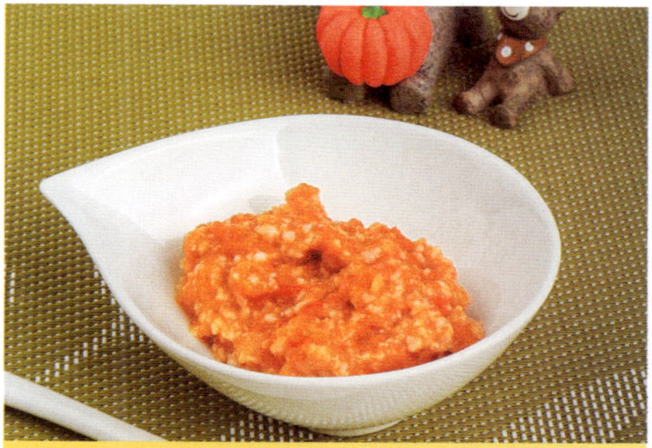

【功效】本品能增强免疫力，还有助肠胃道消化系统，可说是非常适合宝宝食用。

南瓜稀粥

材料

泡好的白米…….10 克
南瓜…………………10 克

做法

1. 把白米磨碎，再加水熬成米粥。
2. 南瓜洗净，去皮及瓤，蒸熟后磨碎。
3. 在米粥里放进磨碎的南瓜，煮滚即可。

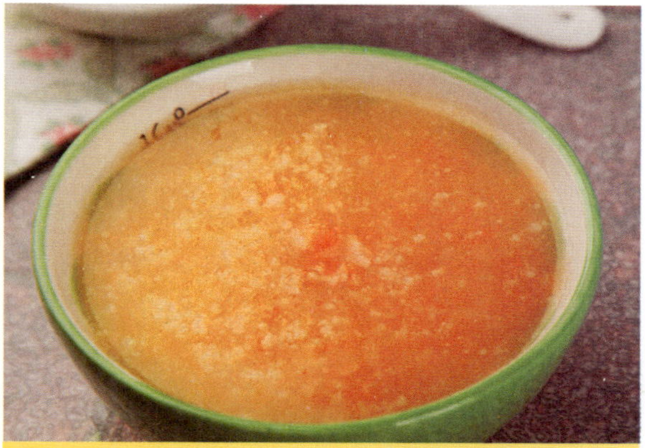

【功效】本品南瓜中大量的锌是促进生长发育的好帮手，好消化，易吸收。

南瓜米糊

材料

白米糊……………75 克
南瓜………………10 克
胡萝卜……………10 克

做法

1. 胡萝卜洗净去皮，蒸熟后磨成泥。
2. 南瓜洗净，去皮及瓤，蒸熟后磨成泥。
3. 锅中放入白米糊、水、胡萝卜泥、南瓜泥，煮滚即可。

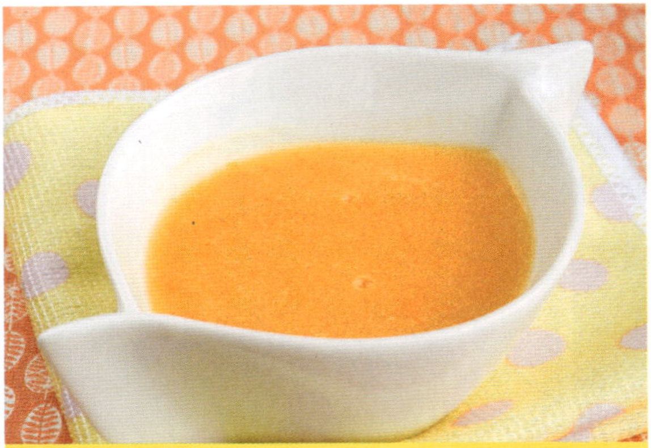

【功效】本品可改善与增强免疫力，对于宝宝的骨骼与大脑发育也都有很好的帮助。

法式南瓜浓汤

材料

南瓜………………30 克
牛奶（配方奶）70 毫升

做法

1. 南瓜洗净并切块。
2. 蒸熟后去籽、去皮，再磨成泥。
3. 锅中放入牛奶加热，再加入南瓜泥，搅拌均匀即可。

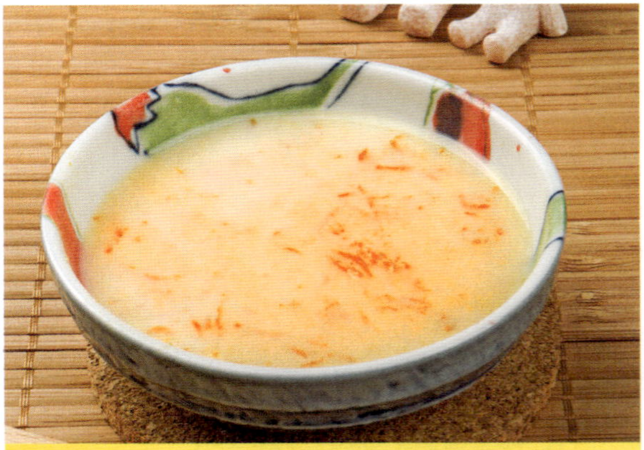

【功效】本品南瓜中的 B 族维生素具有强化口腔黏膜组织的作用。

南瓜蔬菜汤

材料

南瓜....................20 克
蔬菜高汤.......80 毫升

做法

1. 将南瓜洗净，去皮及瓤，切丁。
2. 放入料理机中，加蔬菜高汤打成泥状。
3. 取出打好的南瓜蔬菜泥，放入锅内，用小火煮滚即可。

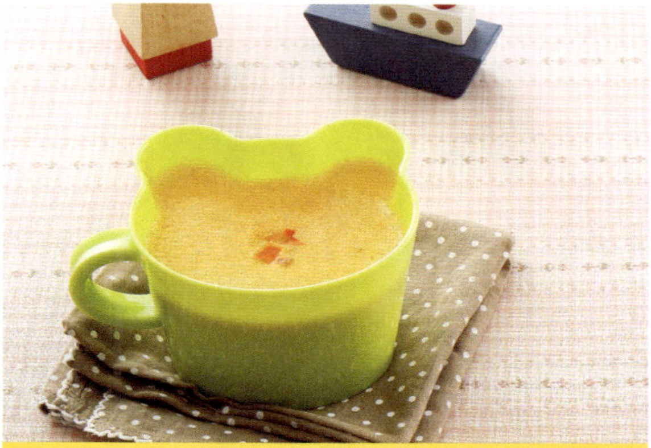

【功效】本品南瓜中的胡萝卜素可以转化为维生素 A，促进眼睛健康发展。

南瓜豆腐汤

材料

南瓜、豆腐..各 30 克
葱花.................... 适量
高汤.............250 毫升

做法

1. 南瓜切成 1 厘米大小；豆腐切成 7 毫米大小。
2. 锅中放高汤煮滚后，放入南瓜，煮至软烂。
3. 再加入豆腐和葱花煮滚即可。

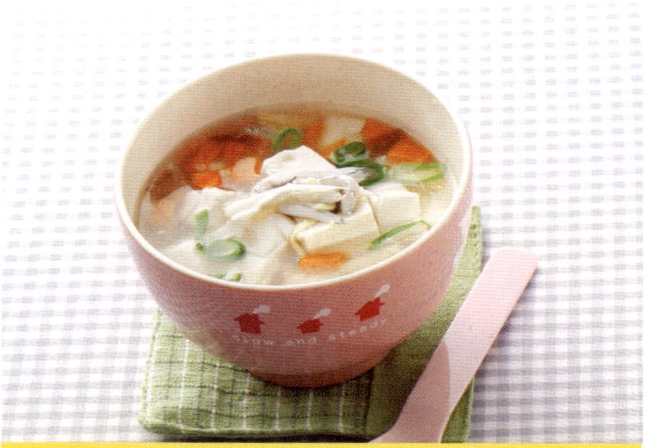

【功效】本品能清热润燥，清理肠胃，增进消化。

宜吃食物

土豆

‖ 健脾健胃 ‖
‖ 降血压 ‖

【性味归经】性平，味甘；归胃、大肠经。

【主要营养素】富含糖类，特别是淀粉含量高，还含有蛋白质、维生素B_2、维生素C和钙、磷、铁等，并含有丰富的钾盐。

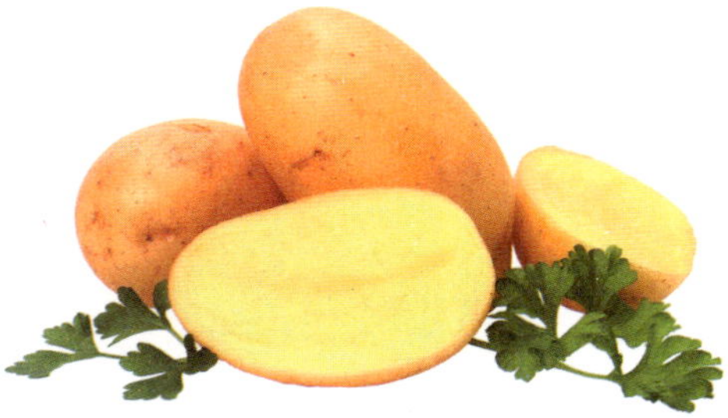

【食疗功效】

土豆具有和胃调中、健脾益气、补血强肾等多种功效。土豆富含维生素、钾、纤维素等，可预防癌症和心脏病，帮助通便，并能增强机体免疫力。

【选购保存】

应选择个头结实、没有出芽、颜色单一的土豆。土豆可以与苹果放在一起，因为苹果产生的乙烯会抑制土豆芽眼处的细胞产生生长素。

【食用宜忌】

√土豆切块，冲洗完之后要先晾干，再放到锅里。煮土豆时，先在水里加几滴醋，土豆的颜色就不会变黑了。

× 发芽、皮带绿色、腐烂的不能吃，以防中毒。

【相宜搭配】

土豆	+ 黄瓜	有利身体健康
土豆	+ 牛肉	酸碱平衡
土豆	+ 豆角	除烦润燥
土豆	+ 醋	能分解有毒物质

【相忌搭配】

土豆	+ 西红柿	消化不良
土豆	+ 石榴	引起中毒
土豆	+ 香蕉	引起面部生斑
土豆	+ 柿子	导致消化不良

蛋香土豆糊

材料

熟蛋黄............1/2 个
土豆...............1/4 个
牛奶（配方奶）50 毫升

做法

1. 将蛋黄磨成泥。
2. 土豆洗净，去皮蒸熟后，磨成泥。
3. 将蛋黄泥和土豆泥混合拌匀，再加入牛奶，煮滚即可。

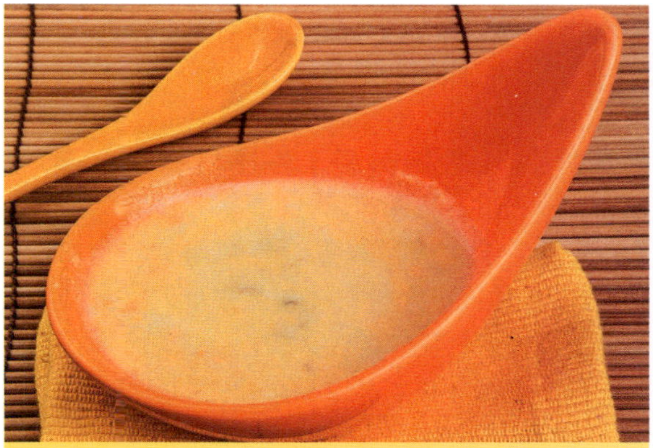

【功效】本品能保护眼睛，增强免疫力，丰肌泽肤。

豚骨皇帝豆薯泥

材料

皇帝豆..............20 克
土豆..................30 克
猪骨高汤.......50 毫升

做法

1. 皇帝豆洗净；土豆洗净，去皮。
2. 皇帝豆和土豆一同放入电蒸锅内，蒸至熟软。
3. 将蒸熟的食材放入料理机中，加入高汤，打成泥即可。

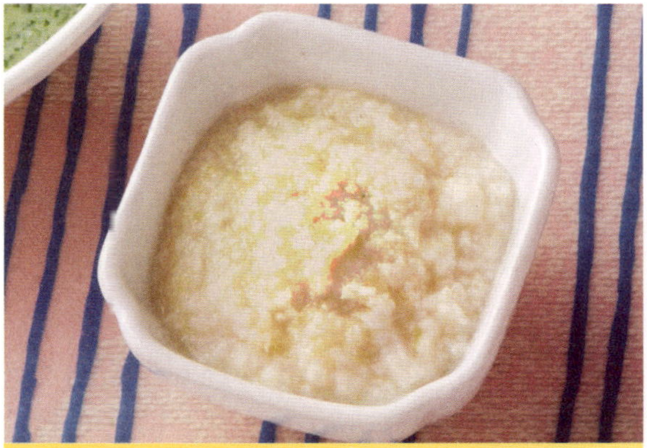

【功效】皇帝豆可以预防贫血，含有矿物质中的磷，能增强身体新陈代谢。

宜吃食物

红薯

‖ 防癌抗癌 ‖
‖ 排毒瘦身 ‖

【性味归经】 性平，微凉，味甘；归脾、胃经。

【主要营养素】 红薯含有膳食纤维、胡萝卜素、维生素A、维生素B族、维生素C、维生素E以及钾、铁、铜、硒、钙等10余种微量元素。

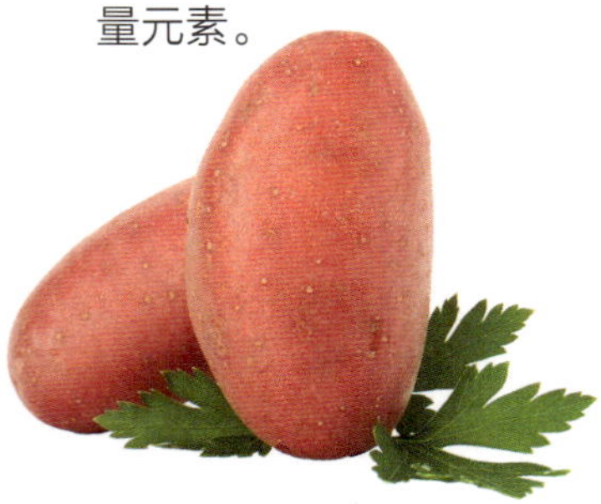

【食疗功效】

红薯能供给人体大量的黏液蛋白、糖、维生素C和维生素A，因此具有补虚乏、益气力、健脾胃、强肾阴以及和胃、暖胃、益肺等功效。常吃红薯能防止肝脏和肾脏中的结缔组织萎缩，预防胶原病的发生。

【选购保存】

优先挑选纺锤形状的红薯，表面看起来光滑。烂红薯有毒，不要挑。不宜与土豆放在一起，二者犯忌，不是红薯硬心，就是土豆发芽。保持干燥，不宜放在塑料袋中。

【食用宜忌】

√与米面混吃，可弥补米面缺乏赖氨酸的短处。
× 吃得过多，会使人腹胀、呃逆。

【相宜搭配】

红薯	+ 排骨	提供充足的膳食纤维
红薯	+ 莲子	润肠通便
红薯	+ 大米	增强体质
红薯	+ 青椒	增进食欲

【相忌搭配】

红薯	+ 柿子	造成胃溃疡
红薯	+ 鸡蛋	不消化
红薯	+ 西红柿	会得结石

蔬菜红薯泥

材料

青菜..................50 克

红薯..................60 克

做法

1. 青菜洗净，切小片，放入料理机中，搅打成泥。
2. 红薯洗净去皮，放入锅里，蒸熟后趁热捣碎。
3. 将红薯、菜泥、适量清水放入锅中，煮滚即可。

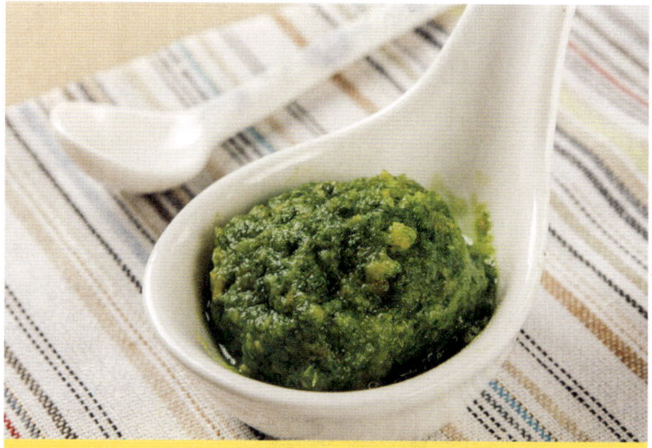

【功效】本品能帮助肠胃蠕动、维持肠胃健康，每餐最好摄取足够分量。

青椒红薯泥

材料

青椒..................30 克

红薯..................60 克

做法

1. 青椒洗净去籽，切小块；红薯洗净，去皮切块。
2. 将青椒和红薯一同放入电锅内，外锅加 1 杯水，蒸至熟软。
3. 放入料理机中搅打均匀即可。

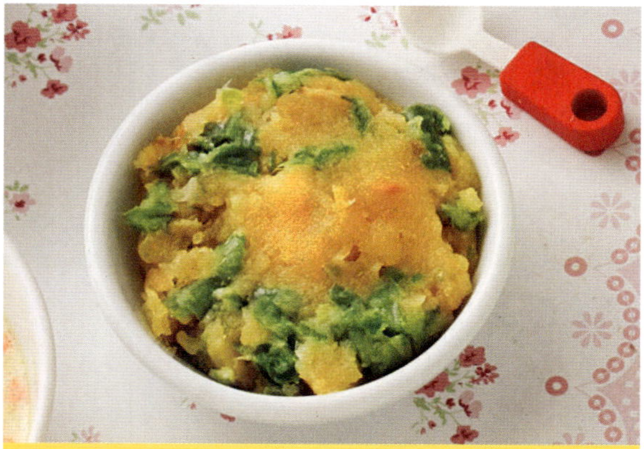

【功效】本品能增进食欲、帮助消化、防止便秘，还能杀除宝宝体内的寄生虫。

宜吃食物

豆腐

‖清热润燥‖
‖生津止渴‖

【性味归经】性凉，味甘；归脾、胃、大肠经。

【主要营养素】豆腐营养丰富，含有铁、钙、磷、镁等人体必需的多种微量元素，还含有糖类、植物油和丰富的优质蛋白。

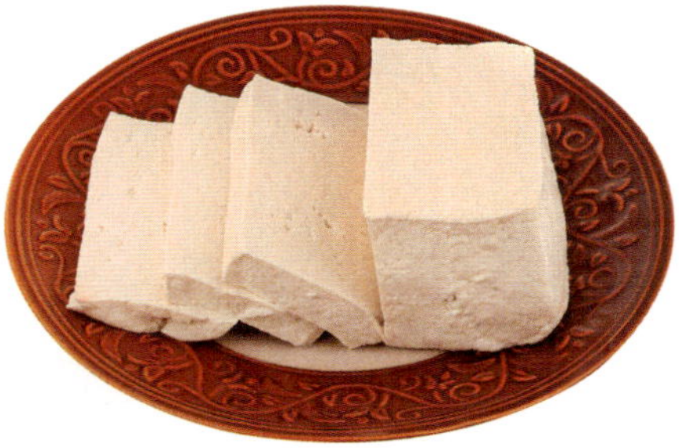

【食疗功效】

豆腐能生津润燥、清热解毒、和脾胃，还可以保护肝脏、促进机体的新陈代谢。

【选购保存】

好的豆腐颜色呈均匀的乳白色或淡黄色，稍有光泽，块形完整，软硬适度，富有一定的弹性，质地细嫩，结构均匀，无杂质。豆腐买回后，应立刻浸泡于清水中，并置于冰箱中冷藏，待烹调前取出。

【食用宜忌】

√豆腐虽韧性强不易碎，但也应小心，炒菜时可在热油中煎1~2分钟，待表面变硬再翻面炒。

×豆腐一次食用过多不仅阻碍人体对铁的吸收，而且容易引起蛋白质消化不良

【相宜搭配】

豆腐	+鱼	补钙
豆腐	+西红柿	补脾健胃
豆腐	+鸡蛋	补钙
豆腐	+酸奶	有利肠胃吸收

【相忌搭配】

豆腐	+蜂蜜	造成泄泻
豆腐	+木耳菜	破坏营养素

金沙豆腐泥

材料

鸡蛋……1个
豆腐……1/2块
豌豆、红薯..各10克

做法

1. 红薯去皮，蒸熟后压成泥；豆腐放滚水中煮熟后压碎；豌豆洗净；鸡蛋打散。
2. 蛋液中加入豌豆，拌匀，放电锅中蒸熟，压成泥。
3. 将所有食材混合均匀，放锅中炖煮5分钟即可。

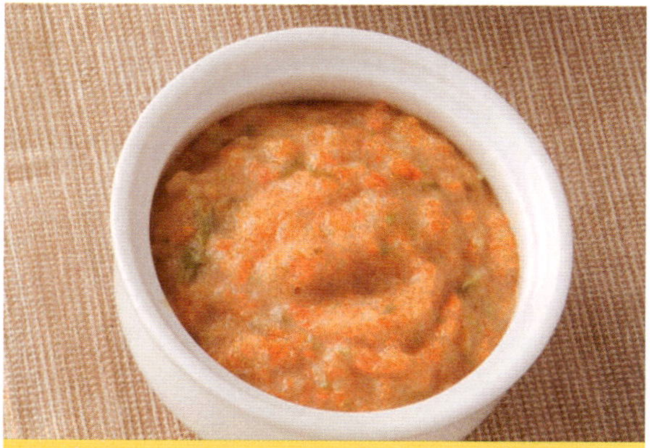

【功效】豆腐中所含的钙质，能让宝宝骨骼与牙齿的发育更健康，是不错的补钙来源。

豆腐优酪乳

材料

豆腐……10克
原味优酪乳…40毫升

做法

1. 将豆腐用开水汆烫后，压碎。
2. 再将压碎的豆腐放入原味优酪乳中拌匀。
3. 装入碗中即可。

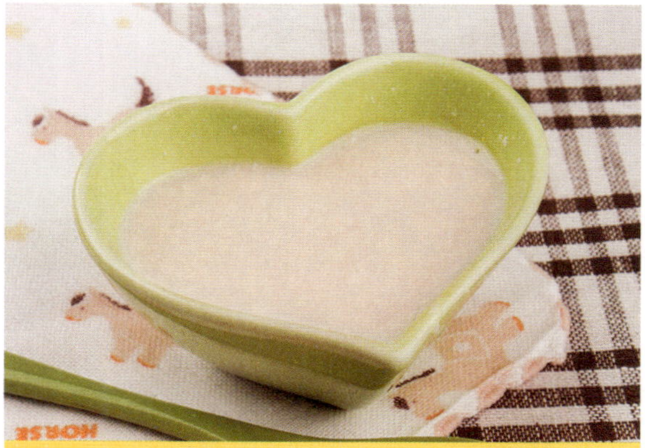

【功效】优酪乳中的乳酸杆菌有分解蛋白质的功能，有利宝宝的肠胃吸收及消化。

宜吃食物

大米

‖ 促进消化 ‖
‖ 补脾清肺 ‖

【性味归经】性平，味甘；归脾、胃、肺经。

【主要营养素】含有蛋白质、糖类、钙、磷、铁、葡萄糖、果糖、麦芽糖、维生素B_1、维生素B_2等。

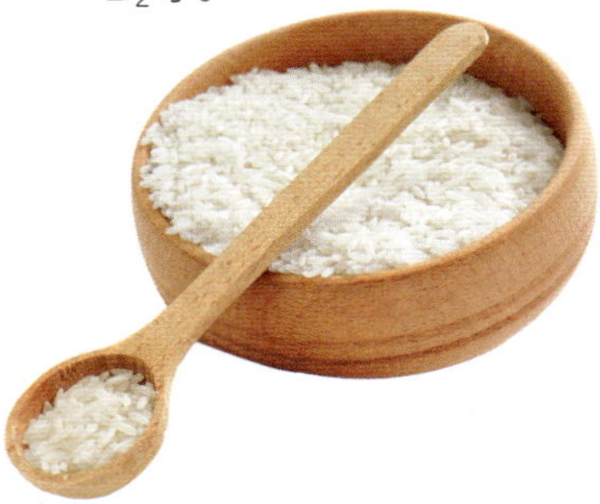

【食疗功效】

大米有补中益气、健脾养胃、通血脉、聪耳明目、止烦、止渴、止泻的功效。大米中富含的维生素E有消融胆固醇的神奇功效。大米含有优质蛋白，可使血管保持柔软，能降血压。

【选购保存】

优质大米富有光泽，干燥无虫，无沙粒，米灰、碎米极少，闻之有股清香味，无霉味。要把存米的容器清扫干净，以防止生虫。若发现米生虫，将米放阴凉处晾干。

【食用宜忌】

√用已烧开的水煮饭，可避免自来水中的氯气破坏维生素B_1。

× 淘米时用力搓，会使米中维生素B_1、B_2和矿物质流失，应减少淘洗次数。

【相宜搭配】

大米	＋桑葚	补肝益肾
大米	＋菠菜	养血润燥
大米	＋马齿苋	清热止痢
大米	＋胡萝卜	改善肠胃功能

【相忌搭配】

大米	＋牛奶	破坏维生素A
大米	＋蜂蜜	引起胃痛
大米	＋蕨菜	降低维生素吸收

白米葱白汤

材料

泡好的白米……10克
葱白……少许

做法

1. 把泡好的白米磨碎，再加水熬成米粥。
2. 葱白洗净，切成细末。
3. 白米粥中加入葱白，煮滚即可。

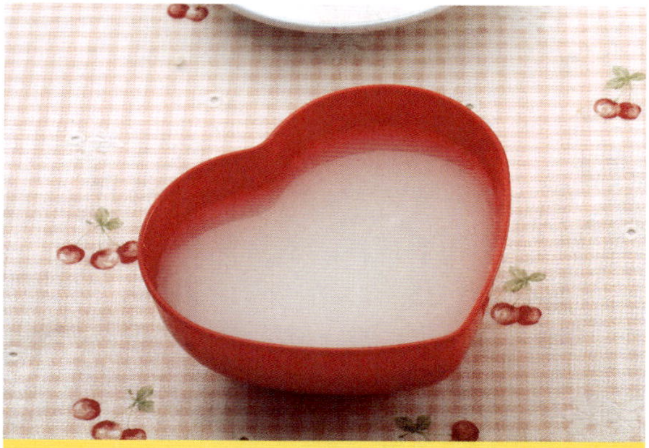

【功效】本品可促进消化吸收、健脾开胃及增进食欲，同时有抗菌、抗病毒的功效。

优酪乳白米粥

材料

白米糊……40毫升
优酪乳……50毫升

做法

1. 白米糊加水，熬煮成稀粥。
2. 白米粥在室温下放凉。
3. 再加入优酪乳搅拌均匀即可。

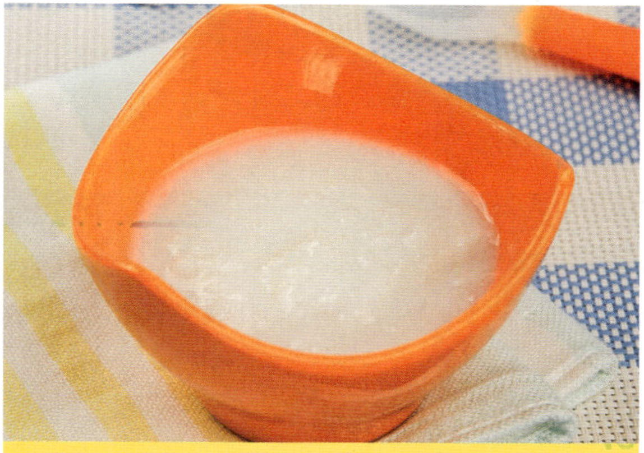

【功效】优酪乳可促进宝宝肠胃功能，并增加肠道里的益生菌、强化消化排泄系统。

宜吃食物

小米

滋阴补血 和胃

【性味归经】性凉，味甘、咸，陈者性寒，味苦；归脾、肾经。

【主要营养素】含有淀粉、蛋白质、脂肪、钙、磷、铁、维生素B_1、维生素B_2及胡萝卜素等。

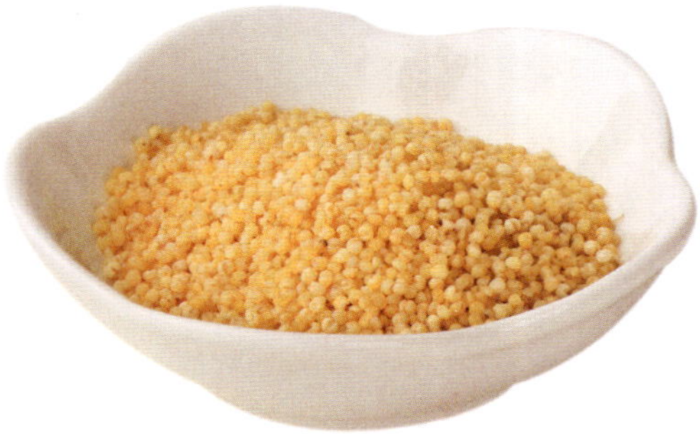

【食疗功效】

小米有健脾、和胃、安眠等功效。小米含蛋白质、脂肪、铁和维生素等，消化吸收率高，是幼儿的营养食品。小米含有大量的碳水化合物，对缓解精神压力、紧张、乏力等有很大的作用。

【选购保存】

购买小米应首选正规商场和较大的超市。宜购买米粒大小、颜色均匀、无虫、无杂质的小米。贮存于低温干燥避光处。

【食用宜忌】

√煮小米粥可适当多些水，用小火熬煮并注意搅动。

× 淘米时不要用手搓，也不要长时间浸泡或用热水淘米，以免营养素流失。

【相宜搭配】

小米	+ 鸡蛋	提高蛋白质的吸收
小米	+ 红糖	补虚
小米	+ 黄豆	健脾和胃
小米	+ 橘子	帮助消化

【相忌搭配】

小米	+ 杏仁	会使人呕吐
小米	+ 醋	会降低营养价值

橘子小米糊

材料

小米糊............4 大匙
绿花菜..............10 克
橘子..................10 克

做法

1. 绿花菜洗净，滚水氽烫，取出花蕾部分磨碎。
2. 橘子去皮，捣成泥。
3. 锅中放入白米糊、适量水、磨碎的绿花菜和橘子泥，煮滚后即可。

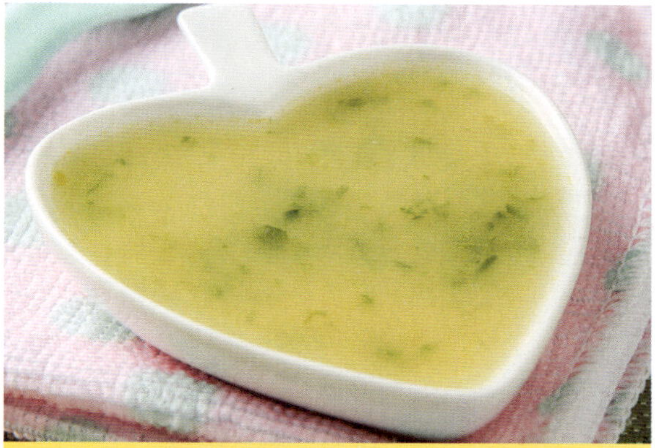

【功效】本品能帮助消化，有止痛、止泻、抗过敏等作用。

栉瓜小米糊

材料

白米................2 小匙
小米................2 小匙
栉瓜..................15 克

做法

1. 将白米、小米洗净，浸泡 1 小时后，放入料理机中，加水一起打成米糊。
2. 栉瓜洗净后，磨成泥备用。
3. 将栉瓜泥加入米糊中，以小火煮滚即可。

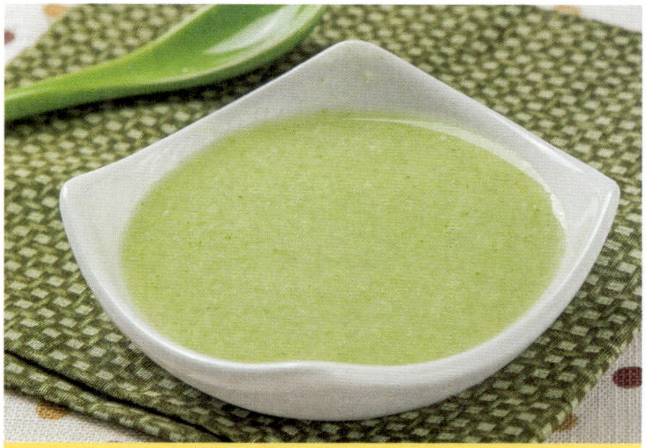

【功效】本品能清热利尿，润肺止咳，消肿散瘀。

宜吃食物

鸡蛋

‖ 健脑益智 ‖
‖ 滋阴养血 ‖

【性味归经】性平，味甘；归脾、胃经。

【主要营养素】含有蛋白质、维生素A、B族维生素、卵磷脂、铁、钾、锌、硒等。

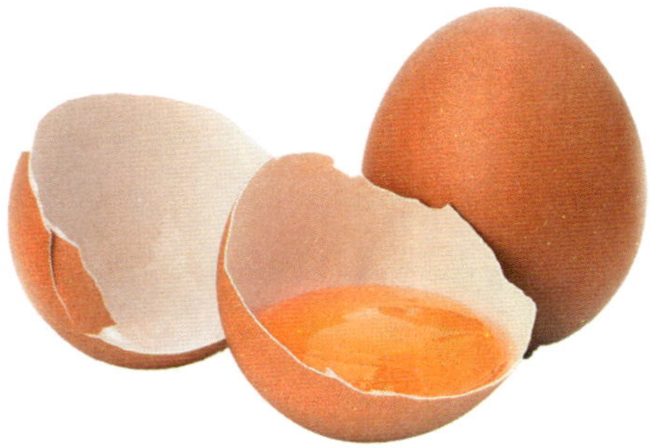

【食疗功效】

鸡蛋清能清热解毒，润肺利咽，特别适宜于咽痛音、目赤者。鸡蛋黄富含卵磷脂，对增加人的记忆力很有帮助。

【选购保存】

选购鸡蛋时，将蛋用手轻轻摇一摇，有响声的可能是变质的坏蛋。鸡蛋最好在冰箱内保存，把鸡蛋的大头朝上，小头朝下放，这样可以延长鸡蛋的保存时间。

【食用宜忌】

√鸡蛋要经过高温烹调后再吃，不要吃未熟的鸡蛋。

× 鸡蛋营养价值很高，但是过量食用会加重肾脏负担。常吃油煎鸡蛋的妇女，患卵巢癌的几率较大。

【相宜搭配】

鸡蛋	+ 丝瓜	清热解毒
鸡蛋	+ 牛肉	增强体力
鸡蛋	+ 百合	滋阴润燥
鸡蛋	+ 豆腐	强化骨质

【相忌搭配】

鸡蛋	+ 柿子	可致腹泻
鸡蛋	+ 茶	影响物质的吸收

蛋黄粥

材料

熟蛋黄……………1 个
白米………………10 克

做法

1. 把白米磨碎。
2. 再加水熬成米粥。
3. 将蛋黄压碎后放入米粥里，煮滚即可。

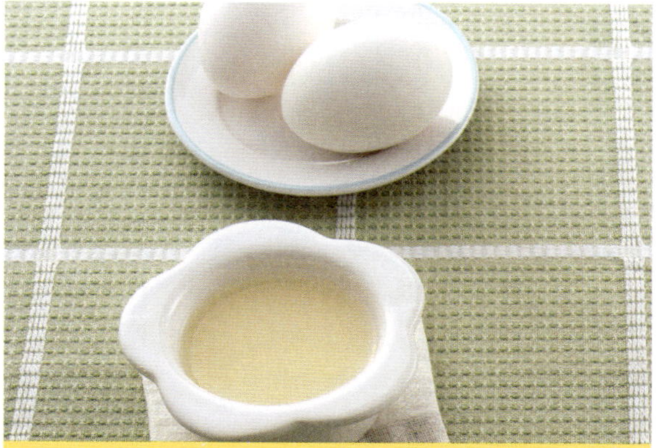

【功效】本品能补中益气，健脾养胃，补脾和胃。

菠菜蛋黄粥

材料

菠菜……………100 克
鸡蛋………………1 个
水发大米………150 克

调料

盐……………………2 克
鸡粉…………………2 克

做法

1. 洗净的菠菜切粒；鸡蛋打入碗中，取出蛋黄。
2. 砂锅中注水烧开，倒入大米，拌匀，煲至熟烂。
3. 倒入菠菜，稍煮至变软；放入盐、鸡粉，拌匀；将蛋黄打散，倒入米粥中，拌匀煮熟即可。

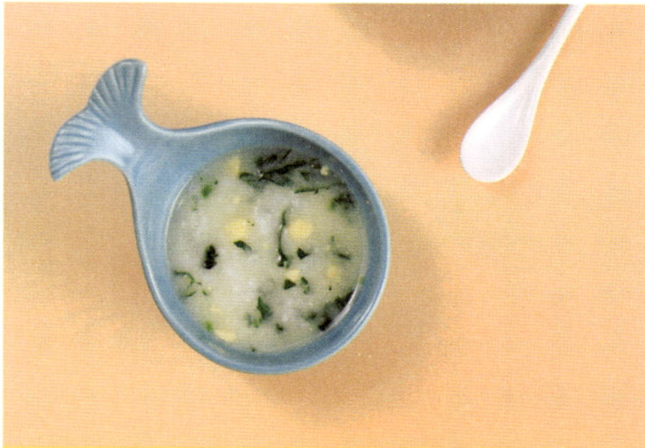

【功效】本品鸡蛋中含有丰富的优质蛋白，可以补充宝宝身体所需的营养。

宜吃食物

红枣

‖养血安神‖
‖降低血压‖

【性味归经】性温，味甘；归心、脾、肝经。

【主要营养素】含有多种氨基酸、糖类、有机酸、黏液质、维生素A、维生素C、维生素B_2及钙、磷、铁等矿物质。

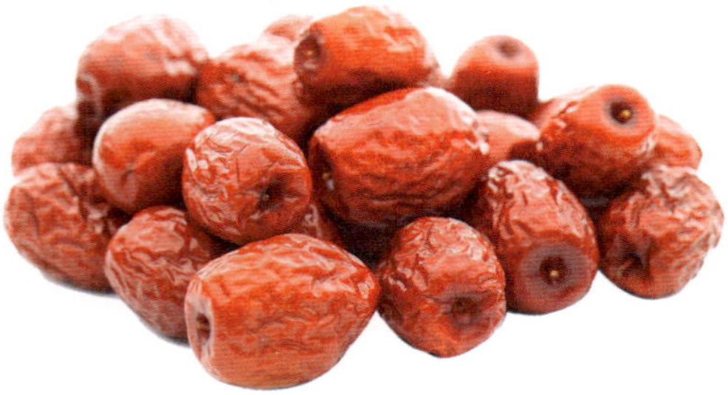

【食疗功效】

红枣具有益气补血、健脾和胃、祛风之功效，对于治疗过敏性紫癜、贫血、高血压和肝硬化患者的血清转氨酶增高以及预防输血反应等有辅助作用。红枣中含有抗疲劳作用的物质，能增强人的耐力；红枣还具有减轻毒性物质对肝脏损害的功能；红枣中的黄酮类化合物，有镇静、降血压的作用。

【选购保存】

选购红枣时，以外表呈紫红色为佳。放置在阴凉通风处可长期保存。

【食用宜忌】

√枣皮中含有丰富的营养素，炖汤时应连皮一起炖。

× 过多食用红枣会引起腹胀，引发便秘，吃时一次最好别超过 20 颗。

【相宜搭配】

红枣 + 大米	健脾胃
红枣 + 花生	增强补血
红枣 + 鸡蛋	益气养血
红枣 + 桂圆	补虚健体

【相忌搭配】

红枣 + 黄瓜	破坏维生素C
红枣 + 葱	引起消化不良
红枣 + 蟹	易导致寒热病
红枣 + 虾米	引起身体不适

红枣黑木耳露

材料

黑木耳……………30 克
去核红枣…………2 个

做法

1. 红枣洗净，用水泡开后，切小丁；黑木耳去蒂，洗净切小丁。
2. 将红枣和黑木耳放入料理机中打匀。
3. 再放入锅内，加水，以中小火炖煮至软烂即可。

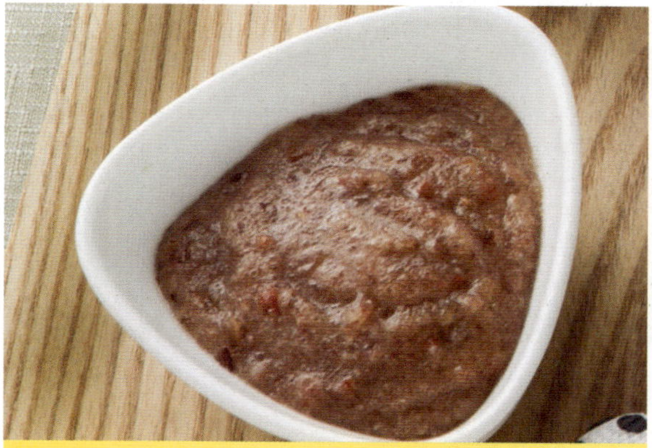

【功效】本品具有滋润强壮、补血活血、镇静止痛的功效。

红枣枸杞米糊

材料

米碎………………50 克
红枣………………20 克
枸杞………………10 克

做法

1. 把洗净的红枣切开，去除果核，再切成丁。
2. 取榨汁机，放入枸杞、红枣丁、米碎，拌至食材成碎末，取出搅拌好的食材，即成红枣米浆。
3. 将红枣米浆倒入汤锅中煮至糊状即可。

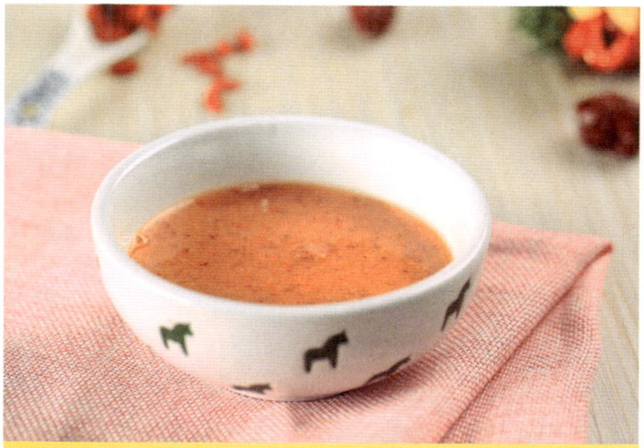

【功效】本品可促进骨骼强健，补铁补血，养肝明目。

4 ~ 6 个月 婴儿期宝宝 忌吃食物

蜂蜜

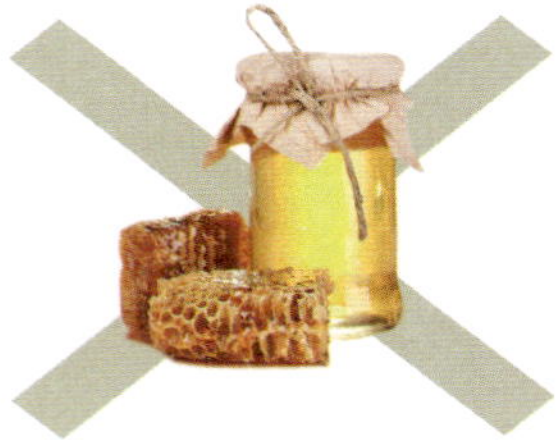

原因：据英国相关报道，在过去的 25 年中，约出现 40 件婴儿感染肉毒杆菌死亡的案例，都与食用蜂蜜有关。不要在 1 岁以内婴儿的奶粉或食品中添加蜂蜜，以避免遭到致命细菌的感染。

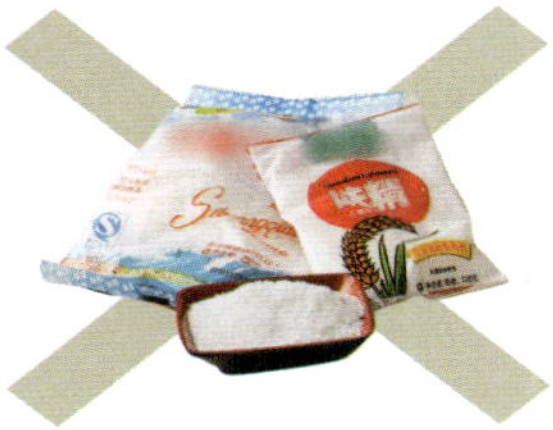

味精

原因：父母在菜肴中加些味精的做法，不仅会增加宝宝肠胃的负担，让宝宝产生“美味综合征”，还会因为食用味精导致宝宝出现缺锌的症状。味精中含有谷氨酸钠，能使血液中的锌转变为谷氨酸锌，最后从尿中排出，而锌是大脑发育的重要营养元素之一，人体一旦缺锌，不仅影响大脑发育，还会影响身体的发育。因此，爸爸妈妈在给宝宝制作营养餐时，应尽量避免使用味精等将食品提鲜的调料。

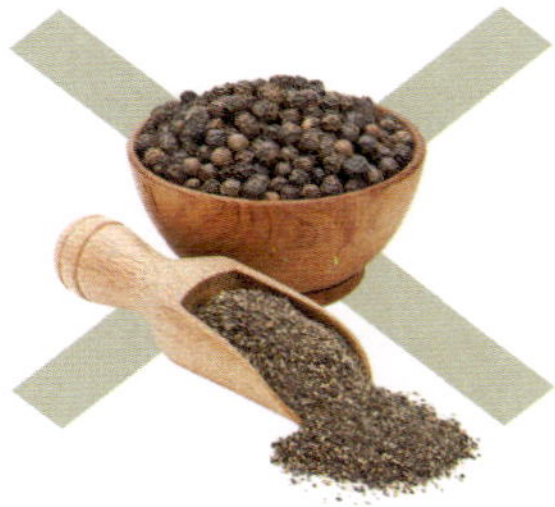

胡椒

原因：胡椒是热性食物，很多家长在宝宝出现腹泻的时候，认为吃点胡椒能缓解宝宝的腹泻，其实这是不对的。宝宝还小，味觉正处于发育阶段，所食用的辅食的味道太重，或味道太丰富，都不适合宝宝味觉发育。另外，胡椒属辛辣食物，刺激性强，食用后还会引起消化不良、便秘等不适。因此，1 岁以前的宝宝不宜食用胡椒，1 岁以后的宝宝最好少吃。

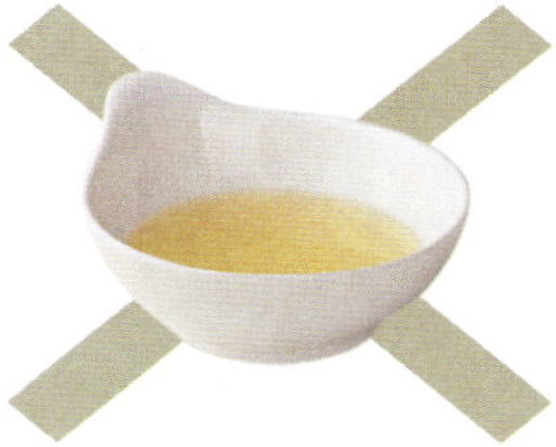

蛋白

原因：1岁以内的宝宝胃肠道功能尚未发育完善，肠壁很薄，通透性很高。而蛋白中的白蛋白分子较小，可以直接透过肠壁进入宝宝的血液中，这种异体蛋白为抗原，可以使宝宝的体内产生抗体，再次接触异体蛋白时，宝宝会出现一系列过敏反应性疾病，如湿疹、荨麻疹、喘息性支气管炎等。另外，蛋白中含有一种抗生物素蛋白，在肠道中与生物素结合后，能阻止宝宝对维生素的吸收，造成宝宝维生素缺乏，从而影响宝宝身体健康。因此，在宝宝1岁以前，只宜喂食宝宝蛋黄，不宜喂蛋白。

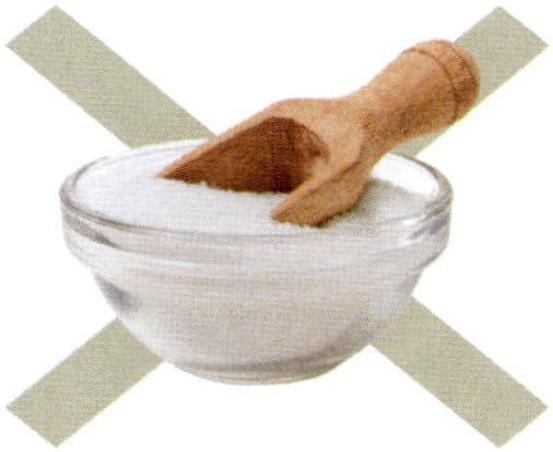

食盐

原因：新生儿的肾脏发育不成熟，无法充分排出食盐中的钠。食盐中的钠滞留在体内，不仅容易引起局部水肿，还会增加宝宝将来患高血压的概率。同时，摄入过多的盐分还会导致人体内钾的大量流失，引起心脏肌肉衰弱，最后产生严重的后果。因此，9个月以内的宝宝最好不要食用食盐，9个月以后的宝宝每天食用食盐不应超过1克，1~6岁的宝宝每天不宜超过2克。

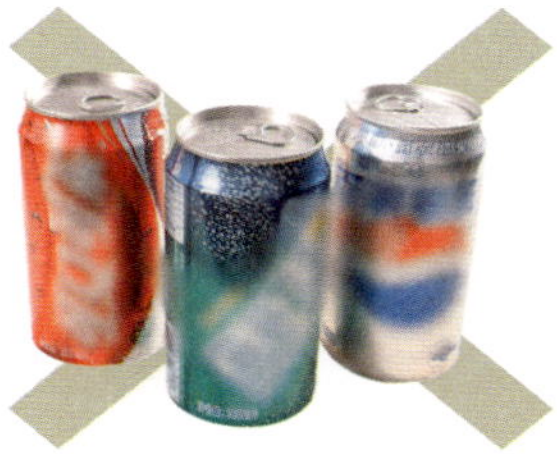

饮料

原因：经常给宝宝喝饮料，无论是可乐、果茶，还是配制型果汁、乳酸饮料都会刺激宝宝的胃，特别是乳酸饮料，经常喝还会使宝宝的小乳牙受到伤害。而咖啡、可乐等饮料中的咖啡因会影响宝宝大脑的发育。饮料中含有大量的糖分、合成色素、防腐剂及香精等成分，这些物质进入宝宝体内，会加重宝宝肝肾的负担。因此，1 岁以前的宝宝应禁食所有的饮料，对于 1 ~ 3 岁的宝宝，可以自制果汁兑水饮用。

Chapter 3

7 ~ 9个月婴儿期宝宝的饮食宜忌

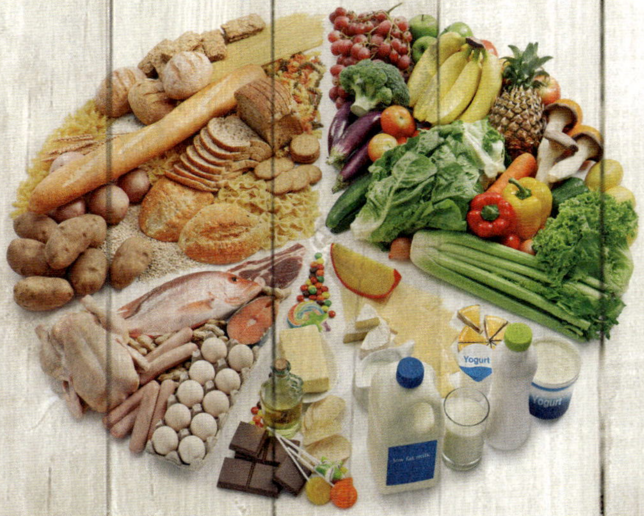

7~9 个月的宝宝，爸爸妈妈可以为宝宝准备一些烂粥、烂面、鱼泥、肝泥、肉糜、豆腐、水果泥、蒸鸡蛋羹、碎菜和鱼肝油等作为宝宝的辅食，也可以为宝宝准备一些烤面包片、饼干或馒头片，锻炼宝宝的咀嚼能力，帮助牙齿的生长发育。

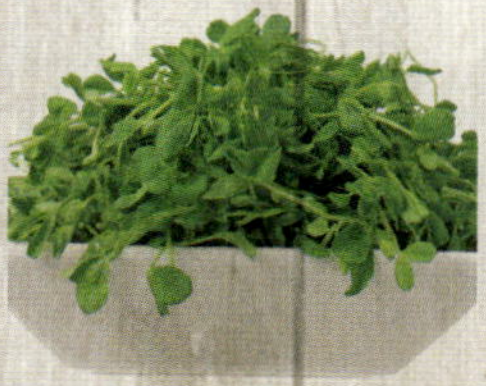 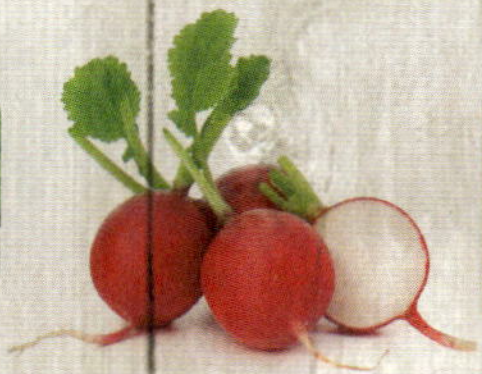 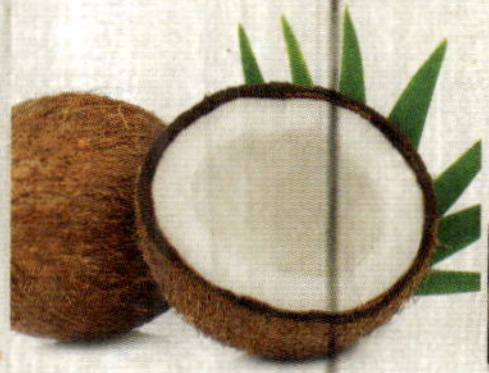 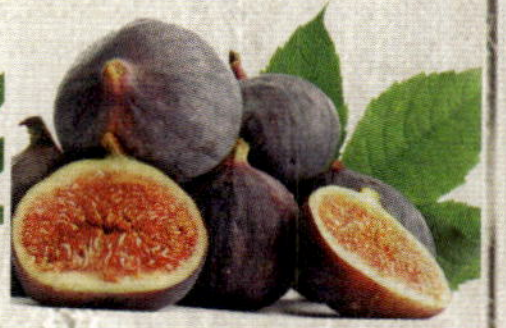

宜吃食物

木瓜

‖ 健胃消食 ‖
‖ 抗疫杀虫 ‖

【性味归经】性平、微寒，味甘；归肝、脾经。

【主要营养素】富含糖分、有机酸、苹果酸、类黄酮、氧化氢酶、木瓜蛋白酶、脂肪酶、维生素B_2、维生素C和钙、铁等矿物质。

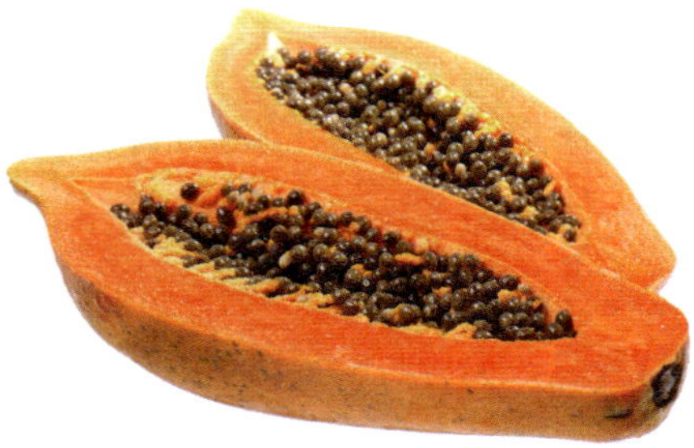

【食疗功效】

木瓜具有消食、驱虫、清热、祛风的功效，主治胃痛、消化不良、肺热干咳、乳汁不通、湿疹、寄生虫病、手脚痉挛疼痛等病症。

【选购保存】

要选择果皮完整、颜色亮丽、无损伤的果实。常温下能储存 2 ~ 3 天，建议购买后尽快食用。

【食用宜忌】

√食用木瓜是产于南方的番木瓜，既可以生吃，也可以作为蔬菜和肉类一起炖煮。

× 治病多采用宣木瓜，也就是北方木瓜，不宜生食。

【相宜搭配】

木瓜	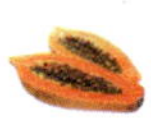	+ 蜂胶	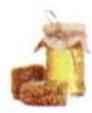	消炎
木瓜	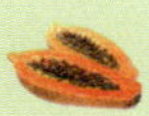	+ 带鱼	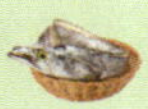	补气养血
木瓜	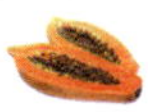	+ 莲子	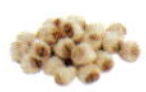	食疗作用增强
木瓜	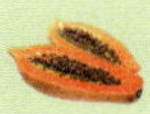	+ 牛奶	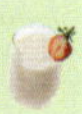	美容养颜

【相忌搭配】

木瓜	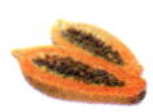	+ 胡萝卜		影响吸收
木瓜	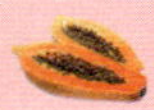	+ 虾	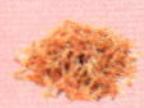	易生成有毒元素

牛奶木瓜泥

材料

木瓜..................50 克
牛奶（配方奶）60 毫升

做法

1. 将木瓜洗净，去籽去皮后，切成小丁。
2. 放入碗内，用汤匙压成泥状。
3. 加入牛奶搅拌均匀即可。

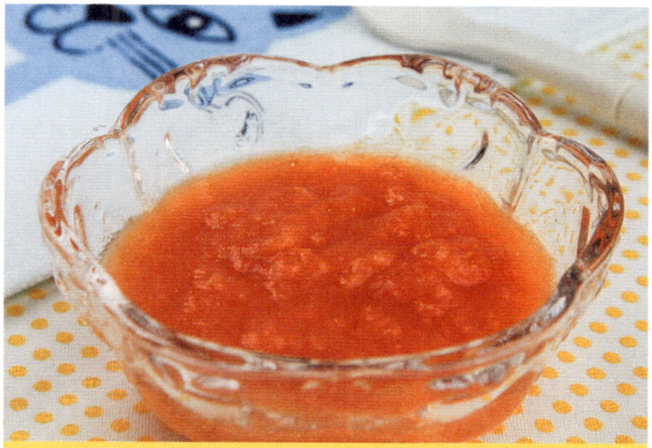

【功效】本品有促进生长发育、提高大脑活力、美化肌肤的功效。

木瓜豆腐奶酪

材料

木瓜..................80 克
豆腐..................50 克
奶酪.................... 适量

做法

1. 木瓜洗净，去皮，切成小块；豆腐洗净，切块。
2. 备好的榨汁机放入木瓜、豆腐、奶酪，榨成泥。
3. 倒入碗中即可。

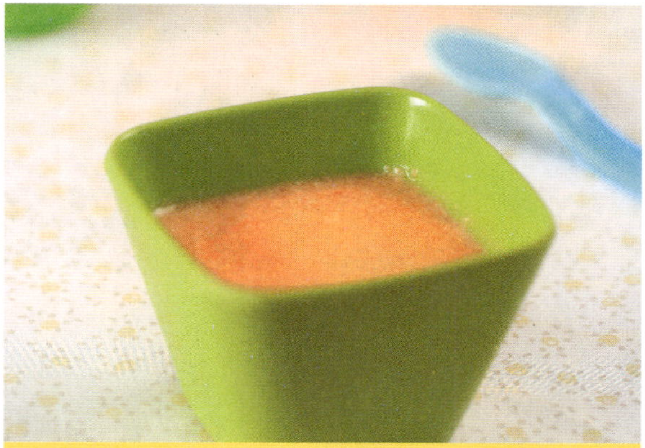

【功效】本品具有清热润燥、清理肠胃、增进消化的功效。

宜吃食物

梨

‖祛痰止咳‖
‖促进消化‖

【性味归经】性寒，味甘、微酸；归肺、胃经。

【主要营养素】含有蛋白质、脂肪、糖类、粗纤维、灰分、镁、硒、钾、钠、钙、磷、铁、胡萝卜素、维生素B_1、维生素C及膳食纤维。

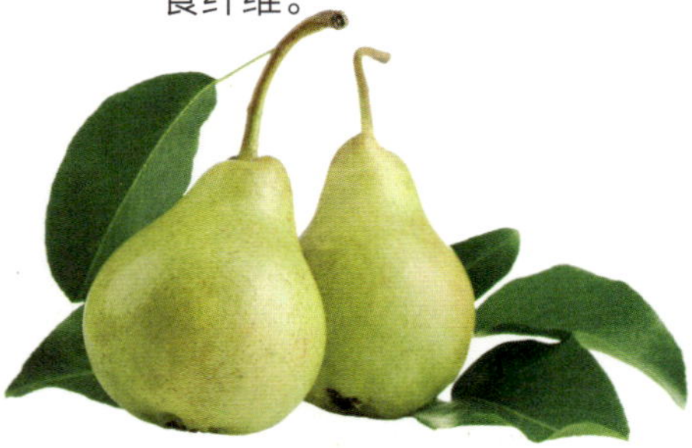

【食疗功效】

梨有止咳化痰、清热降火、养血生津、润肺去燥、润五脏、镇静安神等功效，对高血压、心脏病、口渴便秘、头昏目眩、失眠多梦患者有良好的食疗作用。

【选购保存】

选购以果粒完整、无虫害、无压伤、坚实为佳。置于室内阴凉角落处即可，如需冷藏，可装在纸袋中放入冰箱保存 2～3 天。

【食用宜忌】

√咳嗽者最好与冰糖一起煮汤食用。

× 梨性凉，一次不宜吃太多；吃过梨后喝热开水容易引发腹泻；夜尿频者，睡前少吃梨。

【相宜搭配】

梨	+ 蜂蜜	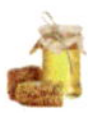	缓解咳嗽
梨	+ 冰糖	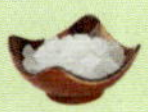	润肺解毒
梨	+ 姜汁	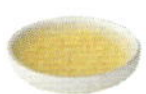	止咳去痰
梨	+ 丁香	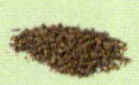	营养丰富

【相忌搭配】

梨	+ 螃蟹	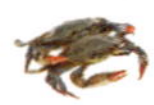	引起腹泻
梨	+ 羊肉	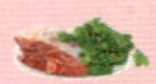	消化不良
梨	+ 白萝卜	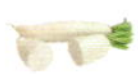	易诱发甲状腺肿大
梨	+ 鹅肉	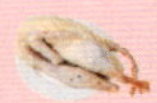	增加肾的负担

梨子糊

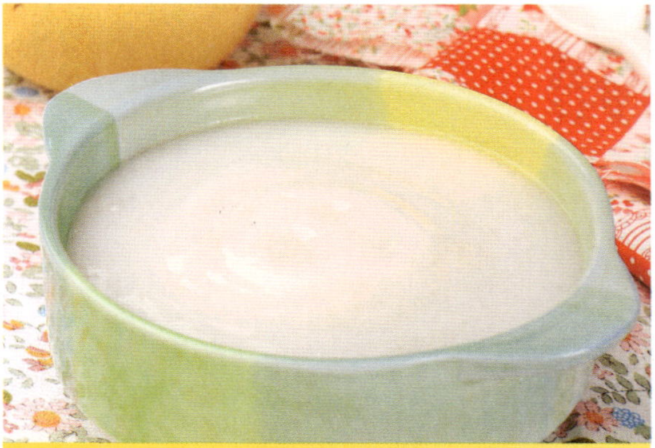

【功效】本品能健脾胃，补中气，除烦止渴，固肠止泻。

材料

去皮梨子……30克
粳米粉……40克

做法

1. 洗净去皮的梨子切碎，待用。
2. 奶锅置于火上，注入清水，倒入粳米粉，拌至粳米粉溶化；再放入梨子碎，拌至食材熟透入味，盛出煮好的梨子糊，用过滤网过滤到碗中。
3. 再将梨子糊倒入奶锅中，煮至黏稠即可。

苹果梨香蕉粥

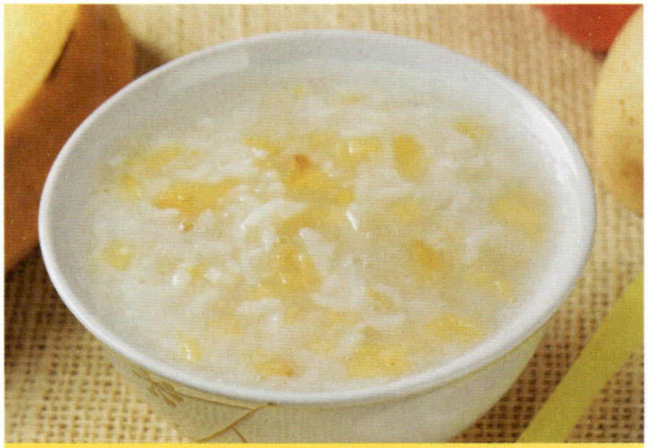

【功效】本品能润肺润胃，提高机体免疫力，消除疲劳。

材料

水发大米……80克
香蕉……90克
苹果……75克
梨……60克

做法

1. 苹果去皮，切块；梨去皮，切丁；香蕉去皮，剁碎。
2. 锅中注水烧开，倒入大米，拌匀，煮至熟软。
3. 倒入梨、苹果、香蕉，搅拌均匀，略煮片刻即可。

宜吃食物

猕猴桃

‖提高机体活性‖
‖促进新陈代谢‖

【性味归经】性寒，味甘、酸；归胃、膀胱经。

【主要营养素】含有多种维生素、脂肪、蛋白质、钙、磷、铁、镁、果胶。

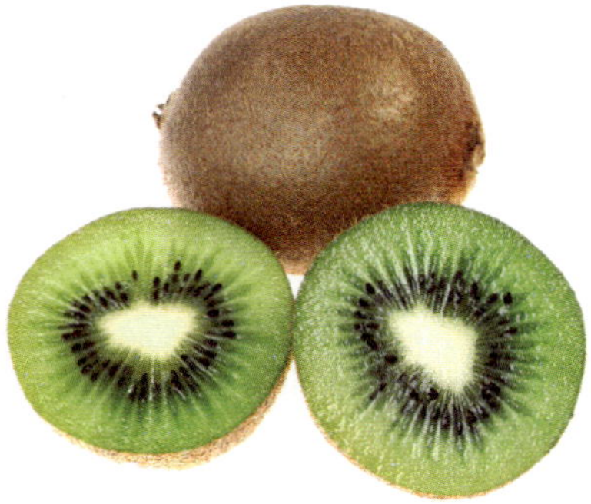

【食疗功效】

猕猴桃有生津解热、调中下气、止渴利尿、滋补强身之功效。含有硫醇蛋白的水解酶和超氧化物歧化酶，具有养颜、提高免疫力、抗癌、抗衰老、抗肿消炎的功能。

【选购保存】

要选择果实饱满、绒毛尚未脱落的果实，过于软的果实不要买。还未成熟的果实可以和苹果放在一起，有催熟作用。保存时间不宜太长，应尽快食用。

【食用宜忌】

√餐前食用主要是摄取其中所含的营养成分，而餐后食用则可以促进消化。

× 脾胃虚寒者、腹泻者不宜食用。

【相宜搭配】

猕猴桃	+ 蜂蜜	清热生津
猕猴桃	+ 生姜	清热和胃
猕猴桃	+ 薏米	抑制癌细胞
猕猴桃	+ 橙子	预防关节磨损

【相忌搭配】

猕猴桃	+ 牛奶	引起腹胀
猕猴桃	+ 胡萝卜	破坏维生素 C

猕猴桃汁

材料

猕猴桃果肉.....100 克

做法

1. 猕猴桃果肉切小块。
2. 取榨汁机，放入猕猴桃，注入纯净水，榨出果汁。
3. 倒出猕猴桃汁，装入杯中即成。

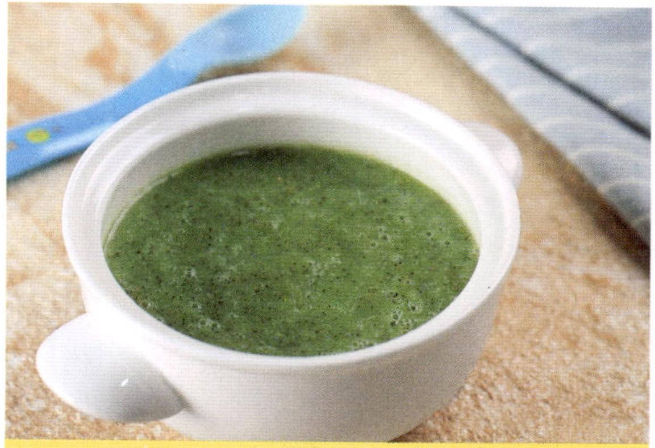

【功效】本品能生津解热，调中下气，滋补强身。

猕猴桃香蕉豆奶昔

材料

猕猴桃................1 个
香蕉....................1 根
酸奶..................50 克
豆奶..................60 克

做法

1. 猕猴桃去皮，切成丁；香蕉去皮，切成块。
2. 取榨汁机，倒入猕猴桃、香蕉、酸奶、豆奶，榨取果汁，倒入碗中，即可饮用。

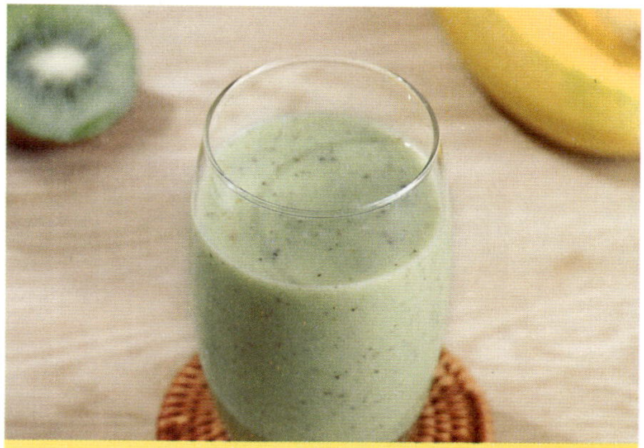

【功效】本品能提高机体免疫力，消除疲劳，清热解毒。

白菜

‖利尿通便‖
‖抗癌防癌‖

【性味归经】性平，味苦、辛、甘；归肺、胃经。

【主要营养素】含蛋白质、脂肪、多种维生素、粗纤维、钙、磷、铁、锌等成分。

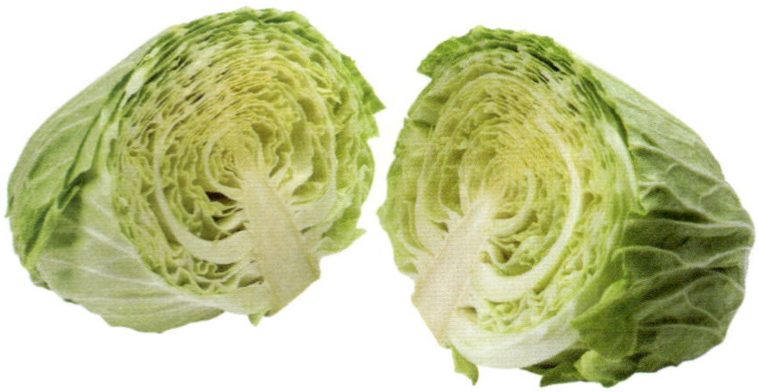

【食疗功效】

白菜具有通利肠胃、清热解毒、止咳化痰、利尿养胃的功效，是营养极为丰富的蔬菜。常食可增强人体抗病能力和降低胆固醇，对伤口难愈、牙齿出血有防治作用，还有降低血压、降低胆固醇、预防心血管疾病的功用。

【选购保存】

挑选包得紧实、新鲜、无虫害的白菜为宜。若温度在0℃以上，可在白菜叶上套上塑料袋，口不用扎，根朝下戳在地上。

【食用宜忌】

√切白菜时，宜顺丝切，这样白菜易熟；宜用大火快炒。

× 隔夜白菜不能吃，因为其中含有致癌物亚硝酸盐，对健康不利。

【相宜搭配】

白菜	+猪肉	补充营养
白菜	+猪肝	保肝护肾
白菜	+虾仁	防止牙龈出血
白菜	+牛肉	健胃消食

【相忌搭配】

白菜	+兔肉	呕吐或腹泻
白菜	+黄瓜	降低营养价值
白菜	+羊肝	破坏维生素 C
白菜	+鳝鱼	引起中毒

白菜海带鱼粥

材料

白菜..................30 克
胡萝卜..............15 克
海带..................10 克

做法

1. 海带放入水中浸泡30分钟，洗净后切丝；白菜、胡萝卜各洗净去皮，煮熟后切碎。
2. 锅中加水，放入海带丝煮至软烂。
3. 再加入白菜和胡萝卜，再次煮滚即可。

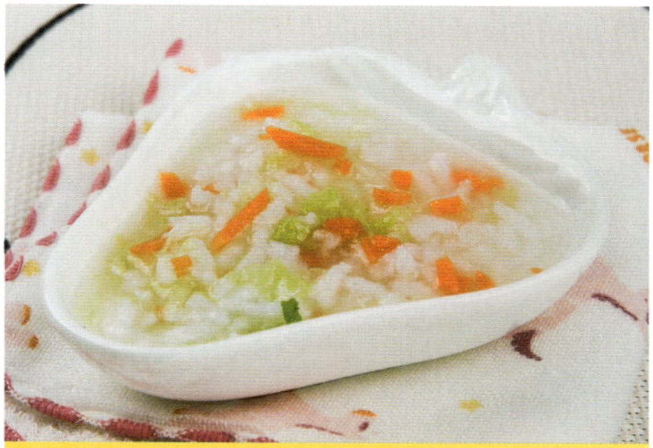

【功效】本品能保护视力，清理肠道，增进消化。

鸡肉白菜萝卜粥

材料

白米饭..............30 克
鸡肉、白菜..各 20 克
胡萝卜..............10 克
芝麻、高汤.... 各适量

做法

1. 鸡肉煮熟、剁碎；芝麻磨碎。
2. 白菜、胡萝卜洗净，汆烫切碎；白米饭加高汤熬成粥，加入蔬菜、鸡胸肉、芝麻，略煮即可。

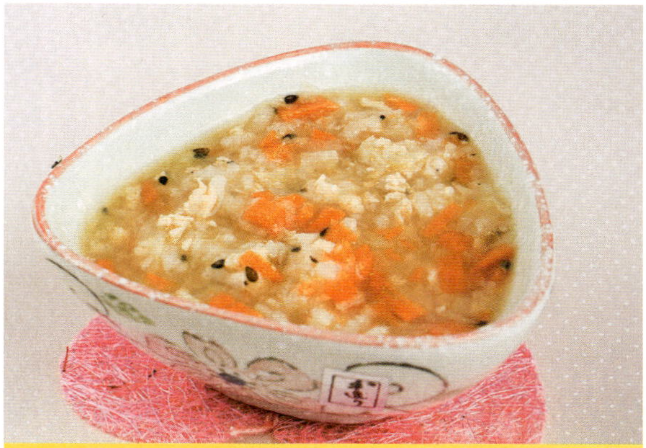

【功效】本品能温中补脾，行气补血，增强免疫力。

白菜萝卜粥

材料

白米饭……………20 克
白菜………………15 克
白萝卜……………15 克
高汤………………适量

做法

1. 白菜洗净后切碎；白萝卜洗净去皮，切小丁。
2. 锅中放入高汤和白米饭，熬煮成白米粥。
3. 再加入白菜和白萝卜，煮熟即可。

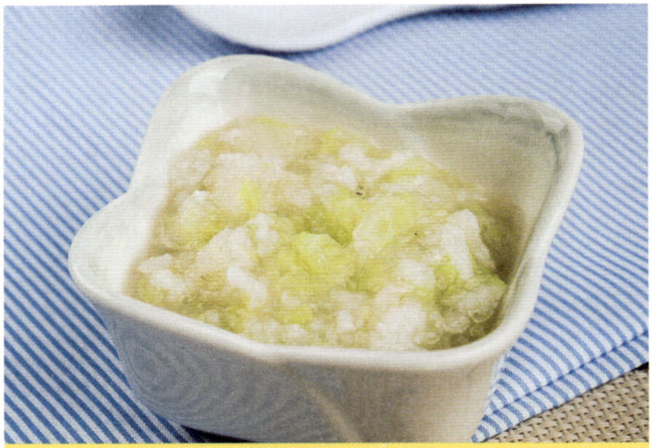

【功效】本品能清热生津，凉血止血，消食化滞。

白菜鸡肉米糊

材料

白米饭……………30 克
鸡胸肉……………20 克
白菜………………20 克
高汤………………适量

做法

1. 鸡胸肉煮熟，切丁；白菜氽烫后，切碎备用。
2. 将白米饭放入高汤中，熬煮成粥，之后放进白菜，再煮一会儿，最后放入鸡胸肉拌匀即可。

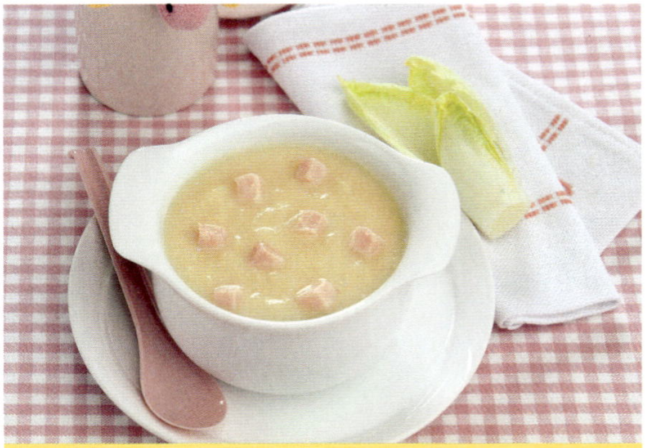

【功效】本品能补中益气，健脾养胃，温中补脾。

白菜萝卜汤

材料

白菜……………………30 克
胡萝卜…………………15 克
海带……………………20 克

做法

1. 海带泡水 30 分钟，洗净后切丝；白菜叶、胡萝卜各洗净，煮熟后切碎。
2. 锅中加水，放入海带丝煮至软烂。
3. 再加入白菜和胡萝卜，煮滚即可。

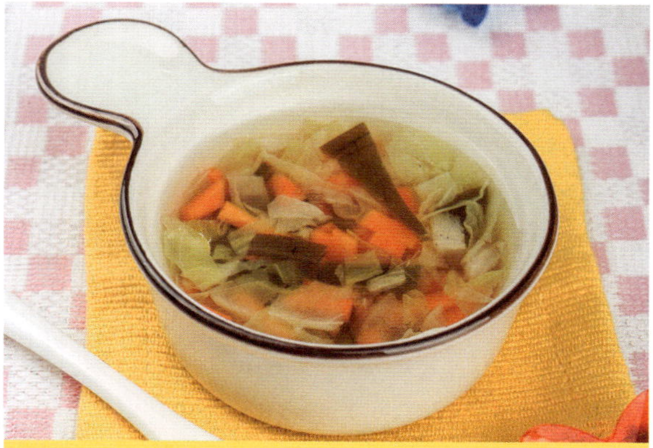

【功效】白菜能促进大脑发育，含大量粗纤维可帮助消化，并具有清肺止咳的作用。

白菜汤

材料

白菜……………………50 克
牛奶（配方奶）50 毫升

做法

1. 将白菜洗后切小片，放入滚水中煮熟，捞出后取一半磨成泥状，再用过筛网滤出菜汁，另一半切成小丁。
2. 锅中放入牛奶和菜汁，煮滚。
3. 再加入切好的白菜丁，略煮片刻即可。

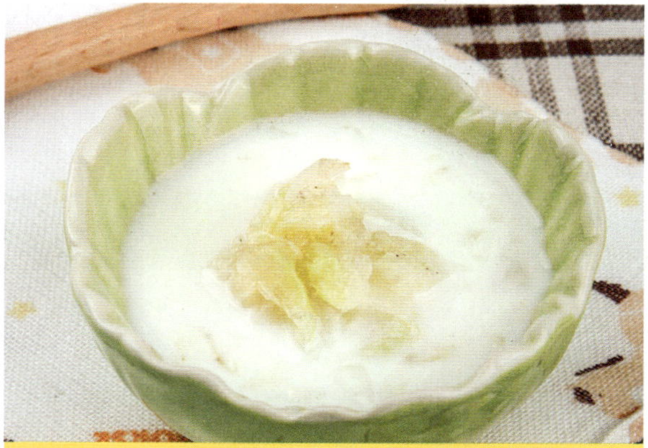

【功效】本品能补充钙质，美容润肤，安神助眠。

宜吃食物

花菜

‖提高免疫力‖
‖抗癌‖

【性味归经】性凉，味甘；归、肝、肺经。

【主要营养素】含丰富的钙、磷、铁、维生素C、维生素A原、维生素B_1、维生素B_2以及蔗糖等。

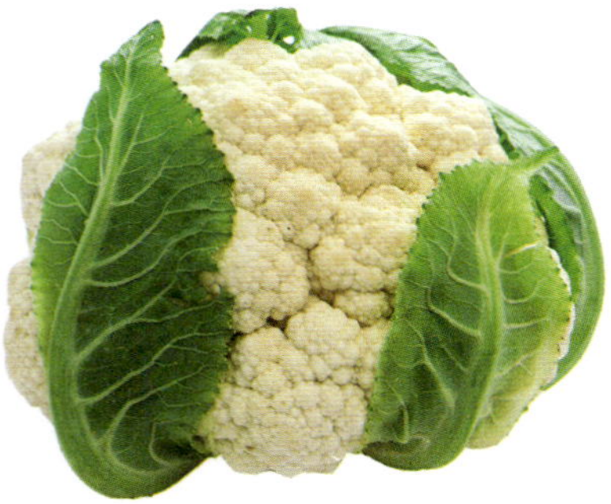

【食疗功效】

花菜具有爽喉、开音、润肺、止咳等功效。花菜是含有类黄酮最多的食物之一，可以防止感染，阻止胆固醇氧化，防止血小板凝结成块，从而减少心脏病和中风的危险。常吃花菜还可以增强肝脏的解毒能力。

【选购保存】

以花球周边未散开，无异味、无毛花的为佳。花菜最好即买即吃，即使温度适宜，也尽量避免存放三天以上。

【食用宜忌】

√用手剥成小朵，不要用刀切。放入冷盐水中浸泡片刻，可杀减虫子。烫熟后凉拌食用最好。

× 爆炒时间过长，或温度过高，营养成分会丢失。

【相宜搭配】

花菜	+ 蚝油	健脾开胃
花菜	+ 辣椒	防癌抗癌
花菜	+ 蜂蜜	止咳润肺
花菜	+ 梨	滋阴润肺

【相忌搭配】

花菜	+ 猪肝	阻碍物质的吸收
花菜	+ 牛肝	不利身体健康
花菜	+ 牛奶	降低营养价值

花菜米糊

材料

白米糊..............80 克
花菜..................40 克

做法

1. 花菜洗净，放入滚水中烫熟。
2. 取花蕾部分，捣碎备用。
3. 将花菜放入米糊中，用小火煮滚即可。

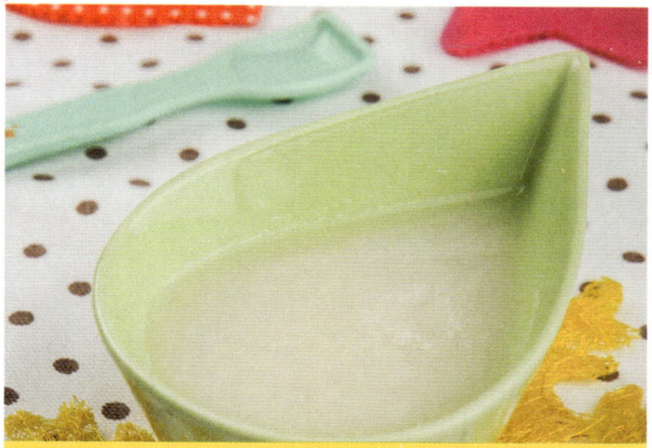

【功效】本品能补中益气，健脾养胃，补脾和胃。

花菜水梨糊

材料

花菜..................10 克
水梨..................15 克
白米糊..............50 克

做法

1. 取花菜茎部的部分，洗净去硬皮，下入沸水锅烫软后磨成泥。
2. 水梨去皮和果核后，磨成泥；将花菜泥放入米糊中稍煮片刻，再放入水梨泥，拌匀即可。

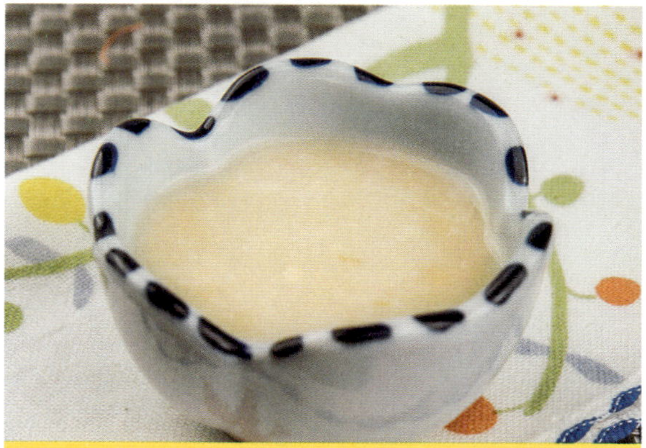

【功效】本品能滋阴润肺，止咳化痰，养血安神。

宜吃食物

空心菜

‖防暑解热‖
‖通便排毒‖

【性味归经】性寒，味甘，无毒；归肝、心、大肠、小肠经。

【主要营养素】含有维生素C、磷、钠及糖类等成分。

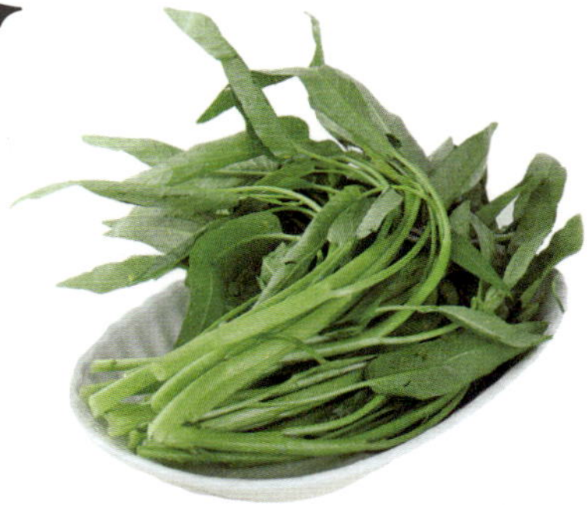

【食疗功效】

空心菜有促进肠蠕动、通便解毒、清热凉血、利尿的的功效，可用于防暑解热，对食物中毒、吐血鼻衄、尿血、小儿胎毒、痈疮、疔肿、丹毒等症状也有一定的食疗作用。

【选购保存】

叶大、茎部不太长，且无黄斑、色绿、柔嫩者较为新鲜。用保鲜膜封好置于冰箱中可保存 1 周左右。

【食用宜忌】

√因为加热的时间过短，茎部的老梗会生涩难咽，应摘除。

× 烹调时间过长会造成营养损失，应大火快炒，不等叶片变软即可熄火盛出。

【相宜搭配】

空心菜	+ 鸭掌	清热解毒
空心菜	+ 牛肉	补充营养
空心菜	+ 辣椒	开胃消食
空心菜	+ 蘑菇	预防便秘

【相忌搭配】

空心菜	+ 牛奶	影响钙质吸收
空心菜	+ 酸奶	影响钙质吸收
空心菜	+ 乳酪	影响钙质吸收

蘑菇空心菜泥

材料

空心菜……………50 克
蘑菇………………20 克

做法

1. 蘑菇洗净，放入滚水中煮熟后捞起。
2. 空心菜洗净，放入滚水中汆烫 1 分钟后捞起。
3. 将空心菜和蘑菇放入料理机中，打成泥即可。

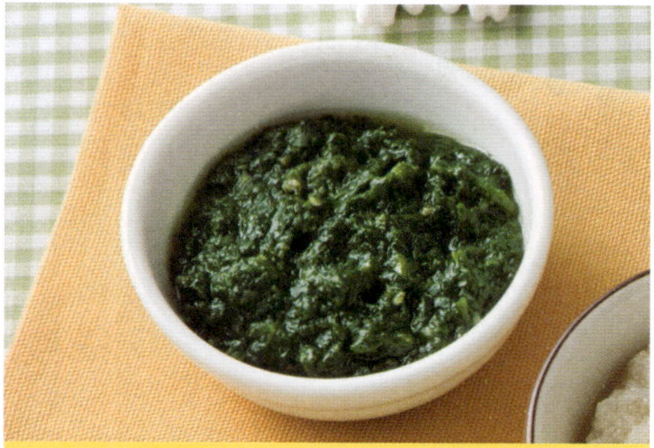

【功效】本品能预防便秘，促进排毒，增强免疫力。

空心菜牛肉粥

材料

白米饭、空心菜各 40 克
牛肉丝……………50 克
高汤………… 200 毫升

做法

1. 空心菜洗净，放入滚水中汆烫，捞起切碎。
2. 牛肉丝洗净，放滚水中汆烫，放入料理机打碎。
3. 将空心菜碎、牛肉碎、白米饭与高汤放入锅内，一起炖煮约 8 ~10 分钟后即可。

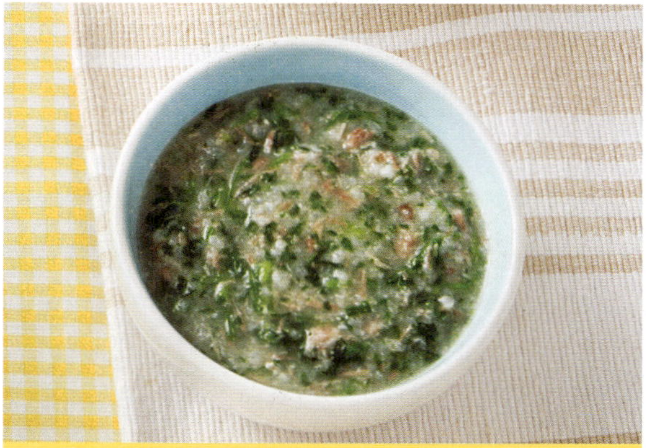

【功效】本品空心菜中富含膳食纤维，促进肠胃蠕动，其中维生素 C 可保护牙床的健康。

宜吃食物

小白菜

‖ 提供营养 ‖
‖ 强身健体 ‖

【性味归经】 性凉，味甘；归肺、胃、大肠经。

【主要营养素】 含有蛋白质、脂肪、糖类、膳食纤维、钙、磷、铁、胡萝卜素、维生素B_1、维生素B_2、烟酸、维生素C等。

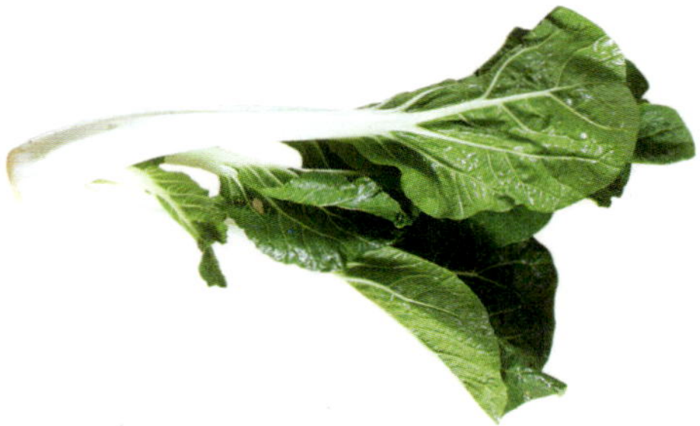

【食疗功效】

小白菜具有清热除烦、行气祛瘀、消肿散结、通利胃肠的功效，主治肺热咳嗽、身热、口渴、胸闷、心烦、食少便秘、腹胀等病症。

【选购保存】

挑选叶色较青、新鲜、无虫害的小白菜为宜。冬天可用无毒塑料袋保存，如果温度在 0℃以上，可在小白菜叶上套上塑料袋，口不用扎，根朝下戳在地上即可。

【食用宜忌】

√小白菜的食用方法很多，可清炒或是与香菇、蘑菇、笋和炒。小白菜汤有利于减肥。

× 用小白菜制作菜肴，炒、熬时间不宜过长，以免损失营养。

【相宜搭配】		
小白菜	+ 虾皮	营养全面
小白菜	+ 香菇	营养全面
小白菜	+ 鸡肉	增强免疫力
小白菜	+ 玉米	增强抵抗力

【相忌搭配】		
小白菜	+ 兔肉	引起腹泻和呕吐
小白菜	+ 醋	营养流失

菜肉胚芽粥

材料

胚芽饭……………40 克
猪绞肉……………50 克
小白菜、豌豆各 20 克
高汤…………200 毫升

做法

1. 豌豆、猪绞肉、小白菜洗净，切细碎，放入滚水中汆烫 3 分钟，捞起，打成泥。
2. 锅中放入高汤、胚芽饭和食材，煮 20 分钟即可。

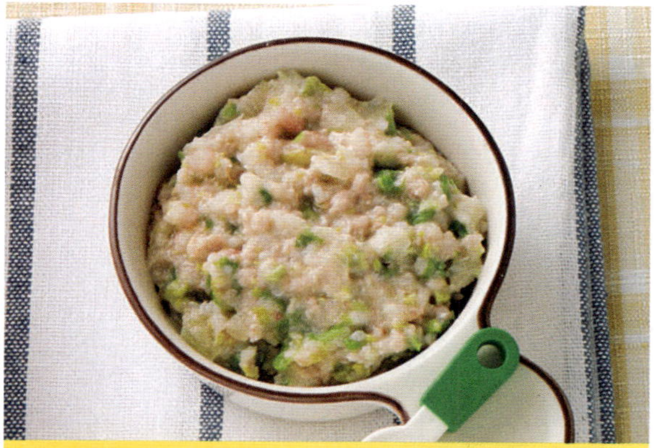

【功效】豌豆中的铜有助于增进宝宝的造血机能，帮助骨骼和大脑发育。

小白菜粥

材料

白米饭……………50 克
小白菜、玉米粒各 20 克
白萝卜……………10 克
高汤………………适量

做法

1. 小白菜、玉米粒、白萝卜洗净，切碎，备用。
2. 锅中放入白米饭、高汤，煮滚，再放入所有切碎的食材，煮至食材熟软即可。

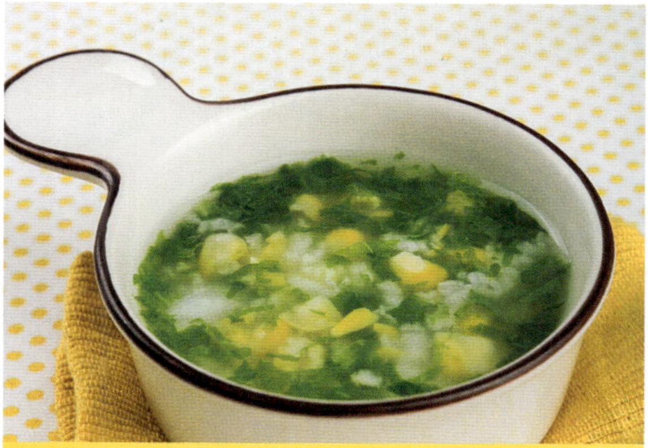

【功效】本品能够增强抵抗力，还能对宝宝眼睛的视力发育也很好。

宜吃食物

黄瓜

补水 利尿

【性味归经】 性凉，味甘；归肺、胃、大肠经。

【主要营养素】 含蛋白质、食物纤维、矿物质、维生素、乙醇、丙醇等，并含有多种游离氨基酸。

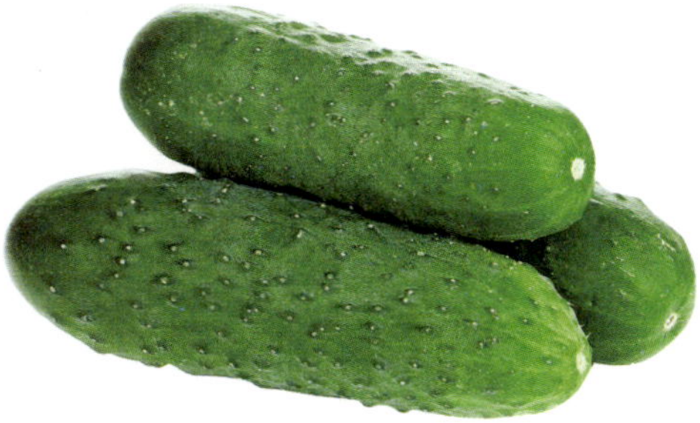

【食疗功效】

黄瓜具有除湿、利尿、降脂、镇痛、促消化的功效。尤其是黄瓜中所含的纤维素能促进肠内腐败食物排泄，而所含的丙醇和丙醇二酸能抑制糖类物质转化为脂肪，对肥胖者有利。

【选购保存】

选购黄瓜，色泽应亮丽，若外表有刺状凸起，而且黄瓜头上顶着新鲜黄花的为最好。保存黄瓜要先将它表面的水分擦干，再放入密封保鲜袋中，封好袋口后冷藏即可。

【食用宜忌】

√黄瓜的尾部含较多的苦味素，有抗癌作用，不要去掉。

× 黄瓜中维生素较少，不可以常吃，并且应同时吃些其他的蔬果以均衡营养。

【相宜搭配】

黄瓜	+ 乌鱼	健脾利气
黄瓜	+ 鱿鱼	增强人体免疫力
黄瓜	+ 大蒜	排毒瘦身
黄瓜	+ 黄花菜	可改善不良情绪

【相忌搭配】

黄瓜	+ 柑橘	破坏维生素 C
黄瓜	+ 西红柿	破坏维生素 C
黄瓜	+ 小白菜	降低营养价值
黄瓜	+ 花生	导致腹泻

黄瓜汁

材料

黄瓜..................140 克
蜂蜜....................25 克

做法

1. 洗净的黄瓜去皮，切小块。
2. 取榨汁机，倒入黄瓜块、蜂蜜，注入纯净水，榨出蔬菜汁。
3. 断电后滤出黄瓜汁，装入杯中即可。

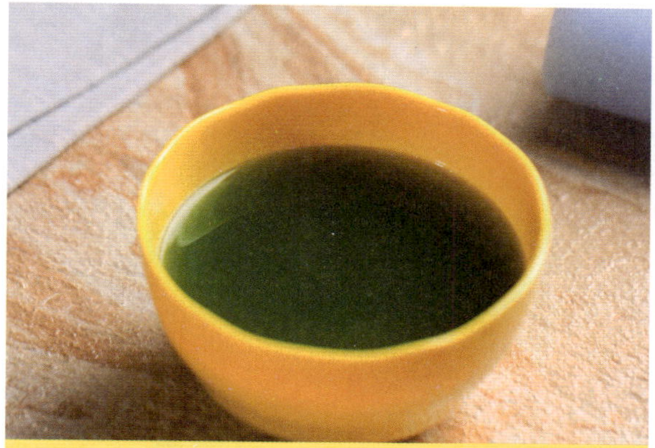

【功效】本品能滋养，润燥，解毒，润肠通便。

黄瓜米汤

材料

水发大米.........120 克
黄瓜...................90 克

做法

1. 洗净的黄瓜切成碎末。
2. 砂锅中注入清水烧开，倒入大米，拌匀，煮 1 小时至其熟软。
3. 再倒入黄瓜，拌匀，续煮 5 分钟，将煮好的米汤盛出，装入碗中即可。

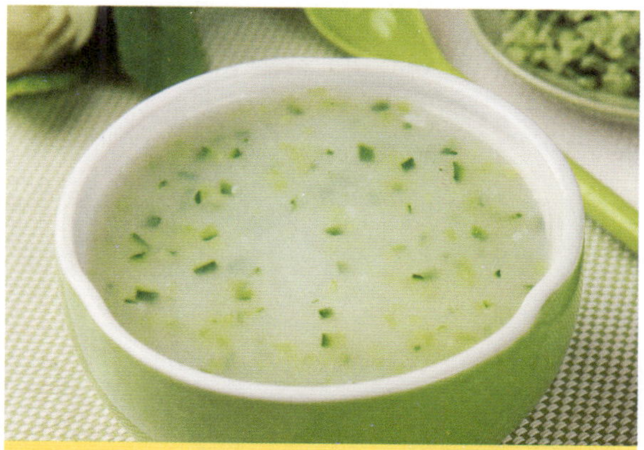

【功效】本品能补中益气，健脾养胃，增强免疫力。

宜吃食物

青椒

‖ 缓解疲劳 ‖
‖ 净化血液 ‖

【性味归经】性热，味辛；归心、脾经。

【主要营养素】含有胡萝卜素、钾、维生素C、维生素A、钠、磷、镁、碳水化合物。

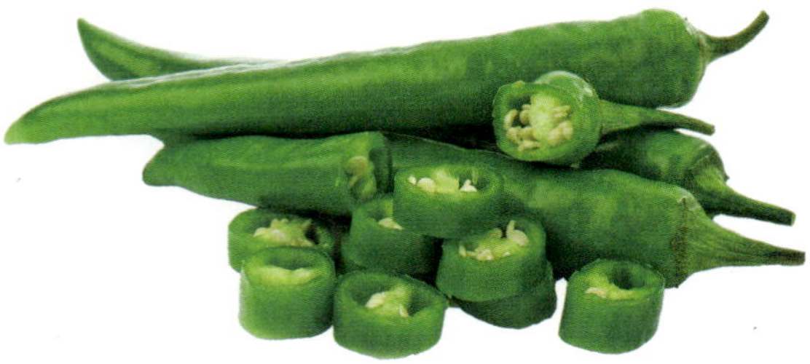

【食疗功效】

青椒具有温中下气、散寒除湿的功效，能增强人的体力，缓解因工作、生活压力造成的疲劳。

【选购保存】

要选择外形饱满、色泽浅绿、有光泽、肉质细腻、用手掂感觉有分量的。溶化一些蜡烛油，把每支青椒的蒂都在蜡烛油中蘸一下，然后装进保鲜袋中，封严袋口，放在 10℃的环境中，可贮存 2~3 个月。

【食用宜忌】

√选择大而厚实的青椒，剖开、去籽，将 5% 的纯碱水加热到 90℃左右，然后把青椒放入浸泡 3~4 分钟，捞出晾干，颜色可得以保持。

× 青椒不宜多食，过食可引起头昏、眼干，口腔、腹部或肛门灼热，疼痛，腹泻，唇生疱疹等。

【相宜搭配】

青椒	+ 鳝鱼	可开胃爽口
青椒	+ 苦瓜	美容养颜
青椒	+ 鸡肉	补充营养
青椒	+ 西红柿	补气开胃

【相忌搭配】

青椒	+ 黄瓜	破坏维生素
青椒	+ 猕猴桃	破坏维生素

多利鱼炖粥

材料

白米饭、多利鱼、西红柿、
青椒、玉米.... 各适量
高汤.............100 毫升

做法

1. 多利鱼洗净，放入滚水汆烫至熟，切碎；西红柿洗净，放入滚水中汆烫后去皮。
2. 青椒去籽切碎；玉米用刀背压碎；将白米饭、高汤与所有食材放入锅中，煮至软烂即可。

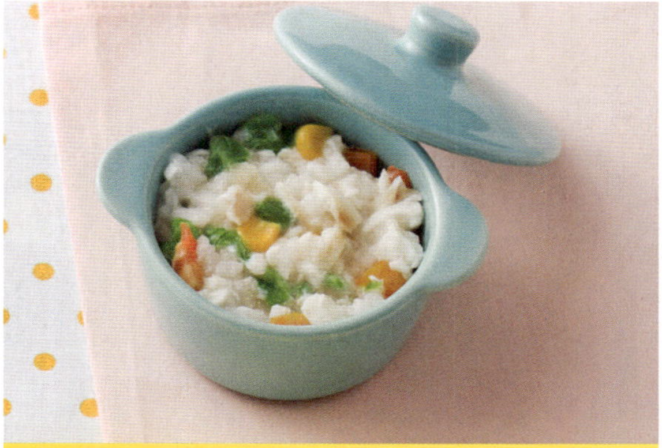

【功效】本品能滋阴养血，补气开胃，促进食欲。

三色炖鸡肉粥

材料

白米饭、鸡肉各 50 克
青椒、胡萝卜、玉米各 10 克
高汤.............100 毫升

做法

1. 青椒去籽切碎；胡萝卜洗净，去皮切碎。
2. 玉米用刀背压碎；鸡肉切碎，放入滚水中煮熟，捞出；锅中放入白米饭、高汤以及所有食材，一同炖煮至软烂即可。

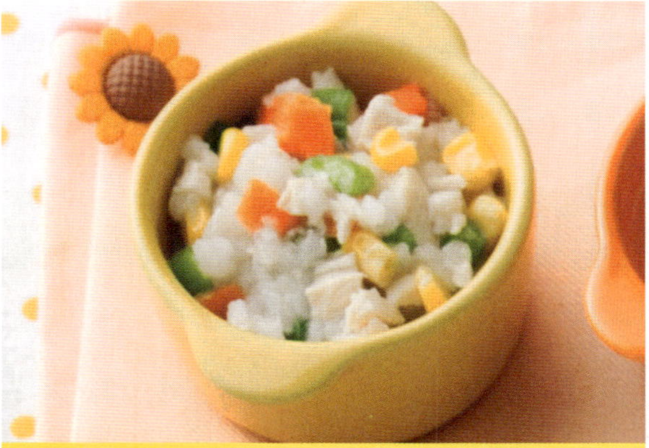

【功效】本品能增强免疫力，润肠通便，温中补脾。

胡萝卜

益肝明目
增强免疫力

【性味归经】 性平，味甘、涩；归心、肺、脾、胃经。

【主要营养素】 富含糖类、蛋白质、脂肪、碳水化合物、胡萝卜素、B族维生素、维生素C。

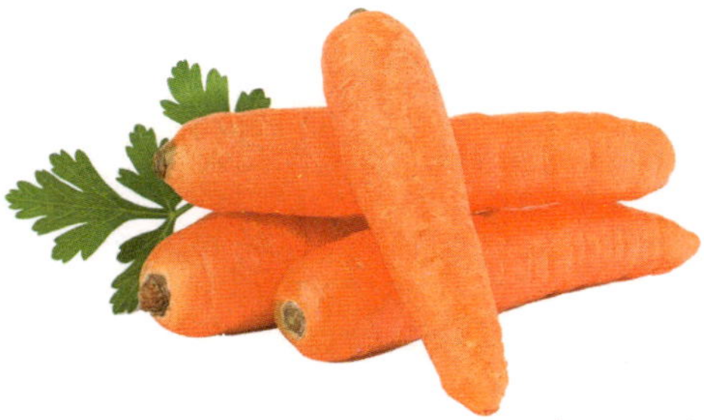

【食疗功效】

胡萝卜有健脾和胃、补肝明目、清热解毒、壮阳补肾、透疹、降气止咳等功效，对于肠胃不适、便秘、夜盲症、性功能低下、麻疹、百日咳、小儿营养不良等症状有食疗作用。

【选购保存】

要选根粗大、心细小，质地脆嫩、外形完整的胡萝卜，表面光泽、感觉沉重的为佳。可将胡萝卜加热，放凉后用容器保存，冷藏可保鲜5天，冷冻可保鲜2个月左右。

【食用宜忌】

√所含维生素 A 为脂溶性维生素，故最好是油炒油燉，这样以便于人体吸收。

× 烹调时加醋会破坏 β－胡萝卜素，降低营养价值。

【相宜搭配】				
胡萝卜		＋香菜	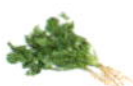	开胃消食
胡萝卜		＋绿豆芽	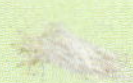	排毒瘦身
胡萝卜	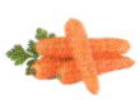	＋大米	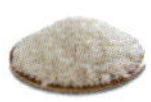	改善肠胃功能
胡萝卜	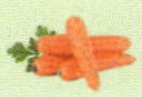	＋西蓝花	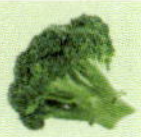	防癌抗癌

【相忌搭配】				
胡萝卜	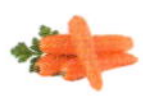	＋白萝卜	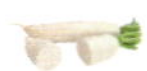	降低营养价值
胡萝卜	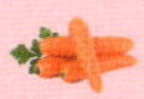	＋酒	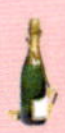	损害肝脏
胡萝卜	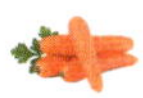	＋山楂	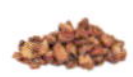	破坏维生素 C

西蓝花胡萝卜粥

材料

白米糊……………70 克
西蓝花……………10 克
胡萝卜……………10 克

做法

1. 西蓝花洗净，用滚水汆烫后，取花蕾部分磨碎。
2. 胡萝卜洗净去皮，蒸熟后捣成泥。
3. 锅中放入白米糊、磨碎的西蓝花和胡萝卜泥，煮滚后即可。

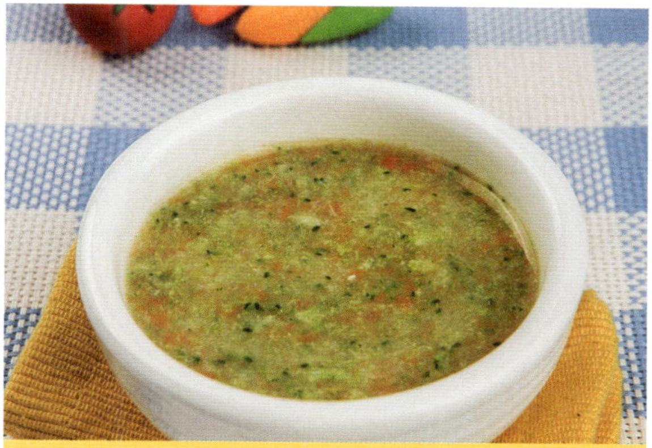

【功效】本品能润肠通便，增强免疫力，防癌抗癌。

胡萝卜米糊

材料

白米糊……………80 克
胡萝卜……………10 克
水梨………………15 克

做法

1. 水梨洗净，去皮和果核后，磨成泥。
2. 胡萝卜洗净去皮，蒸熟后磨成泥。
3. 锅中放入白米糊、水梨泥和胡萝卜泥，稍煮片刻即可。

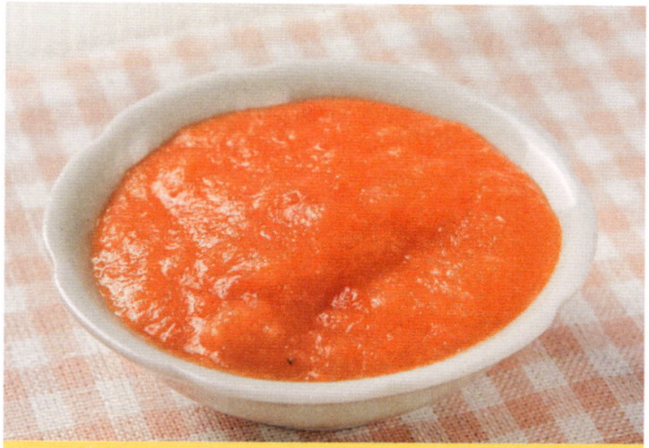

【功效】本品胡萝卜中含丰富的维生素 A，具有增强人体免疫力的作用。

南瓜胡萝卜米糊

材料

白米糊……………80 克
南瓜………………10 克
胡萝卜……………10 克

做法

1. 胡萝卜洗净去皮，蒸熟后磨成泥。
2. 南瓜洗净，去皮及瓤，蒸熟后磨成泥。
3. 锅中放入白米糊、水、胡萝卜泥、南瓜泥，煮滚即可。

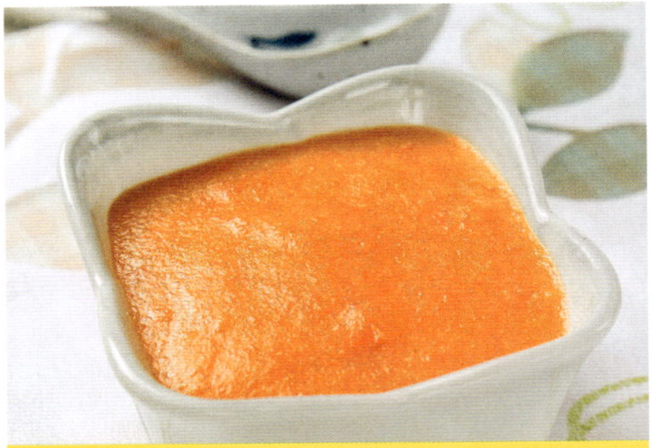

【功效】本品能够促进胆汁分泌，加强胃肠蠕动，帮助食物消化。

猪骨胡萝卜泥

材料

猪骨……………120 克
胡萝卜……………1 根

调料

盐……………………适量

做法

1. 胡萝卜洗净，去皮，切成块；猪骨洗净，切成块。
2. 锅中注入水烧开，放入猪骨，焯水片刻，去除血水，捞出，沥干即可。
3. 另起锅，放入胡萝卜、猪骨，煲至胡萝卜熟软，盛出，把胡萝卜压成泥即可。

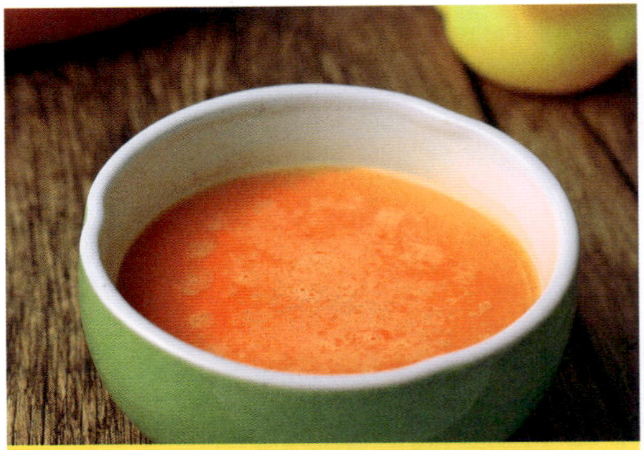

【功效】本品能益气补血，强健骨骼，滋阴润燥。

胡萝卜泥

材料

胡萝卜............130 克

做法

1. 将去皮洗净的胡萝卜切段，切成片，再装在蒸盘中。
2. 蒸锅上火烧开，放入蒸盘，蒸约 15 分钟至食材熟软，取出蒸好的胡萝卜。
3. 取来榨汁机，放入蒸熟的胡萝卜，搅拌，制成胡萝卜泥，盛出搅拌好的食材，放在碗中即成。

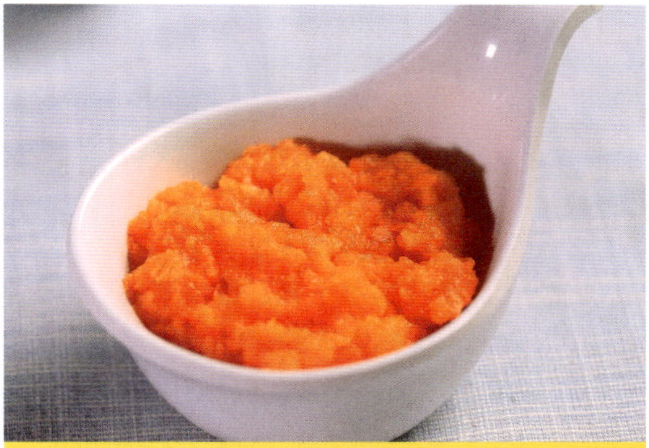

【功效】本品胡萝卜中含有丰富的 B 族维生素，有提高人体抗病能力的作用。

萝卜小米汤

材料

胡萝卜..............30 克

小米................100 克

调料

盐........................适量

做法

1. 胡萝卜洗净，去皮，切成丁。
2. 锅中注入水，放入小米，煮至小米熟软。
3. 再加入胡萝卜丁，煮至片刻，倒入盐，拌匀即可。

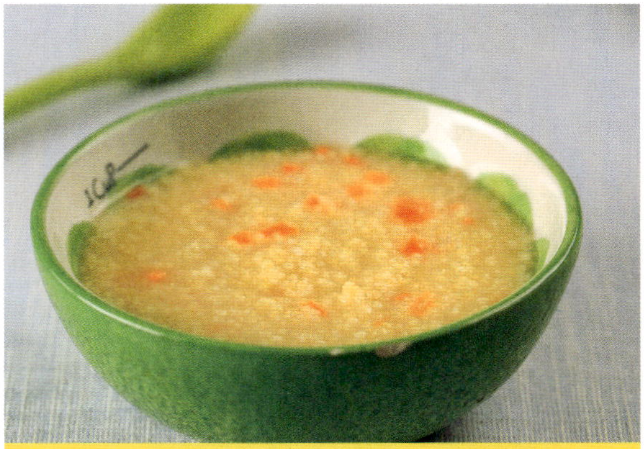

【功效】本品能防止消化不良，保持视力正常，滋润肌肤。

宜吃食物

洋葱

‖ 杀菌 预防感冒 ‖

【性味归经】性温，味甘、微辛；归肝、脾、胃经。

【主要营养素】富含蛋白质、粗纤维及胡萝卜素、维生素B_1、维生素B_2和维生素C等。

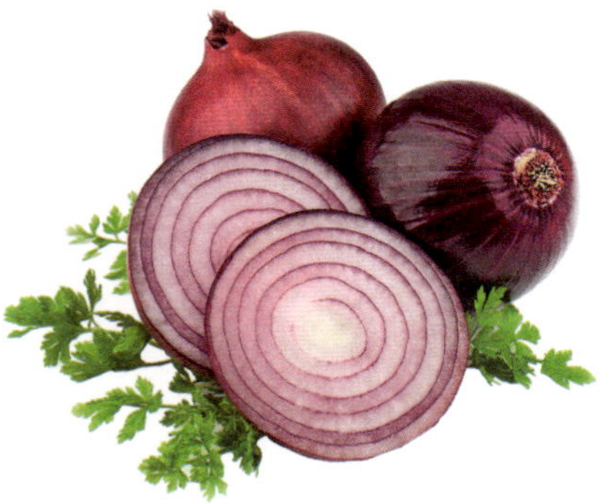

【食疗功效】

洋葱具有散寒、健胃、发汗、祛痰、杀菌、降血脂、降血压、降血糖、抗癌之功效。经常食洋葱可以长期稳定血压、降低血糖脆性、保护人体动脉血管，还能帮助防治流行性感冒。

【选购保存】

要挑选球体完整、没有裂开或损伤、表皮完整光滑的。保存应将洋葱放入网袋中，然后悬挂在室内阴凉通风处，或者放在有透气孔的专用陶瓷罐中。

【食用宜忌】

√洋葱要选外部光滑、无损伤或虫蛀的，茎部要小，手捏感觉要坚实的为佳。

× 发芽的洋葱中间多已经腐烂。

【相宜搭配】

洋葱	+ 火腿	防止有害物质的生成
洋葱	+ 大蒜	防癌抗癌
洋葱	+ 鸡肉	延缓衰老
洋葱	+ 猪肉	滋阴润燥

【相忌搭配】

洋葱	+ 蜂蜜	伤害眼睛
洋葱	+ 黄鱼	影响蛋白质的吸收

洋葱玉米片粥

材料

玉米片……………30 克
洋葱………………10 克
高汤………………4 大匙
配方奶粉………3 大匙

做法

1. 将洋葱洗净去皮，切碎备用。
2. 锅中放入高汤、洋葱末、玉米片、奶粉，拌匀，煮至熟，盛出装盘即可。

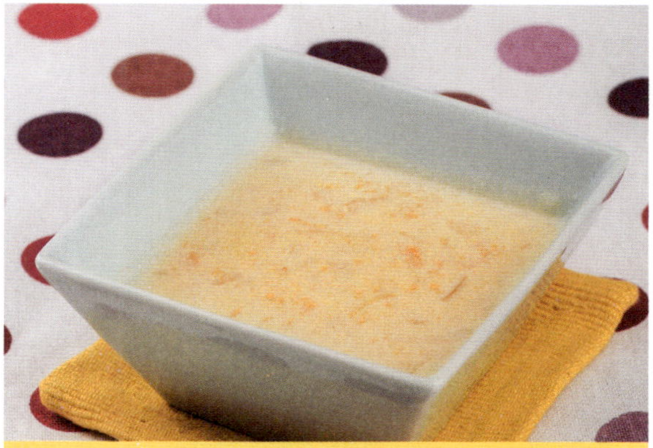

【功效】本品能健脾益胃，促进食欲，增强免疫力。

洋葱胚芽粥

材料

水发胚芽米…….50 克
花菜、白菜、
洋葱…………….各 20 克

做法

1. 花菜、白菜洗净，放入滚水中汆烫 1 分钟后，捞起沥干切碎；洋葱洗净，去皮切碎。
2. 锅中放入水发胚芽米与高汤炖煮至软烂，再放入所有切碎的食材煮熟即可。

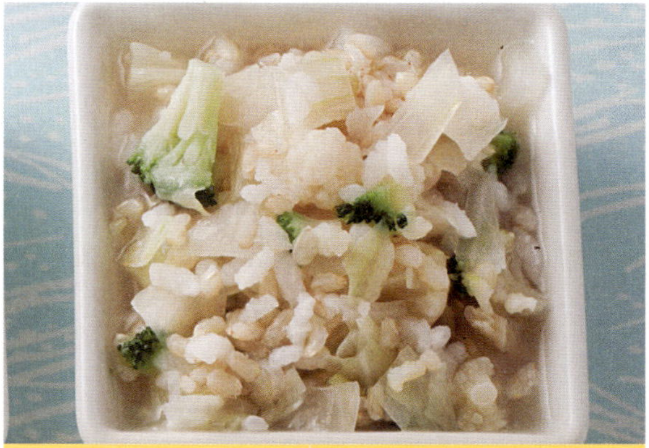

【功效】本品白菜中含有锌，可提高宝宝免疫力、促进大脑发育。

宜吃食物

丝瓜

‖活血通络‖
‖解毒消肿‖

【性味归经】性凉，味甘；归肝、胃经。

【主要营养素】丝瓜含皂甘、粘液、木聚糖、脂防、蛋白质、维生素C、维生素B。籽苗含葫芦素。

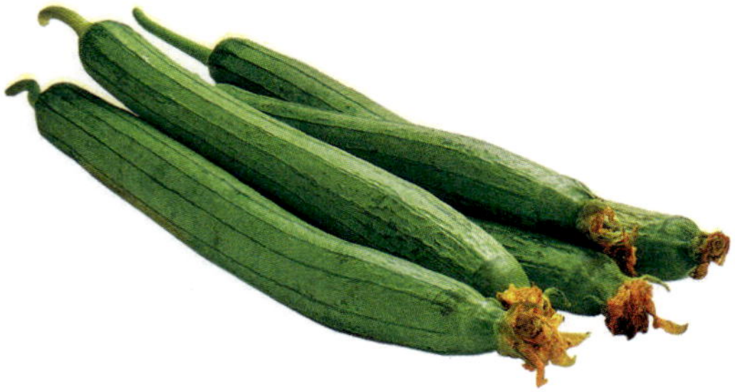

【食疗功效】

丝瓜有清暑凉血、解毒通便、祛风化痰、润肌美容、通经络、行血脉、下乳汁、调理月经不顺等功效，还能用于治疗热病身热烦渴、痰喘咳嗽、肠风痔漏、崩漏带下、血淋、痔疮痈肿、产妇乳汁不下等病症。

【选购保存】

柔软有弹性、棱边较软、外形稍细小的鲜嫩质好。丝瓜放置在阴凉通风处可保存 1 周左右。

【食用宜忌】

√宜现切现做以免营养成分随汁水流走。保持清淡，油用量要少。

× 丝瓜味道清甜，煮时不宜加酱油和豆瓣酱等，以免抢味。

【相宜搭配】

丝瓜	+ 鸡肉	清热利肠
丝瓜	+ 鸭肉	清热祛火
丝瓜	+ 鱼	增强免疫力
丝瓜	+ 鸡蛋	润肺

【相忌搭配】

丝瓜	+ 菠菜	引起腹泻
丝瓜	+ 芦荟	引起腹痛

蒜蓉丝瓜豆腐煲

材料

丝瓜……………………20 克
嫩豆腐…………………15 克
枸杞、大蒜、高汤各适量

做法

1. 枸杞洗净，泡软后切碎；大蒜去皮洗净，磨成泥；丝瓜洗净，去皮切块；豆腐洗净。
2. 将所有食材与高汤放入锅中，炖煮至熟，待凉放入料理机中打匀即可。

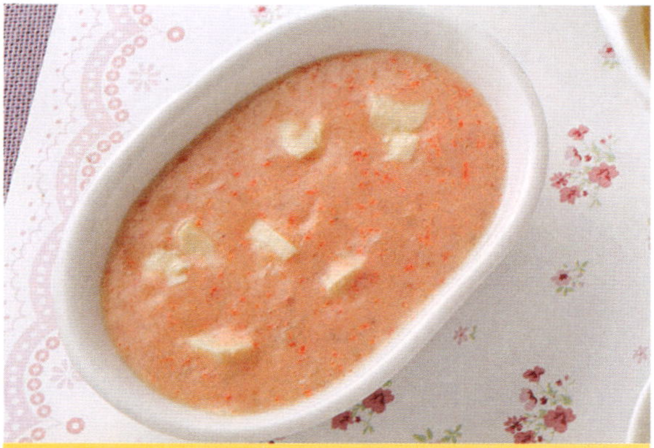

【功效】本品能养肝滋肾，润肺生津，清热明目。

丝瓜米泥

材料

白米糊…………………60 克
丝瓜……………………20 克
配方奶粉………………15 克

做法

1. 丝瓜洗净去皮，蒸熟后切碎。
2. 锅中加水和白米糊，煮滚。
3. 倒入丝瓜、奶粉，拌匀，以小火烹煮，再次煮滚即可。

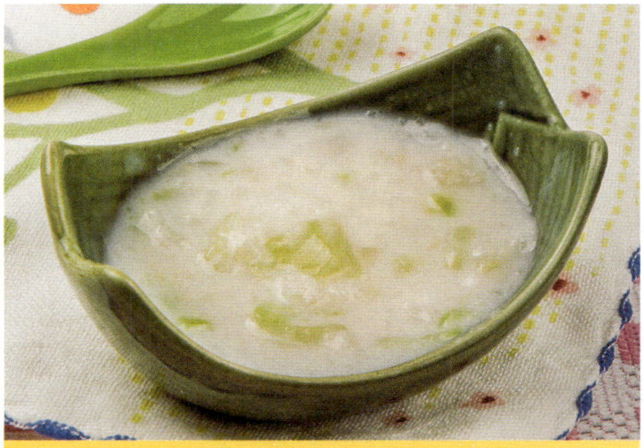

【功效】本品能安神助眠，补中益气，健脾养胃。

宜吃食物

冬瓜

‖ 清热化痰 ‖
‖ 润肤美容 ‖

【性味归经】性凉，味甘；归肺、大肠、小肠、膀胱经。

【主要营养素】含有矿物质、维生素，冬瓜子中含有脂肪、瓜氨酸、不饱和脂肪酸、油酸等。

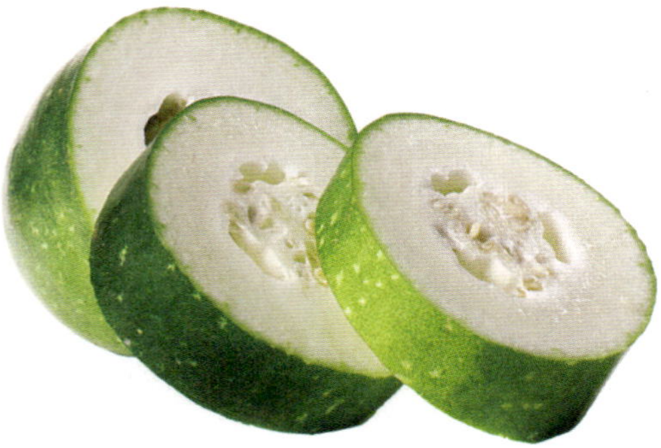

【食疗功效】

冬瓜具有清热解毒、利水消肿、减肥美容的功效，能减少体内脂肪，有利于减肥。常吃冬瓜，还可以使皮肤光洁。

【选购保存】

挑选时用手指掐一下，皮较硬，肉质密，种子成熟变成黄褐色的冬瓜口感较好。买回来的冬瓜如果吃不完，可用一块比较大的保鲜膜贴在冬瓜的切面上，用手抹紧贴满，可保持 3 ～ 5 天。

【食用宜忌】

√冬瓜是一种解热利尿比较理想的日常食物，连皮一起煮汤，效果更明显。

× 冬瓜性凉，不宜再凉拌食用。

【相宜搭配】		
冬瓜	+ 甲鱼	润肤
冬瓜	+ 螃蟹	减肥健美
冬瓜	+ 鸡肉	排毒养颜
冬瓜	+ 口蘑	利小便

【相忌搭配】		
冬瓜	+ 鲫鱼	导致身体脱水
冬瓜	+ 醋	降低营养价值
冬瓜	+ 红豆	身体脱水

冬瓜鸡蓉粥

材料

白米、胡萝卜、鸡肉、
冬瓜…………… 各适量
姜、高汤…….. 各少许

做法

1. 胡萝卜、冬瓜去皮切碎丁；姜洗净，去皮切碎丁。
2. 鸡肉洗净，放滚水中汆烫去血水，沥干后切碎。
3. 锅中放入高汤与所有食材，炖煮至白米软烂后，再放入料理机打成泥即可。

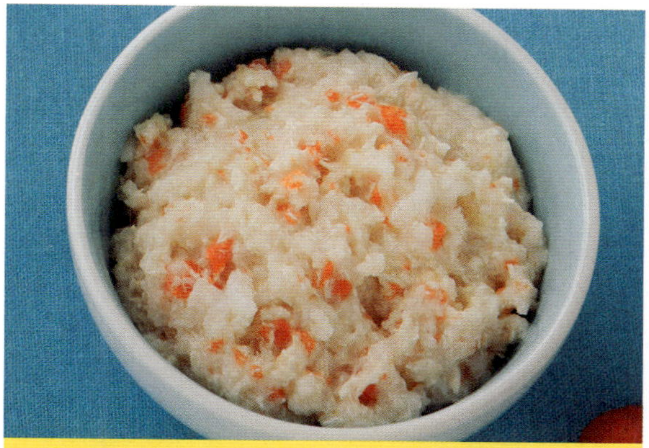

【功效】本品能温中补脾，增强免疫力，增进消化。

冬瓜瘦肉粥

材料

白米粥……………60 克
瘦绞肉、冬瓜各 20 克
昆布高汤………… 适量

做法

1. 冬瓜洗净去皮，蒸熟后捣碎。
2. 锅中放入白米粥和昆布汤，煮滚后，再加入瘦绞肉一起熬煮。
3. 最后放入碎冬瓜一起熬煮片刻即可。

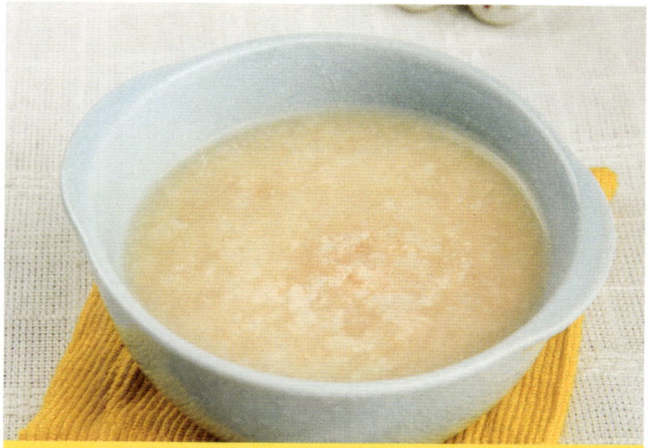

【功效】本品能补中益气，健脾养胃。

宜吃食物

山药

‖ 强健机体 ‖
‖ 滋肾益精 ‖

【性味归经】性平，味甘；归肺、脾、肾经。

【主要营养素】含多种氨基酸和糖蛋白、黏液质、胡萝卜素、维生素B_1、维生素B_2、烟酸、胆碱、淀粉酶、多酚氧化酶、维生素C等。

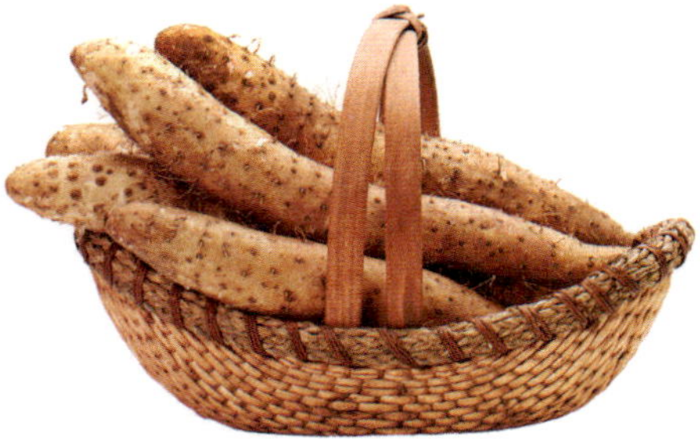

【食疗功效】

山药具有健脾补肺、益胃补肾、固肾益精、聪耳明目、助五脏、强筋骨、长志安神、延年益寿的功效，对脾胃虚弱、倦怠无力、食欲不振、皮肤赤肿、肥胖等病症有食疗作用。

【选购保存】

山药要挑选表皮光滑无伤痕、薯块完整肥厚、颜色均匀有光泽、不干枯、无根须的。尚未切开的山药，可存放在阴凉通风处。如果切开了，则盖上湿布保湿，放入冰箱冷藏室保鲜。

【食用宜忌】

√山药中含有大量的粗纤维，容易增加人的饱腹感，起到控进食欲的作用，从而达到瘦身的目的。

× 煮山药时最好别用铜器和铁器，以免变色发黑。

【相宜搭配】

山药	+ 玉米	增强人体免疫力
山药	+ 羊肉	补脾健胃
山药	+ 扁豆	增强人体免疫力
山药	+ 鸭肉	滋阴润肺

【相忌搭配】

山药	+ 鲫鱼	不利于营养的吸收
山药	+ 黄瓜	降低营养价值
山药	+ 菠菜	降低营养价值

山药鲷鱼苋菜粥

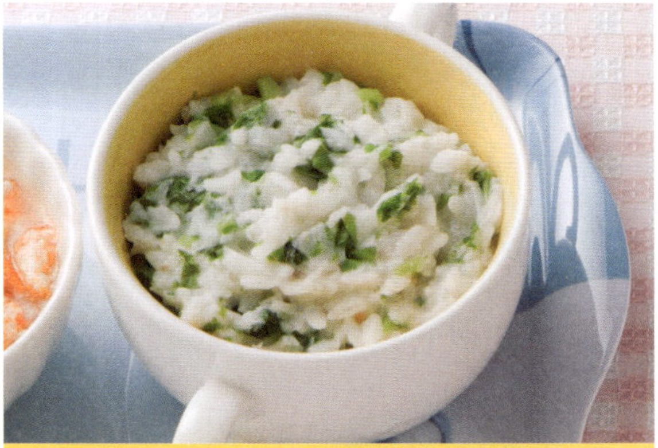

材料

白米饭、苋菜各 30 克
山药、鲷鱼、姜片、
高汤……………… 各适量

做法

1. 将鲷鱼、姜片放入电蒸锅中，蒸至鲷鱼熟软，捣碎；苋菜汆烫后切碎；山药去皮切丁。
2. 锅中放入高汤、白米饭、山药与捣碎的鲷鱼一同炖煮 8~10 分钟，放入苋菜，煮 1 分钟即可。

【功效】苋菜含有人体最容易吸收的钙质，对宝宝牙齿、骨骼的生长非常有帮助。

山药秋葵

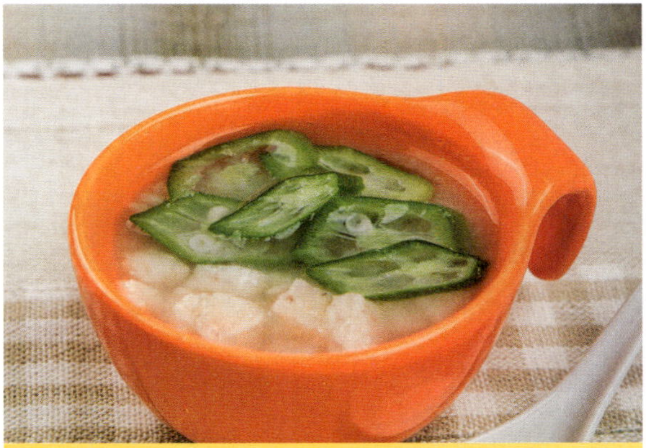

材料

山药…………………30 克
秋葵…………………1 根

做法

1. 山药洗净，去皮后煮熟，压成泥。
2. 秋葵洗净，去头尾后烫熟切碎末。
3. 将秋葵和山药泥搅拌均匀即可。

【功效】秋葵草酸含量低，还能预防贫血、有益视网膜健康、维护视力。

宜吃食物

芋头

‖补中益气‖
‖保护牙齿‖

【性味归经】性平，味甘、辛；归大肠、胃经。

【主要营养素】芋头中富含蛋白质、钙、磷、铁、钾、镁、钠、胡萝卜素、烟酸、维生素C、B族维生素、皂角甙等。

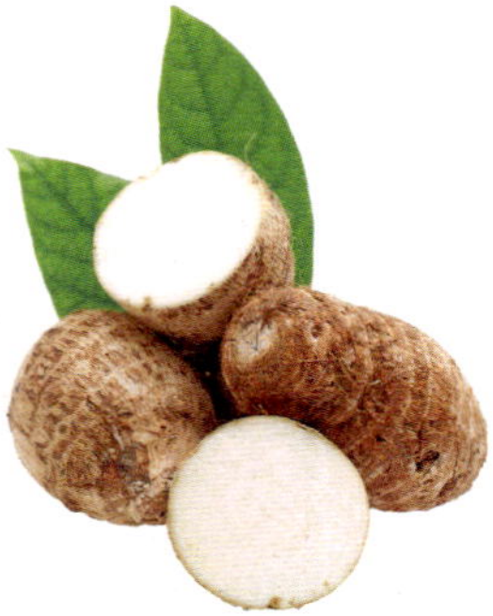

【食疗功效】

芋头具有益胃、宽肠、通便、解毒、补中益肝肾、消肿止痛、散结、调节中气、化痰、填精益髓等作用。

【选购保存】

选择大小均匀，无虫眼、无疤痕、无腐烂痕迹，有一定重量感的为上品。芋头买回来放太久很容易腐烂，最好的保存方法是将它去皮、切块，用油炸熟，然后冷藏，需要烧菜时再取出。

【食用宜忌】

√烹饪芋头的最好方法是蒸煮，这样既能完整保留芋头的营养价值，又易于消化吸收。

× 芋头不能生吃，一定要煮熟再吃，否则其黏液会刺激咽喉。

【相宜搭配】		
芋头	+大枣	补血养颜
芋头	+牛肉	防治食欲不振
芋头	+鲫鱼	治疗脾胃虚弱
芋头	+牛奶	促进生长发育

【相忌搭配】		
芋头	+香蕉	引起腹胀
芋头	+西瓜	损害肠胃

芋头稀粥

材料

白米粥……………60 克
芋头………………30 克

做法

1. 芋头洗净去皮后，切小丁，蒸熟。
2. 锅中放入白米粥和水，煮滚。
3. 再加入芋头丁，一起熬煮至软烂即可。

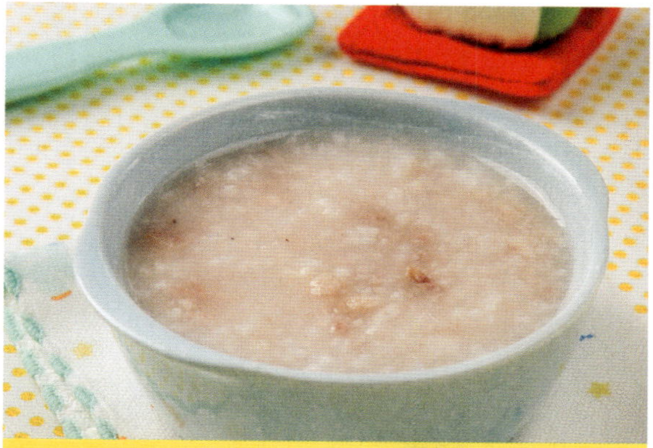

【功效】芋头能增强宝宝免疫力与抵抗力，还有很好的止泻作用。

奶香芋头泥

材料

芋头………………25 克
牛奶（配方奶）60 毫升

做法

1. 芋头去皮、洗净后，切成块状。
2. 放入蒸锅中，蒸熟，压成泥状。
3. 芋头泥中加入牛奶，搅拌均匀即可。

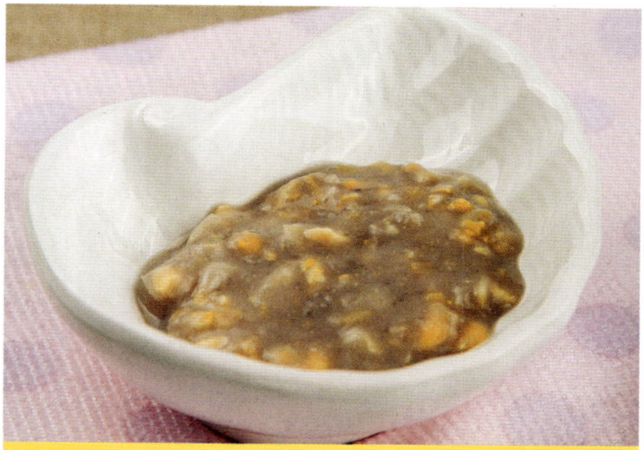

【功效】本品可以促进生长发育，提高大脑活力，美化肌肤。

宜吃食物

豌豆

‖通利大肠‖
‖抗菌抗炎‖

【性味归经】性温，味甘；归脾、胃、大肠经。

【主要营养素】含有蛋白质、脂肪、膳食纤维、维生素A、胡萝卜素、硫氨素、维生素E、碘、镁、铁、锌、硒、铜、锰等成分。

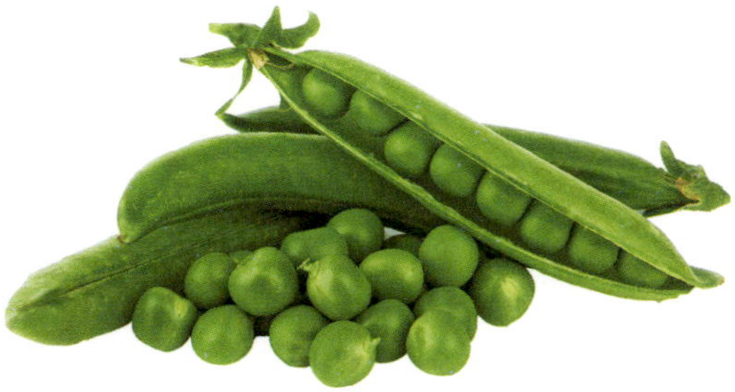

【食疗功效】

豌豆具有和中益气、解疮毒、通乳及消肿的功效，可以增强人体的新陈代谢功能，可帮助预防心脏病及多种癌症（如结肠癌和直肠癌），能使皮肤柔腻润泽，并能抑制黑色素生成。

【选购保存】

豌豆以色泽嫩绿、柔软、颗粒饱满、未浸水者为佳。用膜袋装好，扎口，装入有盖容器，置于阴凉、干燥、通风处保存。

【食用宜忌】

√与富含氨基酸的食物一起烹调，可以大大提高豌豆的营养价值。

× 豌豆产气，易导致腹胀，一次不宜食用过多，以50克为宜。

【相宜搭配】

豌豆	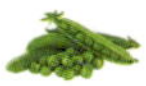	+ 虾仁	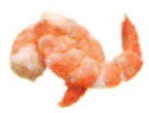	提高营养价值
豌豆	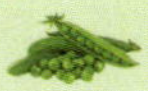	+ 蘑菇	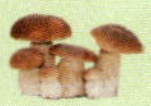	消除食欲不佳
豌豆	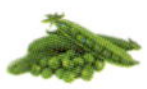	+ 面粉	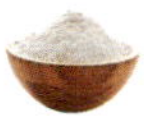	提高营养价值

【相忌搭配】

豌豆	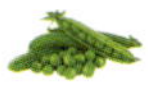	+ 蕨菜	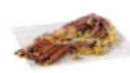	降低营养
豌豆	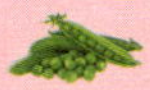	+ 菠菜	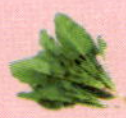	影响钙的吸收

豌豆鲑鱼起司粥

材料

白米饭、鲑鱼、碗豆
胡萝卜、姜片、起司各适量
高汤............ 100 毫升

做法

1. 碗豆洗净，沥干切碎；胡萝卜洗净，去皮切丁。
2. 鲑鱼洗净，与姜片一同蒸至熟软后，去皮和刺。
3. 锅中放入高汤、白米饭及所有食材，以中小火炖煮 8 ~10 分钟后即可。

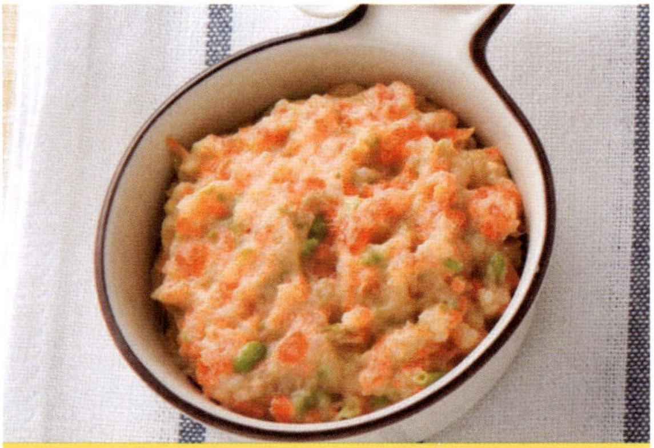

【功效】本品鲑鱼中含有免疫机能有关的酵素，营养价值非常高。

豌豆土豆粥

材料

白米粥...............50 克
土豆..................10 克
豌豆....................5 克

做法

1. 土豆洗净，蒸熟后去皮，捣成泥。
2. 豌豆洗净，煮熟后去皮，捣碎。
3. 锅中放入白米粥加热后，加入土豆和豌豆熬煮，待粥变得浓稠即可。

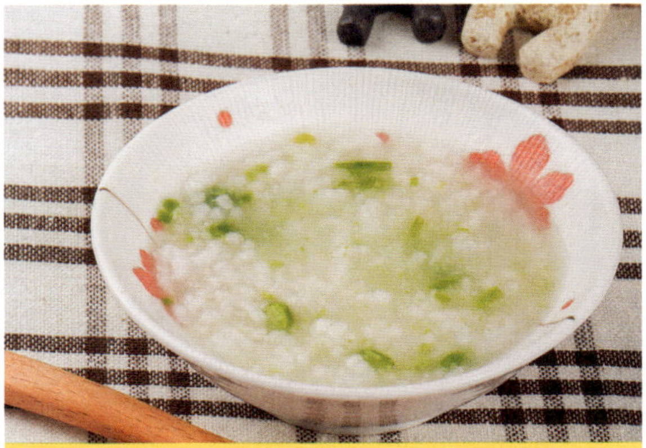

【功效】本品能健脾和胃，益气调中，补中益气。

宜吃食物

玉米

‖ 增加记忆力 ‖
‖ 促进胃肠蠕动 ‖

【性味归经】性平，味甘；归脾、肺经。

【主要营养素】含蛋白质、脂肪、糖类、胡萝卜素、B族维生素、维生素E及钙、铁、铜、锌等多种矿物质。

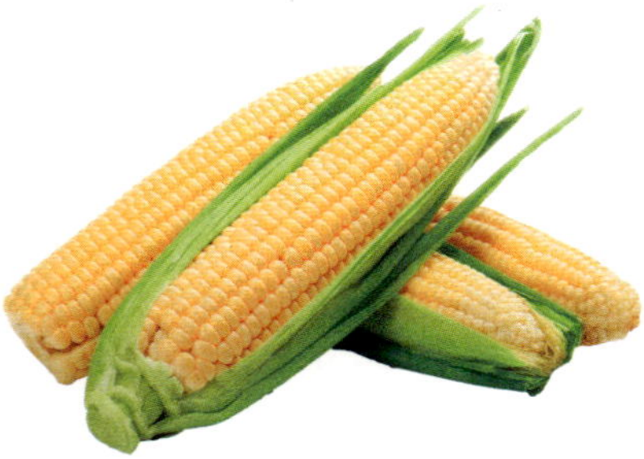

【食疗功效】

玉米有开胃益智、宁心活血、调理中气等功效，还能降低血脂，可延缓人体衰老、预防脑功能退化、增强记忆力。玉米中含有一种特殊的抗癌物质——谷胱甘肽，它进入人体内部与多种致癌物质结合，使其失去致癌性。

【选购保存】

玉米以整齐、饱满、无隙缝、表面光亮者为佳。保存玉米棒子需将外皮及毛须去除，洗净后擦干，用保鲜膜包起来放入冰箱中冷藏。

【食用宜忌】

√玉米棒可直接煮食，玉米粒可煮粥、炒菜或加工成副食品。

× 长期以玉米为主食会导致营养失衡。

【相宜搭配】

玉米	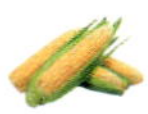	+ 菜花	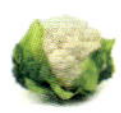	健脾益胃
玉米	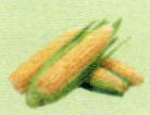	+ 洋葱	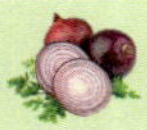	生津止渴
玉米	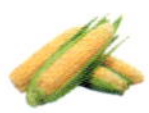	+ 山药	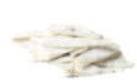	获得更多营养
玉米	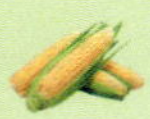	+ 毛豆	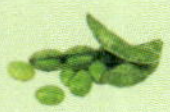	促进大脑发育

【相忌搭配】

玉米	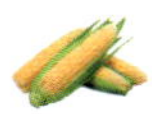	+ 田螺	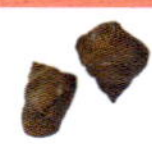	引起中毒
玉米	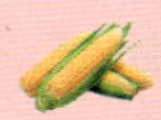	+ 红薯	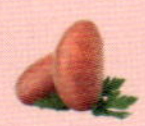	会造成腹胀

鲭鱼玉米粥

材料

白米饭、鲭鱼、洋葱末、
玉米末、绿花菜、
高汤、姜末.... 各少许

做法

1. 在滚水中放入姜末，加入鲭鱼煮 5 分钟后，捞出去刺，用汤匙压碎鱼肉。
2. 绿花菜汆烫后切碎；锅中加入高汤、白米饭与所有食材，煮熟后放入料理机打成泥即可。

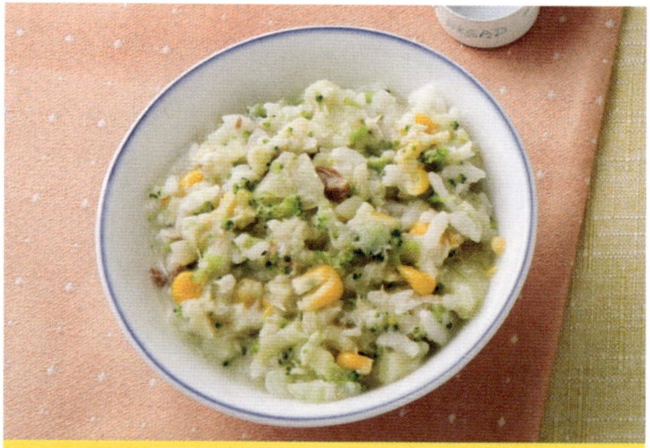

【功效】鲭鱼是高蛋白、低脂肪、容易被人体吸收的食物，含有 DHA、EPA 等营养素。

玉米毛豆肉粥

材料

白米饭..............40 克
肉末..................30 克
玉米、毛豆..各 20 克
高汤............100 毫升

做法

1. 玉米、毛豆洗净，入滚水汆烫 1 分钟后捞起。
2. 将食材放入料理机打匀；锅中放白米饭、高汤与所有食材，炖煮至熟即可。

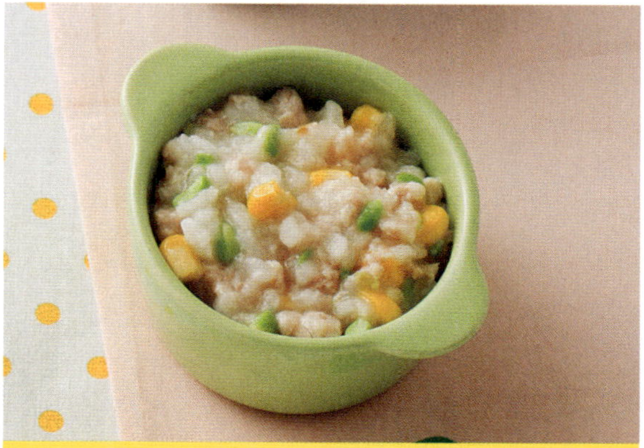

【功效】毛豆中含有丰富的卵磷脂，它是宝宝大脑发育不可或缺的营养素来源。

宜吃食物

糙米

‖改善肠胃机能‖
‖净化血液‖

【性味归经】味甘，性温；归脾、胃经。

【主要营养素】含蛋白质、碳水化合物、膳食纤维、维生素B_1、维生素B_2、维生素E、维生素K、钙、铁、磷、尼古丁酸等。

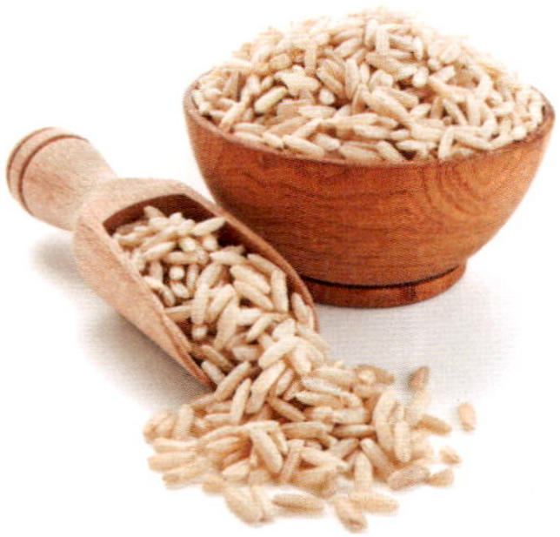

【食疗功效】

糙米具有提高人体免疫力、加速血液循环、消除烦躁、促进肠道有益菌繁殖、加速肠道蠕动、软化粪便等功效。

【选购保存】

色泽晶莹，颗粒均匀，无黄粒，无霉烂味，用手插入米袋摸一下，手上无油腻、米粉，用手碾一下，米粒不碎。要置于阴凉处保存即可。另外可以在盛有糙米的容器内放几瓣大蒜，可防止糙米因久存而生虫。

【食用宜忌】

√糙米营养丰富，挑选糙米时可以从外形、气味等方面判断糙米的好坏。

× 糙米虽然具有很高的营养价值，但口感较粗，因此，吃纯糙米饭是不切实际的。

【相宜搭配】

糙米	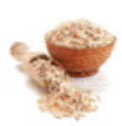	+ 鱼	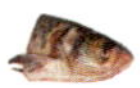	预防慢性病
糙米	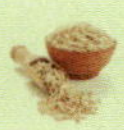	+ 胡萝卜	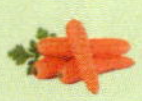	保护视力
糙米	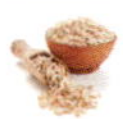	+ 瘦肉	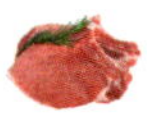	强健身体
糙米	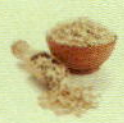	+ 南瓜	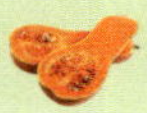	清热除湿

【相忌搭配】

糙米	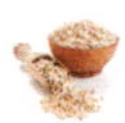	+ 牛奶	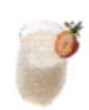	影响营养吸收
糙米	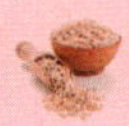	+ 咖啡	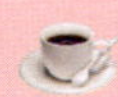	损害肠胃

活力红糙米粥

材料

糙米、白米..各 10 克
红凤菜、胡萝卜各 20 克

做法

1. 糙米与白米洗净，放入内锅，加 5 杯水，再放入电锅中，外锅加 1 杯水。
2. 胡萝卜洗净，切块，一同入电锅蒸至熟软；红凤菜洗净，汆烫后沥干切碎，将所有食材放入料理机中打成泥即可。

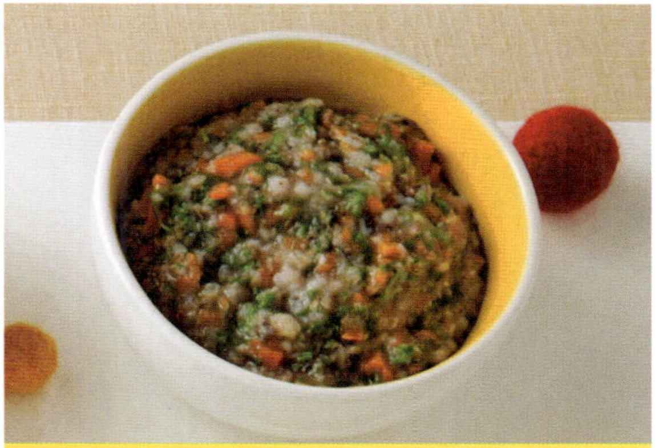

【功效】红凤菜含有丰富铁质，拥有造血功效，可改善贫血，还能增强免疫力。

糙米南瓜粥

材料

白米粥、糙米粥、
紫米粥、黑豆粉、
南瓜................各适量

做法

1. 南瓜洗净去皮和籽，蒸熟后磨成泥。
2. 锅中放入白米粥、糙米粥、紫米粥和黑豆粉，拌匀后煮滚，再加入南瓜泥稍煮片刻，让所有食材味道融合即可。

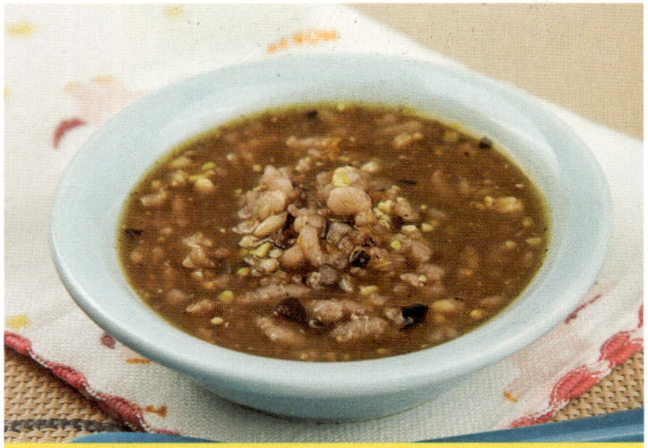

【功效】本品糙米中含有维生素 E 可提高血液循环，确保宝宝脑部机能的正常运作。

宜吃食物

紫米

‖益气补血‖
‖暖胃健脾‖

【性味归经】性温，味甘；入脾、胃、肺经。

【主要营养素】含有丰富蛋白质、脂肪、赖氨酸、核黄素、硫安素、叶酸等多种营养成分，以及铁、锌、钙、磷等人体所需微量元素。

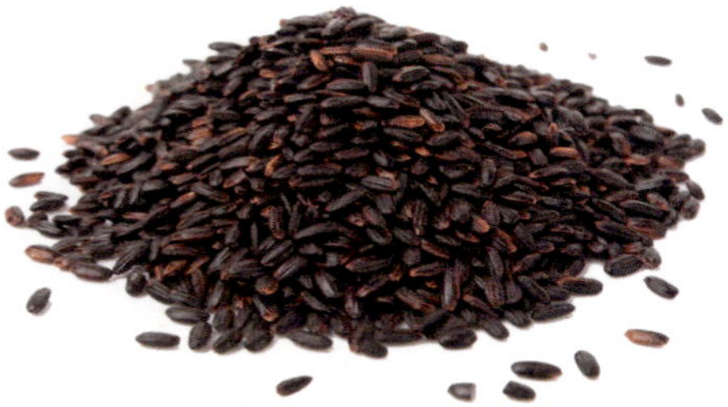

【食疗功效】

紫米是难得的滋补佳品，多食用可滋阴补肾，养胃暖肝，明目活血，对头晕目眩、贫血、眼疾、腰腿疲软等症有较好的食疗功效。

【选购保存】

米粒细长，颗粒饱满均匀。外观色泽呈紫白色或紫白色夹小紫色块。用指甲刮除米粒上的色块后米粒仍然呈紫白色。煮食纯正的紫米晶莹、透亮，糯性强（有粘性），蒸制后能使断米复续。入口香甜细腻，口感好。

【食用宜忌】

√用紫米煮粥一定要煮至软烂，才有利于营养的吸收。紫米烹调前用水浸泡 6~8 小时就很容易煮烂了。

× 脾胃虚弱的小孩或老人不宜食用。

【相宜搭配】

紫米 + 红枣	补血益气
紫米 + 黑豆	补肾
紫米 + 黑芝麻	补脾养血
紫米 + 红薯	增强免疫力

【相忌搭配】

紫米 + 白萝卜	加重肠胃负担
紫米 + 酒	对健康不利

红薯紫米糊

材料

紫米糊............4 大匙
红薯..................10 克

做法

1. 红薯洗净去皮。
2. 放入蒸锅中，蒸熟后磨成泥。
3. 锅中放入紫米糊和水，煮滚后，加入红薯泥搅拌均匀即可。

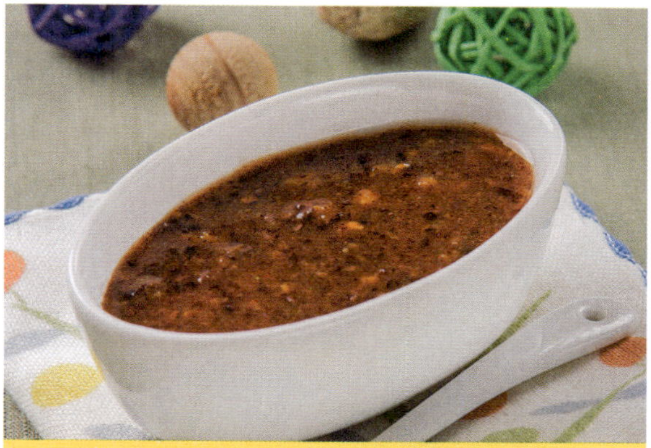

【功效】紫米能够调节身体的综合功能，强化免疫力，预防疾病。

牛油果紫米糊

材料

白米糊..............40 克
紫米糊..............20 克
牛油果..............25 克

做法

1. 牛油果洗净，去皮、去果核，磨成泥。
2. 锅中放入白米糊、紫米糊和水，煮滚。
3. 加入牛油果，搅拌均匀即可。

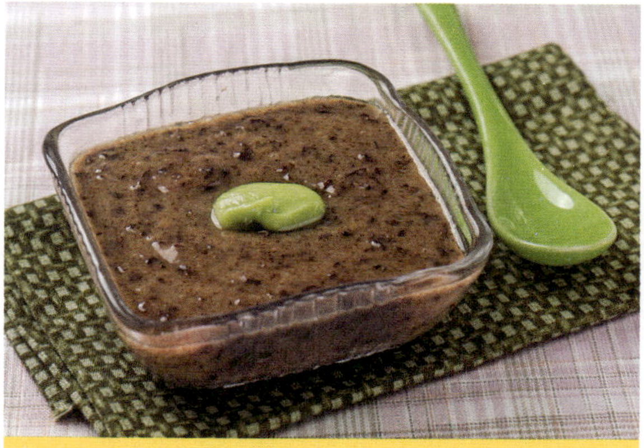

【功效】本品能润肠通便，强化免疫力，预防疾病。

宜吃食物

猪肉

‖ 补肾滋阴 ‖
‖ 滋阴润燥 ‖

【性味归经】性温，味甘、咸；归脾、胃、肾经。

【主要营养素】含蛋白质、脂肪、碳水化合物、磷、钙、铁、维生素B_1、维生素B_2、烟酸等成分。

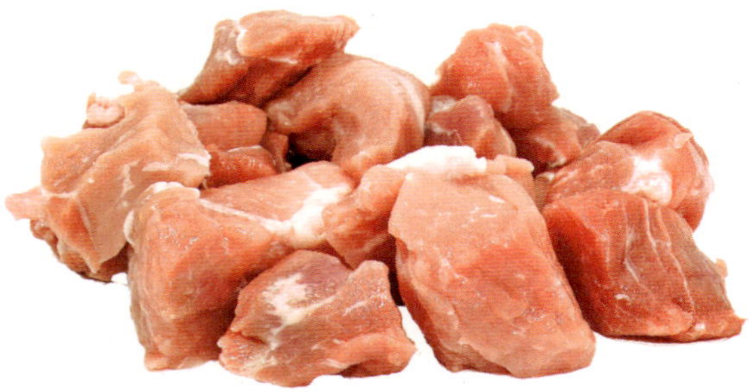

【食疗功效】

猪肉具有滋阴润燥、补虚养血的功效，既可提供血红素（有机铁）和促进铁吸收的半胱氨酸，又可提供人体所需的脂肪酸，所以能从食疗方面来改善缺铁性贫血。

【选购保存】

新鲜猪肉有光泽、红色均匀，用手指压肌肉后凹陷部分能立即恢复。买回的猪肉先用水洗净，然后分割成小块，装入保鲜袋，再放入冰箱保存。

【食用宜忌】

√猪肉要斜切，剔除猪颈等处灰色、黄色或暗红色的肉疙瘩。

× 猪肉中的肌溶蛋白物质在15℃以上的水中易溶解、流失营养，口味也欠佳，故不宜浸泡。

【相宜搭配】

猪肉	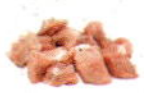	+ 芋头	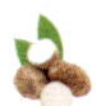	滋阴润燥
猪肉	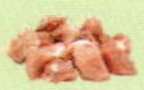	+ 白萝卜	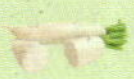	消食
猪肉	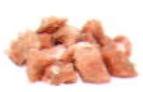	+ 白菜	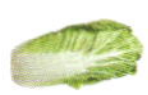	开胃消食
猪肉	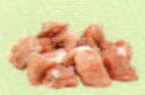	+ 莴笋	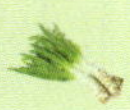	补脾益气

【相忌搭配】

猪肉	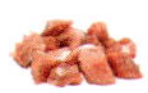	+ 田螺	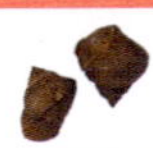	容易伤肠胃
猪肉	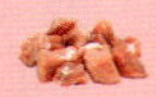	+ 鲤鱼	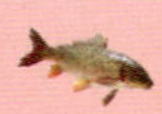	有害健康
猪肉	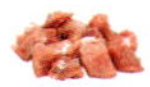	+ 杏仁	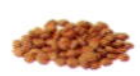	引起腹痛
猪肉	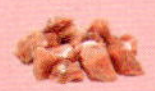	+ 豆类	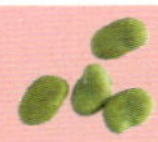	降低营养

芥菜猪肉粥

材料

白米饭............1/4 碗
猪绞肉..............50 克
芥菜、高汤.... 各适量

做法

1. 芥菜洗净，放滚水中汆烫 1 分钟后，捞起切碎。
2. 猪绞肉放滚水中汆烫 3 分钟，去除杂质与腥味。
3. 将所有食材与白米饭、高汤一同放入锅中，炖煮约 5~8 分钟即可。

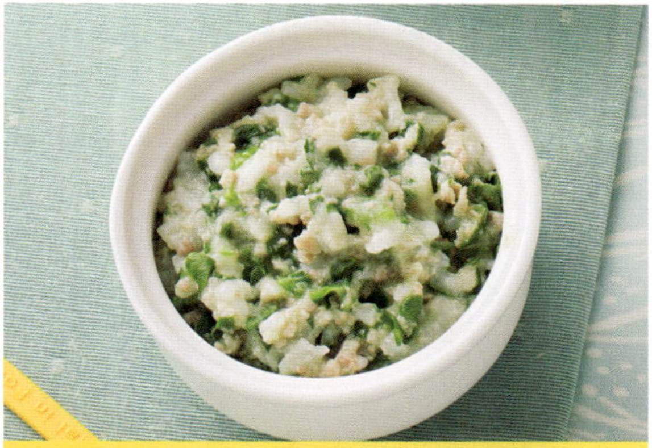

【功效】芥菜含有机碱，能刺激味觉神经、增进宝宝食欲，可加速肠胃蠕动、有助消化。

土豆猪肉粥

材料

白米粥..............40 克
土豆..................20 克
猪瘦绞肉..........10 克
胡萝卜、高汤各适量

做法

1. 土豆、胡萝卜洗净去皮，蒸熟后压碎。
2. 锅中放入白米粥、猪绞肉、高汤，煮滚。
3. 再放入土豆、胡萝卜，再次煮滚即可。

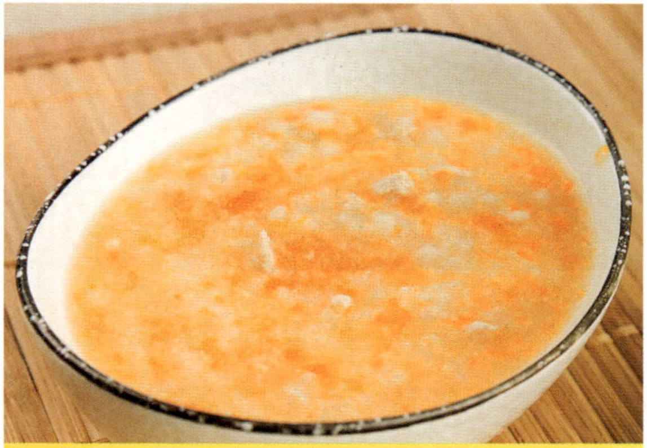

【功效】本品能健脾和胃，益气调中，清理肠道。

宜吃食物

牛肉

‖增长肌肉‖
‖促进康复‖

【性味归经】性平，味甘；归脾、胃经。

【主要营养素】含蛋白质、脂肪、维生素B_1、维生素B_2、钙、磷、铁等。

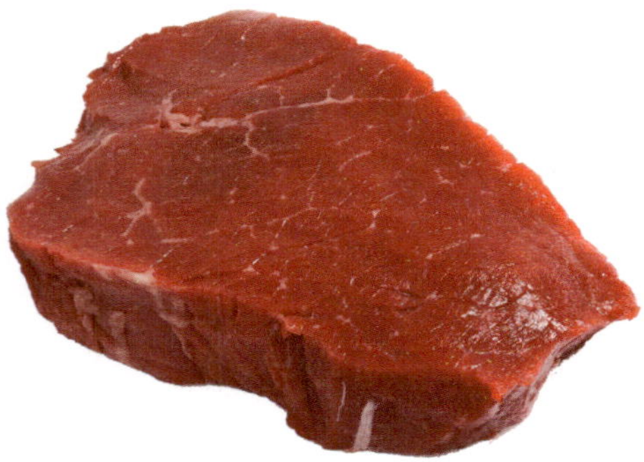

【食疗功效】

牛肉补脾胃、益气血、强筋骨，对虚损羸瘦、消渴、脾弱不运、癖积、水肿、腰膝酸软、久病体虚、面色萎黄、头晕目眩等病症有食疗作用。

【选购保存】

新鲜牛肉有光泽，红色均匀，脂肪洁白或淡黄色；外表微干或有风干膜，不粘手，弹性好。如不慎买到老牛肉，可急冻再冷藏一两天，肉质可稍变嫩。

【食用宜忌】

√炒牛肉片之前，先用啤酒将面粉调稀，淋在牛肉片上，拌匀后腌30分钟，可增加牛肉的鲜嫩程度。

×烹调时不要加碱，否则会使牛肉的营养成分遭破坏；顺着纤维组织切，不仅没法入味，还嚼不烂。

【相宜搭配】		
牛肉	+土豆	保护胃黏膜
牛肉	+洋葱	补脾健胃
牛肉	+枸杞	养血补气
牛肉	+南瓜	排毒止痛

【相忌搭配】		
牛肉	+白酒	导致上火
牛肉	+鲇鱼	引起中毒
牛肉	+红糖	引起腹胀
牛肉	+橄榄	引起身体不适

鲜菇牛肉粥

材料

白米饭............100 克
牛肉、鲜香菇、
胡萝卜、高汤各适量

做法

1. 胡萝卜去皮，切丁；香菇洗净；香菇与胡萝卜下入沸水锅中煮熟捞起，放入料理机中打碎。
2. 锅中放入高汤与牛肉煮滚，加白米饭炖煮至浓稠后，加入打碎的食材，续煮 5 分钟后即可。

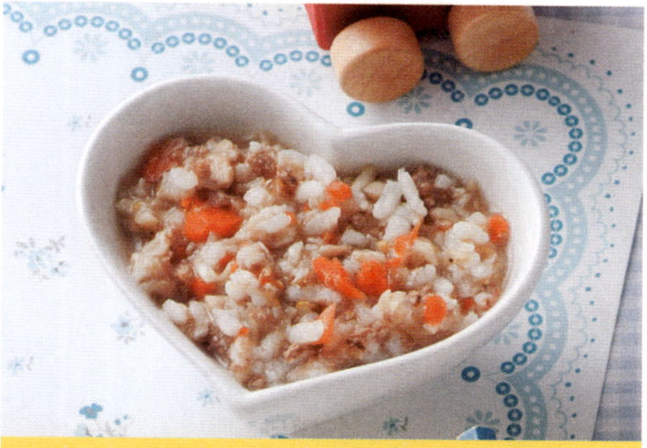

【功效】香菇含维生素 D、钙、铁与锌等矿物质，能帮助骨骼发育，有保护牙齿的作用。

牛肉汤饭

材料

白米饭...............40 克
牛肉、虾仁、小白菜
......................各 10 克
高汤..............50 毫升

做法

1. 牛肉洗净，剁成碎末；虾仁去肠泥，洗净后剁碎；小白菜洗净，切碎。
2. 锅中放入白米饭和高汤煮开后，加入所有食材煮至熟软即可。

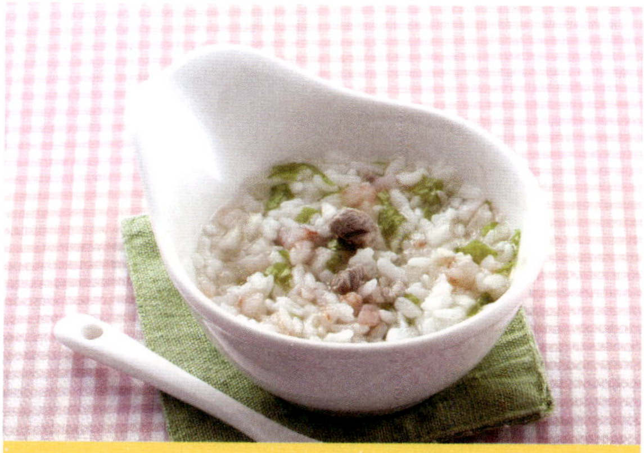

【功效】牛肉含有丰富的优质蛋白质、碳水化合物等营养素，可增强身体免疫力。

宜吃食物

墨鱼

‖益血补肾‖
‖健胃理气‖

【性味归经】性微温，味咸。
【主要营养素】含蛋白质、碳水化合物、钾、碘、磷、硒、维生素E、叶酸等。

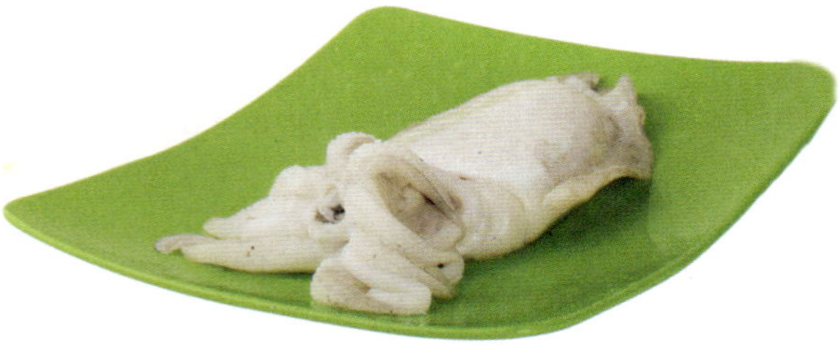

【食疗功效】

墨鱼具有通经、催乳、补脾、滋阴、调经、止带之功效，可用于妇女经血不调、水肿、湿痹、痔疮、脚气等症的食疗。

【选购保存】

对于市售的鲜墨鱼，我们可以从外形、颜色、软硬三方面来判定其是否新鲜。墨鱼干应放在冰箱储存。如果没有冰箱，或冰箱装不下，可挂在窗台、阳台或通风的地方，或用白纸包起来保存。

【食用宜忌】

√食用墨鱼的方法有红烧、爆炒、熘、炖、烩、凉拌，还可制成乌鱼馅饺子和乌鱼肉丸子。
× 腐烂的墨鱼含有大量的致癌物质，不可食用。

【相宜搭配】

墨鱼	+ 冬瓜	补脾益胃
墨鱼	+ 银耳	滋补肺阴
墨鱼	+ 黄瓜	清热利尿
墨鱼	+ 木瓜	补肝肾

【相忌搭配】

墨鱼	+ 茄子	易引起霍乱
墨鱼	+ 碱	不利营养吸收

墨鱼煮汁贝壳面

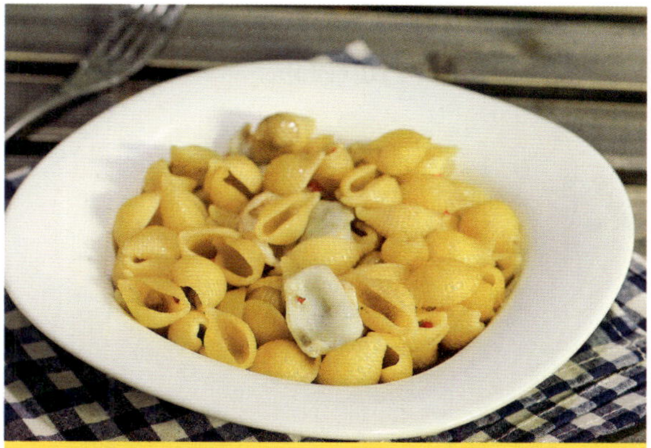

【功效】本品能健脑益智，改善记忆力，促进肝细胞再生。

材料

贝壳面............200 克
墨鱼................100 克
奶油.................. 适量

调料

盐........................ 2 克
番茄酱............... 适量

做法

1. 墨鱼切成片；锅中注水烧开，倒入贝壳面，煮熟，捞出，装盘；放入墨鱼片焯水片刻，捞出即可。
2. 锅中注水，加入奶油、番茄酱、墨鱼、盐，炒至入味；盛出煮好的食材，放在贝壳面上即可。

东坡墨鱼

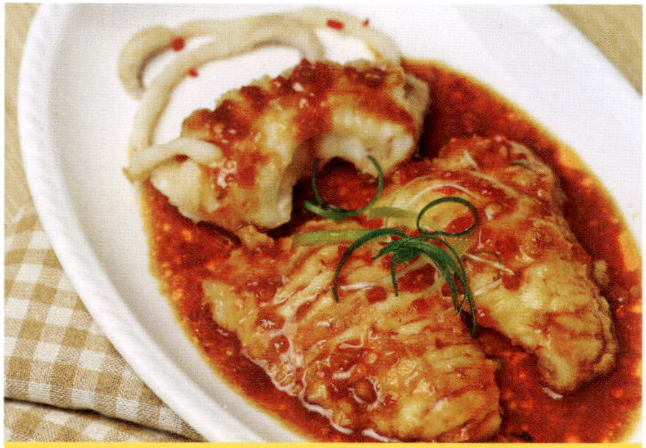

【功效】本品能促进食欲，杀菌消炎，补脾益肾。

材料

墨鱼................300 克
蒜末、姜末、红椒末、葱丝、葱段.... 各少许

调料

盐、白糖、生抽、豆瓣酱、水淀粉、食用油各适量

做法

1. 墨鱼身、须，氽至断生，捞出；墨鱼加生抽，拌匀；把墨鱼身、须，炸至金黄，装盘。
2. 热锅注油，放姜葱蒜红椒炒香；加入清水、全部调料，制成稠汁浇在墨鱼上，撒上葱丝即可。

宜吃食物

鸡肉

‖ 强体补虚 ‖
‖ 益智健脑 ‖

【性味归经】性平、温，味甘；归脾、胃经。

【主要营养素】富含蛋白质、脂肪、碳水化合物、维生素B_1、维生素B_2、烟酸、钙、磷、铁以及钾、钠、氯、硫等。

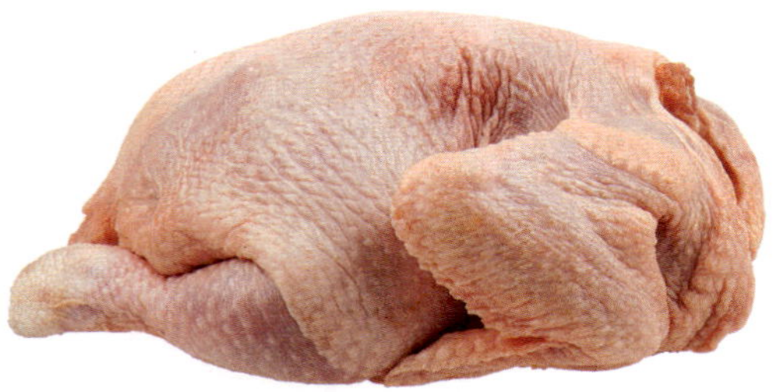

【食疗功效】

鸡肉具有温中益气、补精添髓、益五脏、补虚损、健脾胃、强筋骨的功效。

【选购保存】

新鲜的鸡肉肉质紧密，颜色呈干净的粉红色且有光泽，鸡皮呈米色，并有光泽和张力，毛囊凸出。鸡肉较容易变质，购买后要马上放进冰箱。如果一时吃不完，最好将剩下的鸡肉煮熟保存，而不要生的保存。

【食用宜忌】

√鸡肉用药膳炖煮，营养更全面。带皮的鸡肉含有较多的脂类物质，所以较肥的鸡应该去掉鸡皮再烹制。

× 鸡屁股是鸡身上淋巴最集中的地方，含有大量病菌和致癌物，烹调前应去弃。

【相宜搭配】

鸡肉	+ 枸杞	补五脏
鸡肉	+ 人参	止渴生津
鸡肉	+ 柠檬	增强食欲
鸡肉	+ 金针菇	增强记忆力

【相忌搭配】

鸡肉	+ 芹菜	易伤元气
鸡肉	+ 大蒜	引起消化不良
鸡肉	+ 鲤鱼	引起中毒
鸡肉	+ 芥菜	影响身体健康

鸡肉鲜菇蔬菜粥

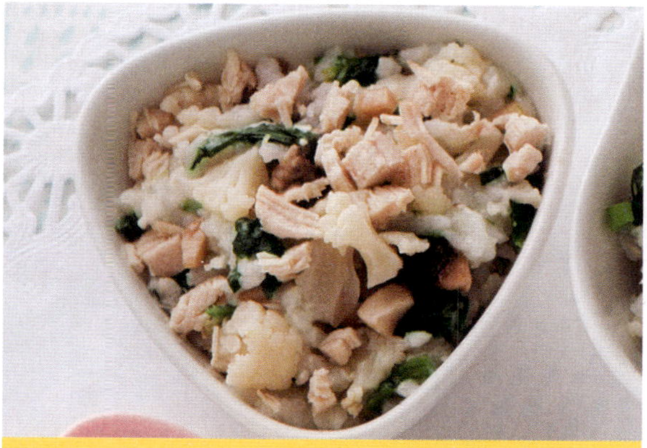

材料

白米饭、鸡肉、花菜、
菠菜、蘑菇、
高汤................各适量

做法

1. 花菜、菠菜、蘑菇洗净，放入滚水中氽烫 1 分钟，捞起沥干切碎。
2. 鸡肉洗净，切碎后放入滚水中氽烫 5 分钟；锅中放入高汤、白米饭及所有食材炖煮至熟即可。

【功效】蘑菇有利于骨骼健康发展，富含蛋白质、人体必需氨基酸，可提高身体免疫力。

金黄鸡肉粥

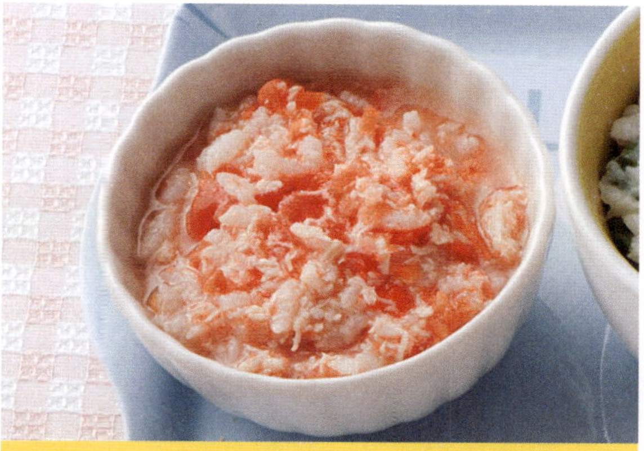

材料

白米饭...............40 克
木瓜...................50 克
鸡柳...................30 克
高汤................... 适量

做法

1. 木瓜洗净，去皮切丁；鸡柳洗净，切碎。
2. 锅中放入高汤、白米饭和所有食材，炖煮约 5~8 分钟即可。

【功效】本品能保护肠胃，防治便秘，补中益气。

宜吃食物

鳕鱼

补血止血 增强免疫

【性味归经】性平，味甘；归肝、胃经。

【主要营养素】含蛋白质、脂肪、钙、磷、铁、维生素A、维生素D、维生素B_1、维生素B_2、维生素C、维生素E等。

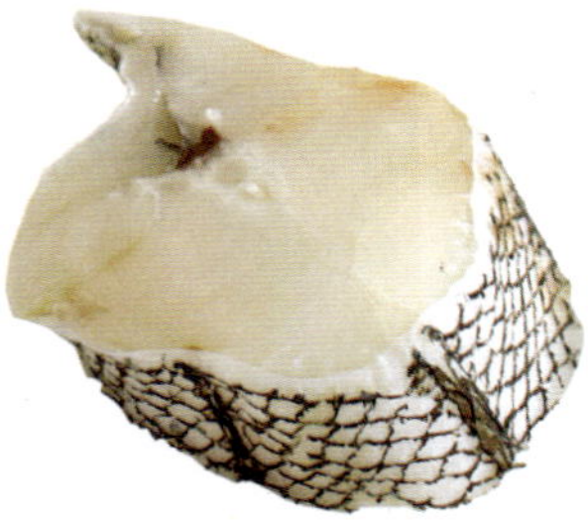

【食疗功效】

鳕鱼对于跌打损伤、脚气、咯血、便秘、褥疮、烧伤、外伤的创面及阴道、子宫颈炎等有一定的食疗效果。鳕鱼胰腺富含大量胰岛素，对糖尿病也有一定的辅助功效。

【选购保存】

一般市售的鳕鱼都是切成块状的。新鲜鳕鱼的鱼肉略带粉红色，冰冻鳕鱼的肉则为白色。鱼身较为圆润，肉质有弹性的比较好。可以在鳕鱼的表面抹上盐，用保鲜膜包好，放入冰箱冷冻保存，这样保存时间比较长。

【食用宜忌】

√鳕鱼肉以清蒸、红烧、油炸、盐渍较多。

× 鳕鱼肉很细嫩，不宜用大火烹调。

【相宜搭配】

鳕鱼	+ 咖喱	易消化且营养丰富
鳕鱼	+ 辣椒	增进食欲
鳕鱼	+ 大米	补充营养
鳕鱼	+ 薏仁	利水祛湿

【相忌搭配】

鳕鱼	+ 香肠	损害肝功能
鳕鱼	+ 洋葱	降低蛋白质的吸收

薏仁鳕鱼粥

材料

白米粥..............60 克
鳕鱼、薏仁.. 各 15 克
南瓜..................10 克

做法

1. 薏仁洗净后放入料理机中打成粉状，也可使用现成的薏仁粉。
2. 鳕鱼和南瓜处理好，剁碎，和白米粥一起放入锅中煮滚，最后加入薏仁粉，搅拌均匀即可。

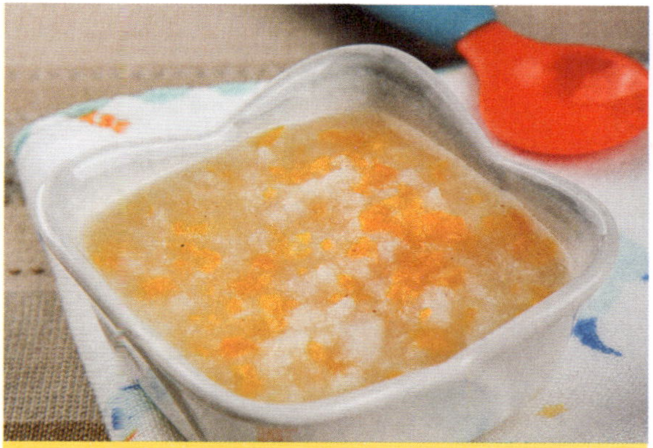

【功效】本品能润肺益气，化痰排脓，驱虫解毒。

莲藕鳕鱼粥

材料

白米粥..............40 克
鳕鱼肉..............15 克
莲藕..................15 克

做法

1. 鳕鱼洗净，蒸熟后去刺和皮，将鱼肉捣碎。
2. 莲藕洗净去皮，剁碎。
3. 锅中放入白米粥和水煮滚后，加入鳕鱼肉、莲藕搅拌均匀即可。

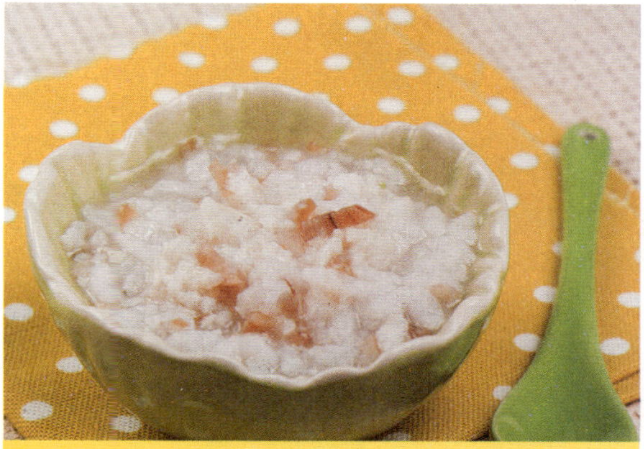

【功效】本品能清热解毒，增强人体免疫力，健脾养胃。

宜吃食物

鲈鱼

增强免疫
补肝益脾

【性味归经】性平、淡，味甘；归肝、脾、肾经。

【主要营养素】含蛋白质、脂肪、钙、磷、铁、铜、维生素A、维生素B_1、维生素B_2、维生素D、核黄素等。

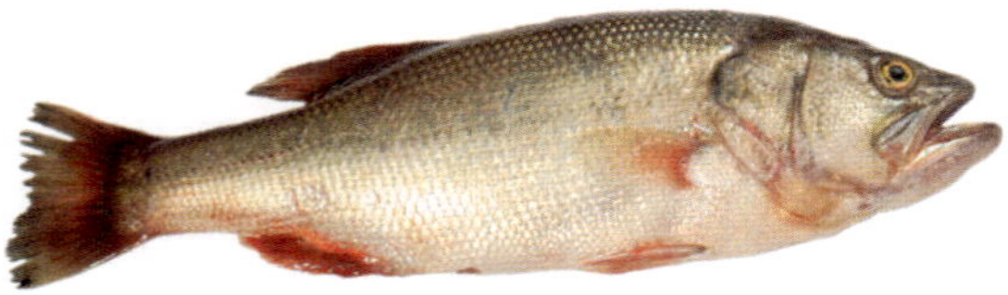

【食疗功效】

鲈鱼具有健脾益肾、补气安胎、健身补血等功效，对慢性肠炎、慢性肾炎、习惯性流产、胎动不安、妊娠期水肿、产后乳汁缺乏、手术后伤口难愈合等有食疗作用。

【选购保存】

颜色以鱼身偏青色、鱼鳞有光泽、透亮为好，翻开鳃呈鲜红者，表皮及鱼鳞无脱落才是新鲜的。如冷藏，则需在1~2天内食用，如冷冻则可长期保存，但味道不如新鲜的好。

【食用宜忌】

√鲈鱼有多种烹饪方法，常见的有红烧、清蒸或做羹、汤，亦可腌制食用。

× 蒸鱼时，先把水煮沸再蒸制，这样内部鲜汁不易外流，鱼肉更鲜美。

【相宜搭配】

鲈鱼	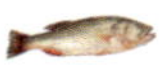	+ 姜	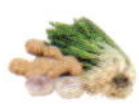	补虚养身
鲈鱼	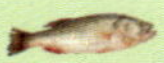	+ 胡萝卜	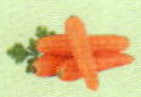	延缓衰老
鲈鱼	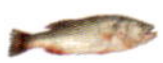	+ 南瓜	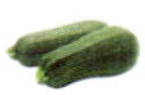	预防感冒
鲈鱼	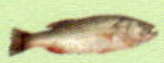	+ 人参	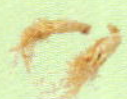	增强记忆

【相忌搭配】

鲈鱼	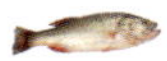	+ 奶酪	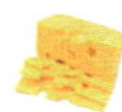	影响钙的吸收
鲈鱼	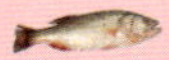	+ 蛤蜊	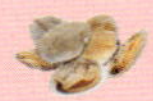	导致铁的流失

鲈鱼花菜粥

材料

白米粥……………50 克
鲈鱼………………50 克
绿花菜……………10 克
薏仁粉……………15 克

做法

1. 鲈鱼洗净，煮熟后去刺和皮，捣碎鱼肉。
2. 花菜洗净，汆烫后取花蕾剁碎；锅中放入白米粥和水煮滚，再加入所有材料，煮熟即可。

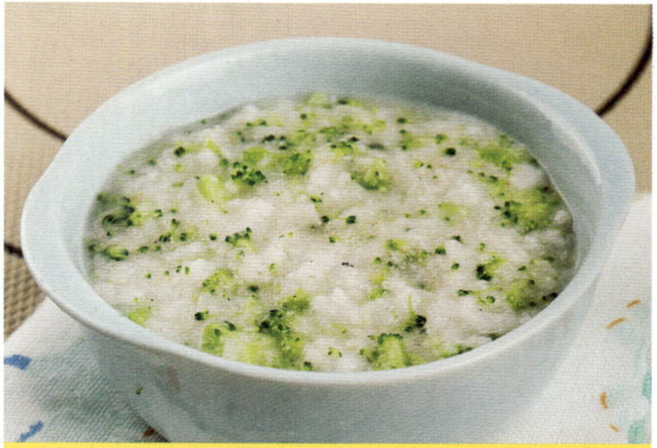

【功效】本品具有增强免疫力、防癌抗癌、祛湿的功效。

鲈鱼巧达汤

材料

糙米、鲈鱼、胡萝卜、
配方奶、高汤、
橄榄油…………各适量

做法

1. 胡萝卜切块，与糙米一同蒸至熟软；鲈鱼洗净，去刺；胡萝卜放入料理机中，加高汤打成酱汁。
2. 平底锅中放橄榄油，将鱼煎熟，再放入酱汁、糙米煮至软烂，倒入配方奶拌匀即可。

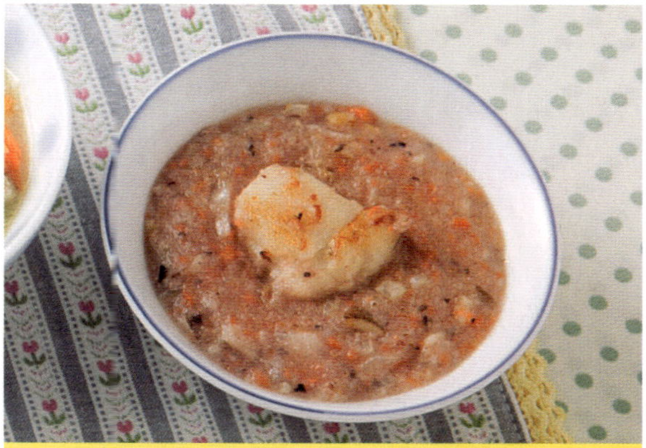

【功效】糙米的维生素 E 可以提高血液循环，让大脑内维持充足的血液供给。

7～9个月婴儿期宝宝忌吃食物

醋

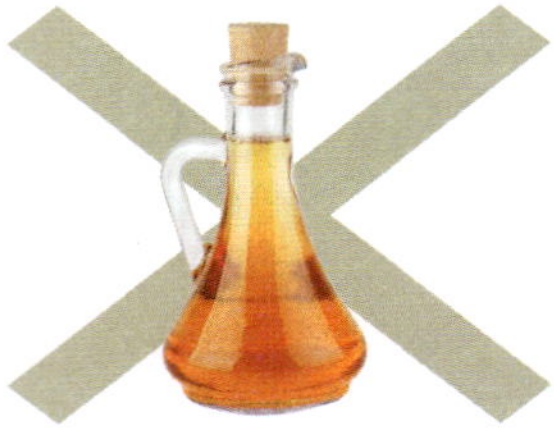

原因：醋是有刺激性的酸性物质，对肠胃有一定的刺激作用。宝宝的胃肠道等消化系统还不够完善，受到刺激很容易出现腹泻等不良症状。

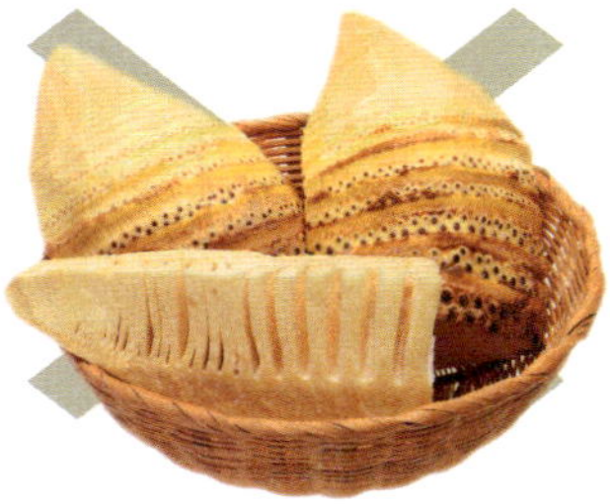

竹笋

原因：新鲜竹笋中含有大量人体难以溶解的草酸，草酸会在胃肠道中与其他食物中的钙质结合，生成草酸钙，过量食用竹笋会对宝宝的泌尿系统和肾脏不利。宝宝身体各脏器还未发育完善，骨骼和牙齿的发育都需要大量的钙，大脑发育需要适量的锌，而竹笋中的草酸会影响人体对钙、锌的吸收，2岁以前的宝宝如果食用过多，会导致缺钙、缺锌。因此，1岁前的宝宝最好不要食用竹笋，1岁以后的宝宝不宜多吃。

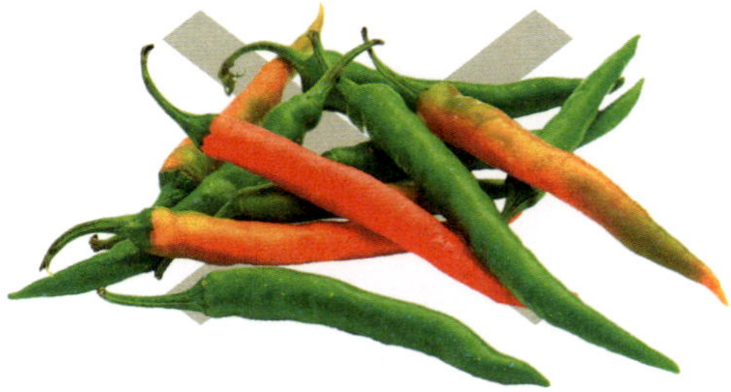

辣椒

原因：宝宝的消化器官还没有发育成熟，对于辛辣食物的耐受性差，而辣椒属于大辛大热之物，食用后会影响宝宝的正常生理功能。因为辣椒中含有的辣椒素很容易消耗肠道水分而使胃腺体分泌减少，造成胃痛、肠道干燥、痔疮、便秘。另外，辣椒中还含有麻木神经的物质，食用过多会对宝宝的神经造成影响。因此，1岁以内的宝宝最好不要食用辣椒，1岁以后的宝宝可以适量食用一些不辣的灯笼椒。

花椒

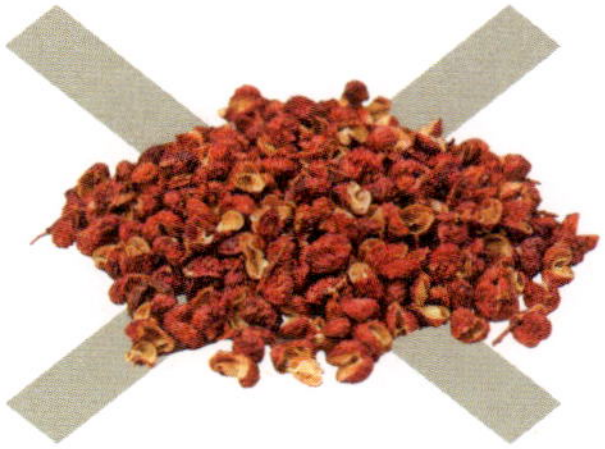

原因：花椒味辛，性温，有小毒，归脾、胃、肾经，是辛辣的调料，虽然可以除各种肉类的腥膻气味，能促进唾液分泌、增加食欲，但是不建议宝宝食用。一方面，花椒容易消耗肠道水分而使胃腺体分泌减少，造成人体肠道干燥、便秘等症状；另一方面，宝宝的味蕾很敏感，且处于发育阶段，花椒的口味太重，食用过多易造成宝宝口味偏重，不利于宝宝味蕾的发育。因此，2 岁以内的宝宝不宜食用花椒，2 岁后的宝宝也不宜多食。

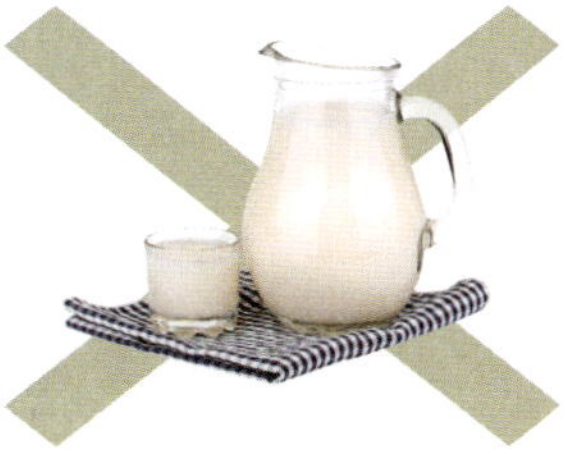

牛奶

原因：1 岁以内的宝宝不宜喝牛奶，因为宝宝的胃肠道、肾脏等系统发育尚不成熟，而牛奶中的蛋白质、矿物质等成分较高，不仅会加重宝宝肝肾脏的负担，导致宝宝出现慢性脱水、大便干燥、上火等症状，还会影响宝宝对其他营养成分的吸收。另外，牛奶中的脂肪主要是动物性饱和脂肪，这种脂肪会刺激宝宝的肠道，使肠道发生慢性隐性失血，引起贫血等病症。因此，1 岁以内的宝宝要禁止食用牛奶，最好等到宝宝 2 岁以后再喝。

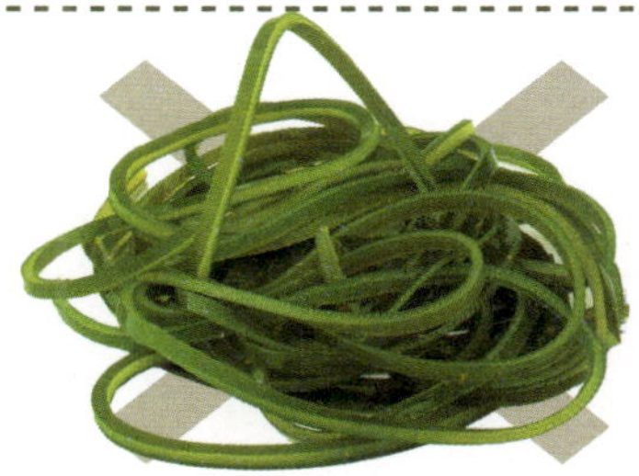

海带

原因：海带是一种营养价值很高的蔬菜，含有丰富的维生素、糖、钙、铁等多种人体所需的营养元素，但是，不建议 9 个月以内的宝宝食用。因为海带中含有大量的胶质和粗纤维，这些物质都很难消化，而宝宝还小，消化功能还不够健全，食用海带很容易造成消化不良，引起腹痛、腹胀等症状。另外，海带中含有丰富的碘，而宝宝的肾脏功能还未发育完善，无法排除体内多余的碘元素，过多的碘又容易引起甲状腺功能障碍。

Chapter 4

10 ~ 12 个月婴儿期宝宝的饮食宜忌

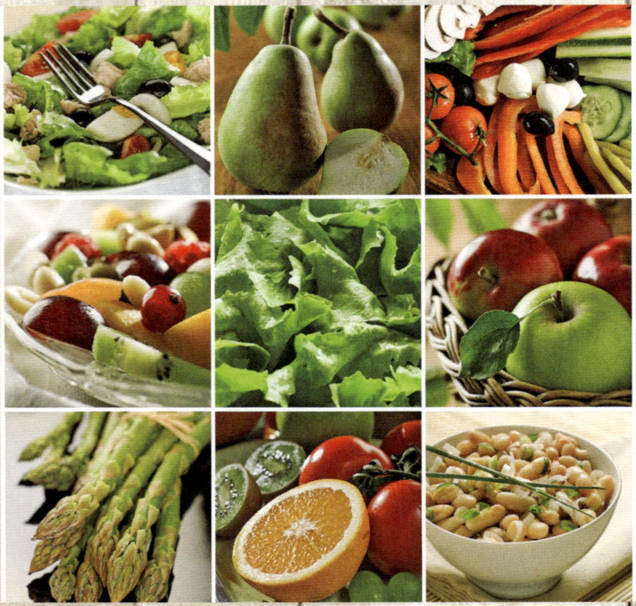

10~12 个月的宝宝，爸爸妈妈可以为宝宝制作一些烂饭、馒头、饼干及肉末、碎菜和水果等食物，丰富食物种类。还可以适当增加宝宝的食量，每日喂食 2~3 次辅食，代替 1~2 次母乳，以补充宝宝身体发育所需的营养元素。

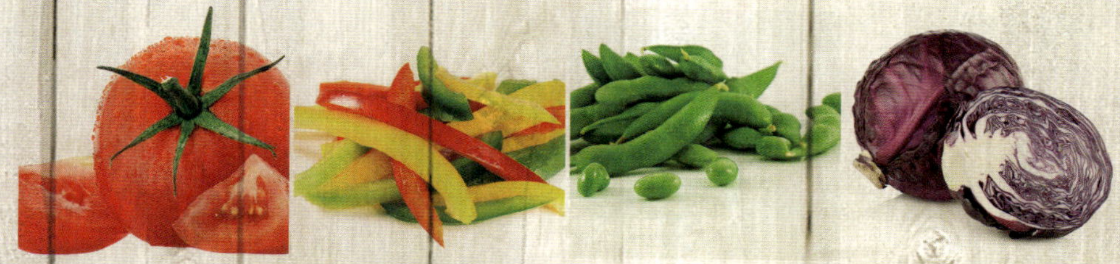

宜吃食物

葡萄

‖ 增强体质 ‖
‖ 健脾和胃 ‖

【性味归经】 性平，味甘、酸；归肺、脾、肾经。

【主要营养素】 含有蛋白质、脂肪、碳水化合物、葡萄糖、果糖、胡萝卜素、维生素B_1、维生素B_2、酒石酸、草酸、苹果酸。

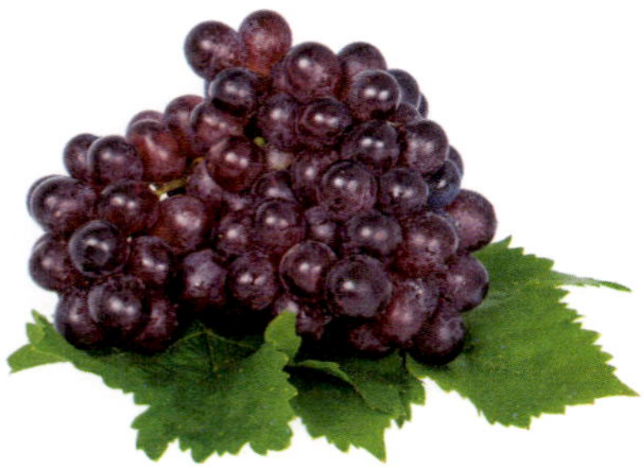

【食疗功效】

葡萄具有滋补肝肾、养血益气、强壮筋骨、生津除烦、健脑养神的功效。葡萄中含有较多酒石酸，有助消化。葡萄中所含天然聚合苯酚，能与细菌及病毒中的蛋白质化合，使之失去传染疾病能力，对于脊髓灰白质病毒及其他一些病毒有杀灭作用。

【选购保存】

大小均匀整齐，枝梗新鲜牢固、颗粒饱满，外有白霜的葡萄品质最好。放入冰箱中可保存 1 周，建议现买现食。

【食用宜忌】

√新鲜的葡萄买回后应尽快食用。

× 吃完葡萄如果马上喝水容易引发腹泻。

【相宜搭配】

葡萄	+ 薏苡仁	健脾利湿
葡萄	+ 枸杞子	补血
葡萄	+ 蜂蜜	治感冒
葡萄	+ 粳米	美容养颜

【相忌搭配】

葡萄	+ 开水	引起腹胀
葡萄	+ 白萝卜	导致甲状腺肿
葡萄	+ 虾	刺激胃肠道

香苹葡萄布丁

材料

苹果……………… 半个
吐司……………… 1 片
蛋黄……………… 1 个
葡萄……………… 3 粒

做法

1. 葡萄洗净；苹果洗净去皮，切丁；吐司去边切丁。
2. 将葡萄、苹果榨成汁；将吐司与蛋黄放入碗中拌匀，放入电蒸锅中蒸至熟，淋上果汁即可。

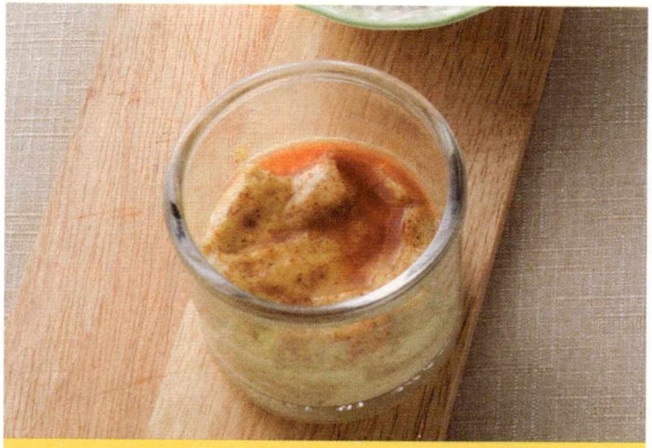

【功效】本品能有助消化，滋阴清肺，丰肌泽肤。

土豆葡萄干泥

材料

土豆……………… 1 个
葡萄干………… 15 克

做法

1. 土豆洗净，去皮，切成块，装碗，放入葡萄干。
2. 蒸锅上火烧热，放入蒸碗，蒸至土豆熟软。
3. 取出，压成泥，盛出即可。可浇上果酱调味。

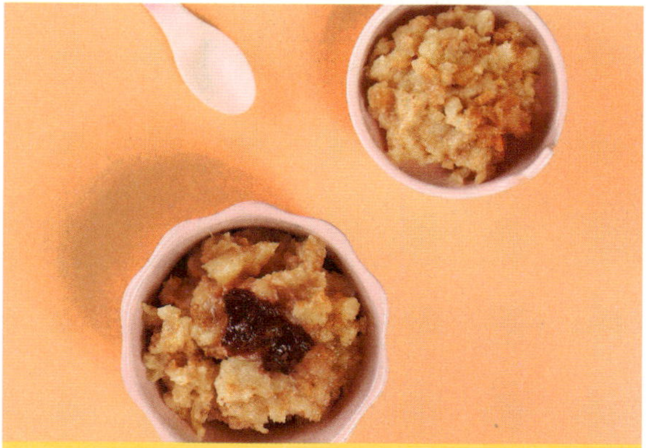

【功效】本品能健脾和胃，益气调中，能促进胃肠蠕动。

宜吃食物

四季豆

‖ 益气健脾 ‖
‖ 消暑化湿 ‖

【性味归经】 性甘、淡、微温；归脾、胃经。

【主要营养素】 含维生素A和维生素C、蛋白质、碳水化合物、脂肪、钙、磷、铁、钾等。

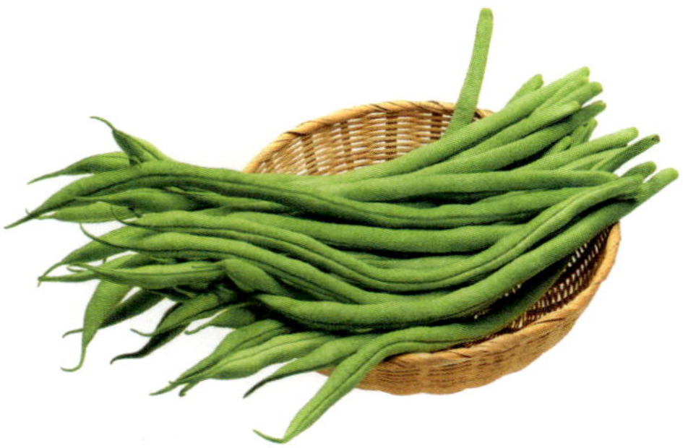

【食疗功效】

四季豆中的皂苷类物质能降低机体对脂肪的吸收，促进脂肪代谢，起到排毒瘦身的功效。

【选购保存】

购买四季豆时，可根据外形、颜色、软硬来判断其品质优劣。四季豆如果存放在常温状态下，就不能储存很久，为了更好地保存，可采用冰箱冷藏法和冰箱冷冻法。

【食用宜忌】

√将豆角用开水焯一下，捞出撒少许盐，然后再炒，炒出的豆角翠绿欲滴。

× 烹调前应将豆筋择除，否则既影响口感，又不易消化。

【相宜搭配】

四季豆	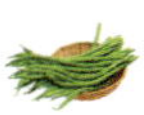	+干香菇	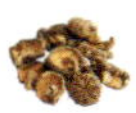	抗老化，抗癌
四季豆	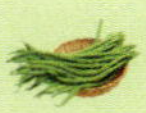	+鸡蛋	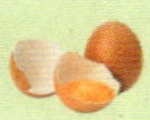	增加营养
四季豆	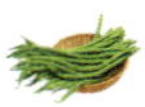	+鸡肉	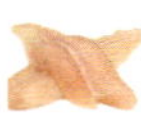	开胃消食
四季豆	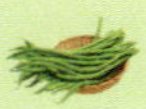	+花椒	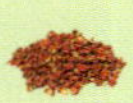	促进骨骼生长

【相忌搭配】

四季豆	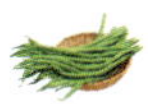	+醋	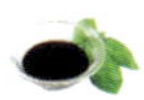	破坏营养价值
四季豆	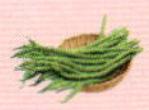	+咸鱼	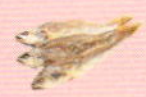	影响对钙质的吸收

豆腐四季豆碎米

材料

豆腐……………………85克
四季豆…………………75克
大米……………………65克

调料

盐………………………少许

做法

1. 豆腐切丁；四季豆切段，焯水，捞出沥干，备用。
2. 取榨汁机，放入四季豆和清水，榨取四季豆汁；将大米磨成米碎；汤锅中倒入四季豆汁和米碎，煮成米糊，再加入豆腐煮沸，下盐调味即可。

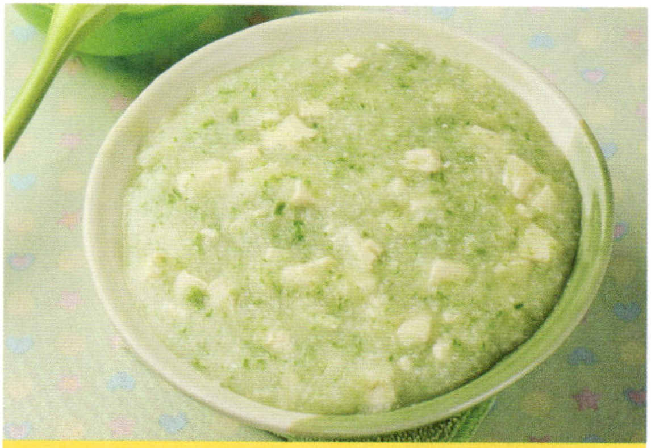

【功效】本品能清热润燥，清理肠胃，增进消化。

上汤四季豆

材料

四季豆…………………120克
高汤……………………少许

调料

盐………………………适量

做法

1. 四季豆洗净，摘除筋，择成小段。
2. 锅中注入高汤烧开，放入四季豆，煮至熟软。
3. 再加入盐，拌匀即可。

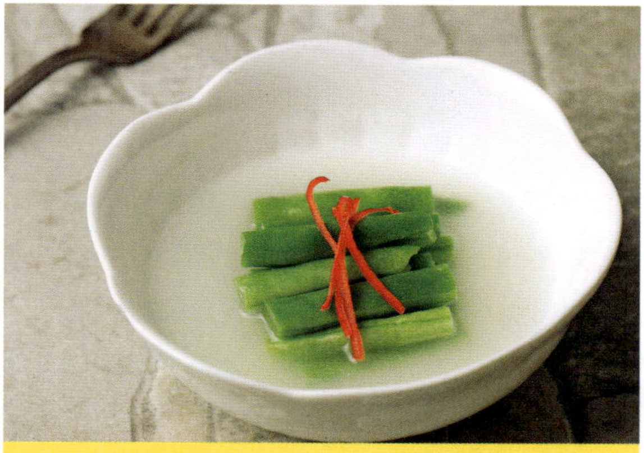

【功效】本品能清热消暑，预防疾病，防癌抗癌。

宜吃食物

空心菜

‖防暑解热‖
‖凉血排毒‖

【性味归经】味甘，性平，无毒；归肝、心、大肠、小肠经。

【主要营养素】含蛋白质、脂肪、糖类、无机盐、烟酸、胡萝卜素、维生素B_1、维生素B_2、维生素C等。

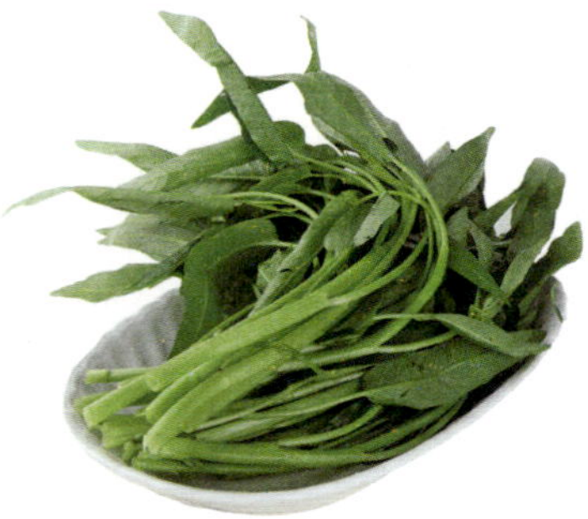

【食疗功效】

空心菜具有促进肠道蠕动、通便解毒、清热凉血、利尿的功效，可用于防热解暑，对食物中毒、吐血鼻衄、尿血、小儿胎毒、痈疮、疔肿、丹毒等症状也有一定的食疗作用。

【选购保存】

选购以茎粗、叶绿、质脆的空心菜为佳。冬天可用无毒塑料袋保存，如果温度在 0℃以上，可在空心菜叶上套上塑料袋，口不用扎，根朝下戳在地上即可。

【食用宜忌】

√空心菜生熟皆宜，荤素俱佳，宜旺火快炒，避免营养流失。

× 因为加热的时间过短，茎部的老梗会生涩难咽，所以要记得择去。

【相宜搭配】

空心菜	+ 尖椒	解毒降压
空心菜	+ 彩椒	降压止痛
空心菜	+ 橄榄菜	防止老化
空心菜	+ 鸡蛋	润肠通便

【相忌搭配】

空心菜	+ 牛奶	影响钙质吸收
空心菜	+ 酸奶	影响钙质吸收
空心菜	+ 奶酪	影响钙质吸收

上汤空心菜

材料

空心菜............120 克

高汤.................. 少许

调料

盐....................... 适量

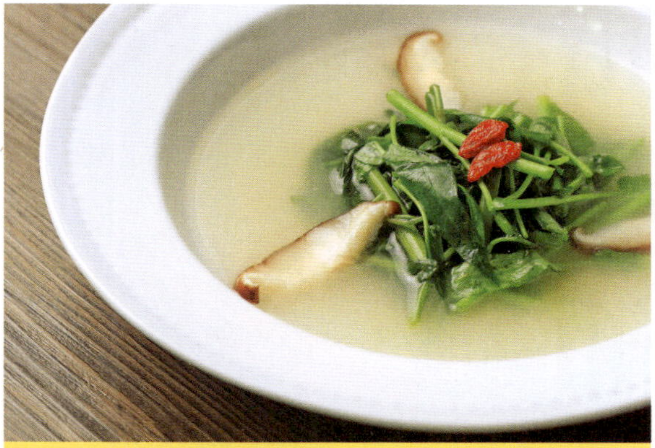

【功效】本品能开胃消食，解毒杀菌，促进新陈代谢。

做法

1. 空心菜洗净，去除黄叶。
2. 锅中注入高汤烧开，放入空心菜，搅拌，煮至熟软。
3. 再加入盐，拌匀入味即可。

姜汁空心菜

材料

空心菜............500 克

姜汁..............20 毫升

红椒片............... 适量

调料

盐........................ 3 克

陈醋、芝麻油、食用油.................. 各适量

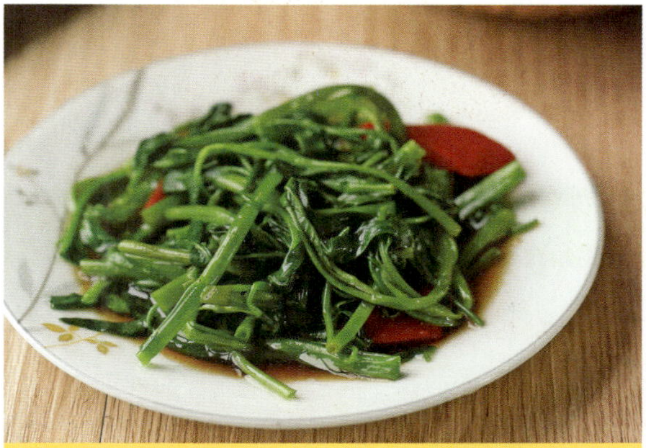

【功效】本品能开胃消食，祛风驱寒，增强免疫力。

做法

1. 洗净的空心菜切大段。
2. 锅中注水烧开，倒入空心菜，加入食用油、盐，拌匀，捞出，放凉。取碗，倒入姜汁、盐、陈醋、芝麻油拌匀，浇在空心菜上，放上红椒片即可。

宜吃食物

西红柿

‖ 抗氧化 ‖
‖ 美白肌肤 ‖

【性味归经】性凉，味甘、酸；归肺、肝、胃经。

【主要营养素】富含有机碱、番茄碱和维生素A、维生素B、维生素C及钙、镁、钾、钠、磷、铁等矿物质。

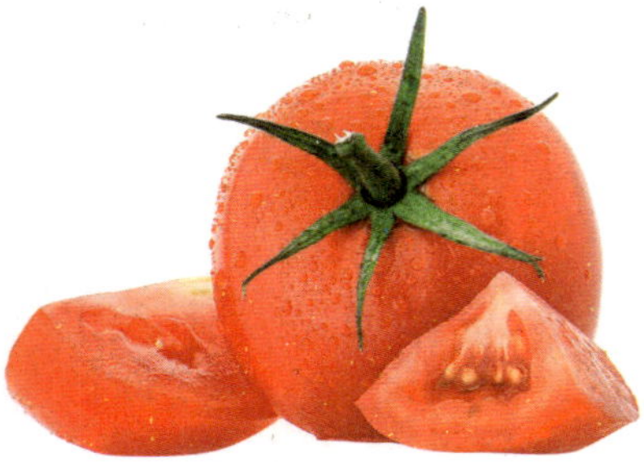

【食疗功效】

西红柿具有止血、降压、利尿、健谓消食、生津止渴、清热解毒、凉血平肝的功效，还能美容和治愈口疮。

【选购保存】

应以个大、饱满、色红成熟、紧实者为佳，常温下置通风处能保存3天左右，放入冰箱冷藏可保存5~7天。

【食用宜忌】

√烹调食用，营养更高。高温破坏了西红柿细胞的壁，油脂也能将西红柿红素等脂溶性抗氧化剂自然释放出来，充分发挥抗氧化作用。

× 不可长时间高温加热，因为西红柿红素遇到光、热和氧气容易分解，会失去营养功效。

【相宜搭配】

西红柿	+蜂蜜	补血养颜
西红柿	+鸡蛋	抗衰防老
西红柿	+菜花	预防心血管疾病
西红柿	+包菜	促进血液循环

【相忌搭配】

西红柿	+南瓜	降低营养
西红柿	+红薯	引起呕吐
西红柿	+猕猴桃	降低营养价值
西红柿	+虾	产生剧毒

西红柿薯泥

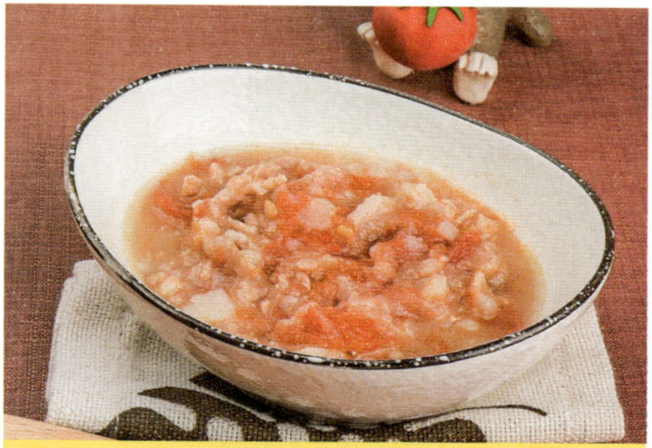

【功效】本品能健脾和胃，益气调中，缓急止痛。

材料

西红柿……………30 克
土豆………………30 克
猪肉末……………20 克

做法

1. 西红柿洗净，去皮切碎。
2. 土豆洗净，蒸熟后去皮，压成泥。
3. 将碎西红柿、土豆泥与猪肉末一起搅拌均匀，放入电锅中蒸熟即可。

西红柿鸡蛋拌汤

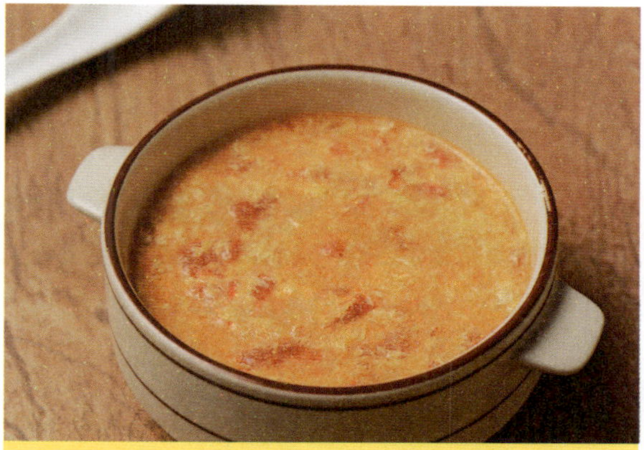

【功效】本品能健脑益智，保护肝脏，健胃消食。

材料

西红柿…………150 克
鸡蛋………………1 个
葱花……………… 少许

调料

盐……………………2 克
鸡粉…………………2 克
胡椒粉、食用油……………………各适量

做法

1. 西红柿去蒂，切成瓣；鸡蛋打入碗中，调匀。
2. 锅中注入清水烧开，倒入食用油、西红柿，加入盐、鸡粉、胡椒粉，拌匀，煮沸。
3. 倒入鸡蛋液，撒上葱花，搅匀，盛出即可。

宜吃食物

黄豆芽

‖ 清热利湿 ‖
‖ 美容护发 ‖

【性味归经】性凉，味甘；归脾、大肠经。

【主要营养素】含有维生素C、优质植物性蛋白、维生素B_1、维生素B_2及钙、钾、磷和铁等丰富的矿物质。

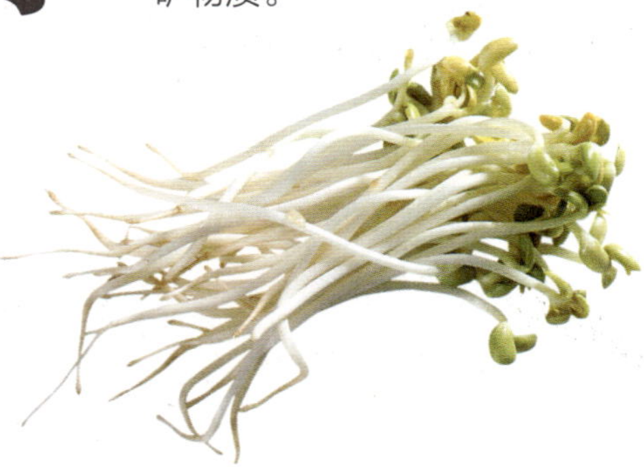

【食疗功效】

黄豆芽具有清热明目、补气养血、消肿除痹、祛黑痣、治疣赘、润肌肤、防止牙龈出血及心血管硬化以及降低胆固醇等功效，对脾胃湿热、大便秘结、寻常疣、高血脂等症有食疗作用。

【选购保存】

特别雪白和有刺激味道的豆芽建议不要购买。要选购顶芽大、茎长、有须根的豆芽。一般用水浸泡保存或放入冰箱冷藏保存。

【食用宜忌】

√黄豆芽性寒，冬季烹调时最好放少许姜丝，以中和其寒性；加些醋同煮可防止营养流失。

× 不要添加过多盐，也不要炒太久。

【相宜搭配】

黄豆芽	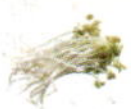	+黑木耳	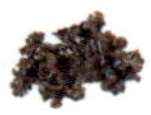	提供全面营养
黄豆芽	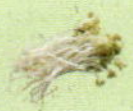	+牛肉	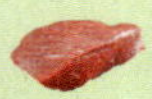	预防感冒
黄豆芽	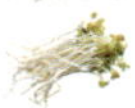	+榨菜	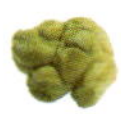	增进食欲
黄豆芽	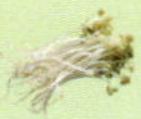	+韭菜	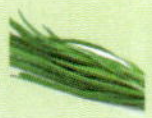	瘦身排毒

【相忌搭配】

黄豆芽	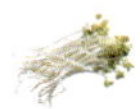	+猪肝	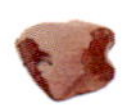	破坏营养
黄豆芽	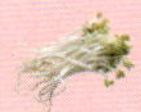	+皮蛋	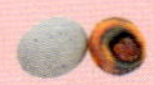	导致腹泻

双豆芽米糊

材料

白米………………50 克
黄豆芽、绿豆芽各10 克
白醋………………少许

做法

1. 黄、绿豆芽去根洗净，放入加了白醋的滚水中汆烫，烫熟后捞起。
2. 白米洗净加水，置蒸锅中蒸至熟软，取出放凉。
3. 将豆芽和白米粥放入料理机中打成泥即可。

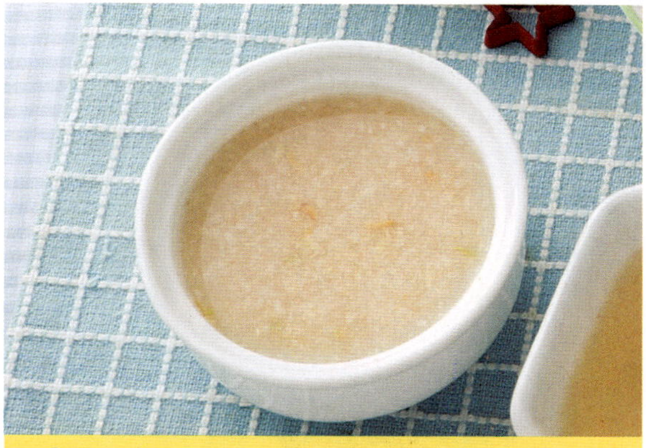

【功效】本品具有补肾利尿、滋阴壮阳、利湿热的功效。

起司糯米粥

材料

糯米粥……………30 克
白米粥……………30 克
起司……………1/2 片
黄豆芽……………10 克

做法

1. 黄豆芽洗净，烫熟后切小段。
2. 锅中放入糯米粥、白米粥，加热；再放入黄豆芽和起司，边煮边搅拌，等起司融化后即可。

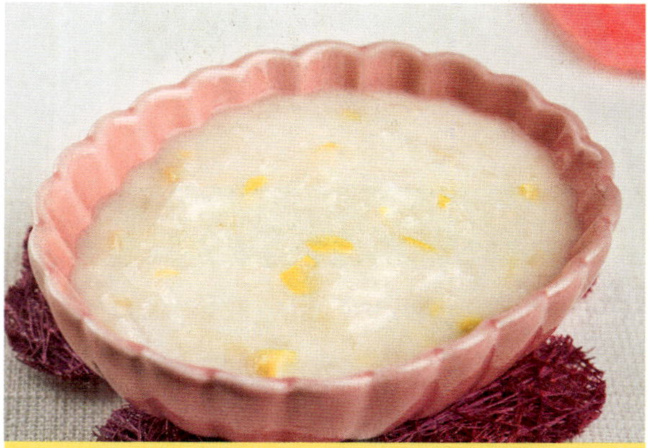

【功效】本品能补中益气，健脾养胃，益气补血。

宜吃食物

紫薯

防止便秘
保肝护肝

【性味归经】味甘、气平，微温，无毒。入心、肝、脾、肾四脏。

【主要营养素】富含有钾、β-胡萝卜素、叶酸、维生素C以及维生素B_6。

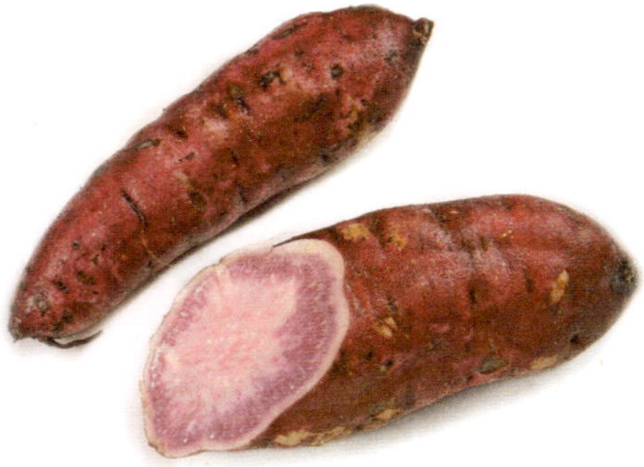

【食疗功效】

紫薯含有大量黏液蛋白，能够防止肝脏和肾脏结缔组织萎缩，提高机体免疫力，预防胶原病发生。紫薯中所含有矿物质对于维持和调节人体功能，起着十分重要的作用。所含的钙和镁，可以预防骨质疏松症。

【选购保存】

优先挑选纺锤形状的紫薯；不宜与土豆放在一起，二者犯忌。不是红薯硬心，就是土豆发芽。保持干燥，不宜放在塑料袋中。

【食用宜忌】

√紫薯最营养的食用方法是清蒸，这样流失的营养比较少。

× 忌生吃。紫薯一定要蒸熟煮透再吃，因为其中的淀粉颗粒不经高温破坏，难以消化。

【相宜搭配】

紫薯	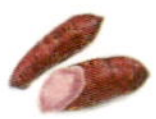	+ 酸奶	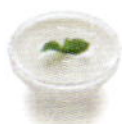	帮助肠道消化
紫薯	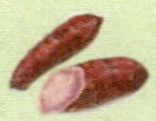	+ 糙米	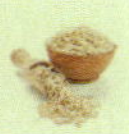	减肥
紫薯	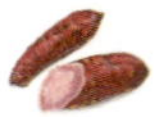	+ 芹菜	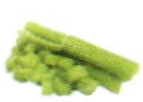	降血压
紫薯	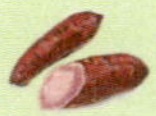	+ 玉米	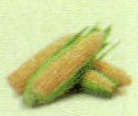	提高抵抗力

【相忌搭配】

紫薯	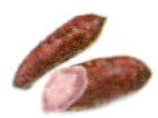	+ 柿子	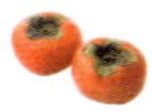	造成胃出血
紫薯	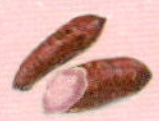	+ 西红柿	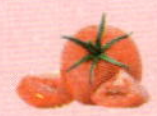	造成胃溃疡
紫薯	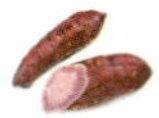	+ 螃蟹	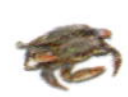	引起腹痛
紫薯	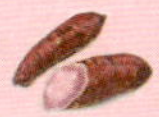	+ 香蕉	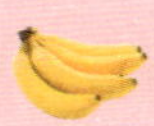	引起腹泻

牛奶紫薯泥

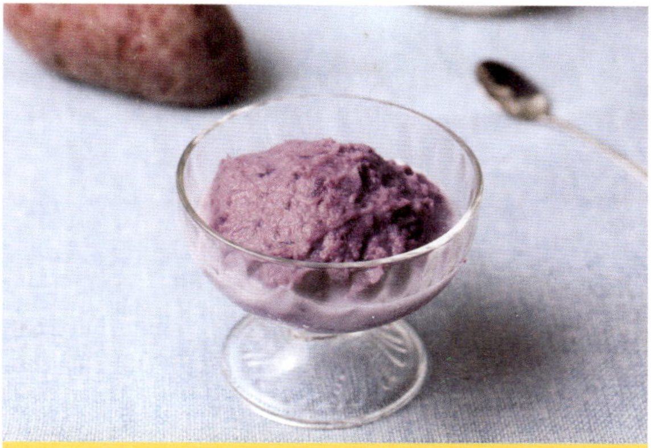

【功效】本品能改善视力、增强免疫力、润肠通便。

材料

配方奶粉……15 克
紫薯……150 克

做法

1. 洗净去皮的紫薯切滚刀块。
2. 蒸锅上火烧开，放入紫薯块，蒸至熟软，取出。
3. 把紫薯放砧板上，按压成泥，装盘，把温开水倒入奶粉中，拌至溶化，把紫薯泥倒入奶粉中，拌匀，装盘即可。

紫薯山药豆浆

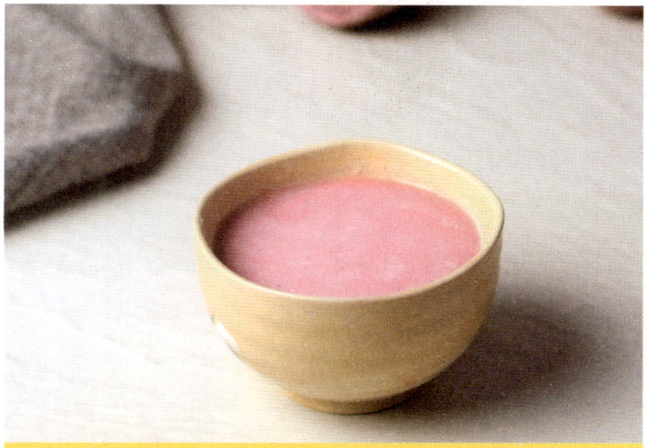

【功效】本品能增强机体免疫力、促进胃肠蠕动。

材料

山药……20 克
紫薯……15 克
水发黄豆……50 克

做法

1. 洗净去皮的山药切块；洗好的紫薯切块；浸泡的黄豆倒入碗中，注水，搓洗，倒入滤网，沥干。
2. 紫薯、山药、黄豆倒入豆浆机中，注水至水位线即可，待豆浆机运转约 15 分钟，即成豆浆。
3. 倒入滤网中，滤取豆浆，倒入杯中即可。

宜吃食物

甜椒

‖ 增强体力 ‖
‖ 缓解疲劳 ‖

【性味归经】性热，味辛；归心、脾经。

【主要营养素】含有辣椒碱、二氢辣椒碱，另含挥发油、蛋白质、钙、磷，丰富的维生素C、胡萝卜素及辣椒红素。

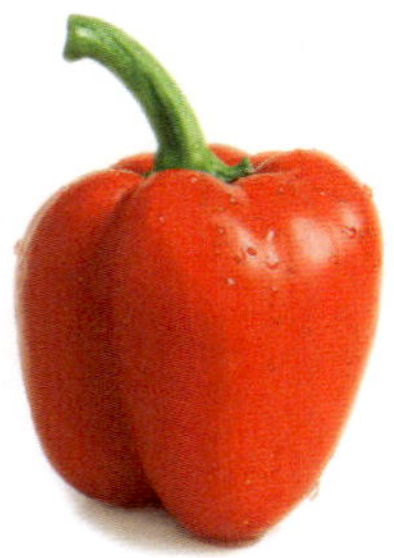

【食疗功效】

甜椒是非常适合生吃的蔬菜，所含丰富的维生素 C、B 族维生素及胡萝卜素为强抗氧化剂，可抗白内障、心脏病和癌症，对于牙龈出血、眼睛视网膜出血、免疫力低下以及糖尿病都有一定的功效。

【选购保存】

以外皮紧实、表面有光泽为佳，尽量挑选红色的甜椒。若购买的甜椒较多，可将经过漂白粉消毒的塑料筐的四周垫薄膜，筐底垫报纸，再放入甜椒和一点漂白粉，盖上报纸。

【食用宜忌】

√在切甜椒时，先将刀在冷水中蘸一下，再切就不会辣眼睛了。

× 甜椒中的维生素 C 不耐热，易被破坏，要避免使用铜质餐具。

【相宜搭配】		
甜椒	+ 白菜	帮助消化
甜椒	+ 玉米	明目
甜椒	+ 包菜	补充营养
甜椒	+ 西红柿	帮助消化

【相忌搭配】		
甜椒	+ 葵花子	妨碍维生素 E 的吸收
甜椒	+ 香菜	降低营养价值

甜椒西红柿芹菜汁

材料

甜椒………………50 克
西红柿……………30 克
芹菜………………20 克

做法

1. 将甜椒、西红柿分别洗净，切成合适大小；芹菜洗净，切成段，备用。
2. 将甜椒、西红柿、芹菜放入榨汁机中，注入适量凉开水，榨成汁即可。

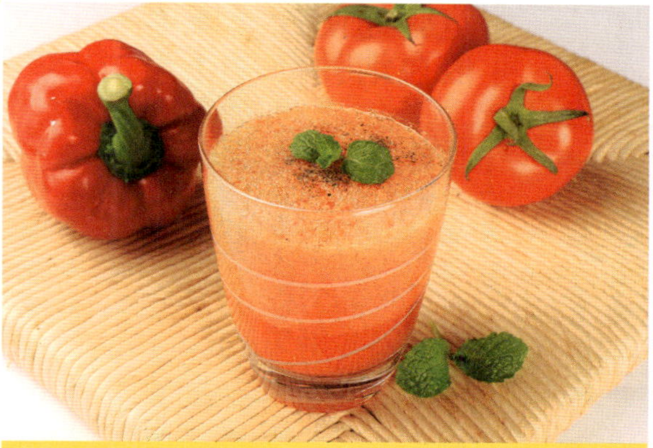

【功效】本品有助于促进消化吸收、增强宝宝的食欲。

包菜甜椒饭

材料

水发大米…………65 克
黄彩椒、红彩椒、
包菜…………各 30 克

做法

1. 包菜切碎；红彩椒切丁；黄彩椒切丁。
2. 砂锅注水，放入包菜、大米，炒至食材转色，加水搅匀，煮 30 分钟至食材熟软。
3. 倒入彩椒丁，搅匀，煮至熟软，盛出即可。

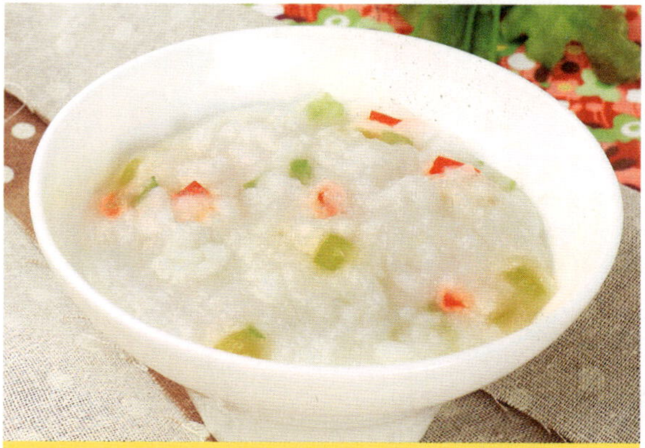

【功效】本品能促进新陈代谢，补充身体水分，增强细胞活性。

宜吃食物

上海青

‖ 宽肠通便 ‖
‖ 散血消肿 ‖

【性味归经】性温，味辛；归肝、脾经。

【主要营养素】含蛋白质、脂肪、碳水化合物、钙、磷、铁、维生素B_1、维生素B_2、维生素C、胡萝卜素等。

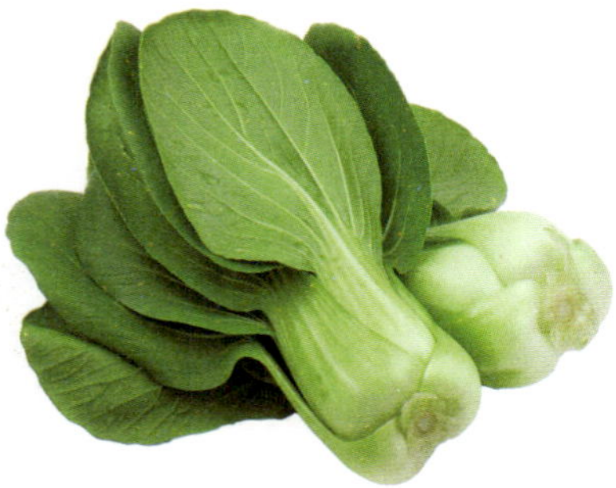

【食疗功效】

上海青中含有大量的植物纤维素，能促进肠道蠕动，增加粪便的体积，缩短粪便在肠腔内停留的时间，有助于治疗多种便秘，预防肠道肿瘤。

【选购保存】

买上海青时，可根据外形、颜色、软硬来判断质量是好还是坏。上海青在常温存放过久，容易蔫掉，营养成分容易流失。为防止营养的流失，同时为了更好地保存，可以采用通风储存法和冰箱冷藏法。

【食用宜忌】

√食用上海青时要现做现切，并用旺火爆炒，这样既可保持鲜脆，又可使其营养成分不被破坏。

× 不要食用过夜的熟上海青，以免造成亚硝酸盐沉积，易引发癌症。

【相宜搭配】

上海青	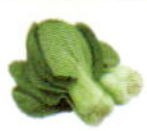	+ 香菇	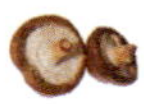	防止便秘
上海青	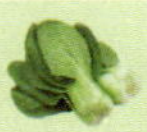	+ 豆腐	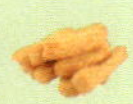	清肺止咳
上海青	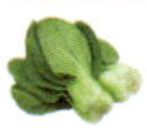	+ 鸡肉	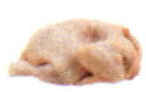	强化肝脏
上海青	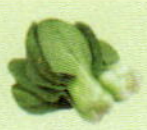	+ 金针菇	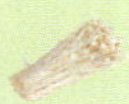	预防大肠癌

【相忌搭配】

上海青	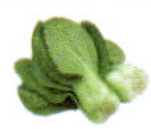	+ 黄瓜	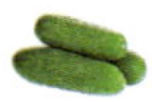	减少对维生素C的吸收
上海青	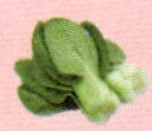	+ 南瓜	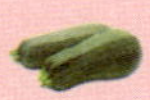	减少对维生素C的吸收

上海青鸡丝干贝粥

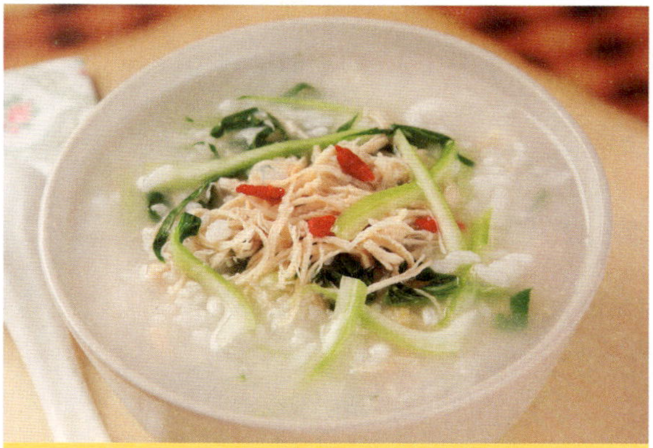

材料

水发大米………220 克
熟鸡胸肉………50 克
上海青、干贝碎各适量

调料

盐……………………2 克
鸡粉………………少许

做法

1. 洗净的上海青切细丝；熟鸡胸肉撕成丝。
2. 砂锅注水烧热，倒入大米、干贝碎拌匀，煮至米粒变软再倒入鸡肉丝，搅匀，煮至食材熟透。
3. 加入盐、鸡粉、上海青拌匀，断生后盛出即可。

【功效】本品能温中补脾，行气补血，增强免疫力。

上海青鱼肉粥

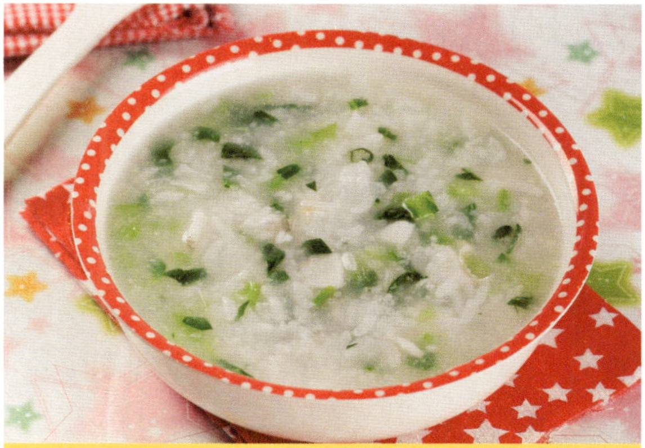

材料

鲜鲈鱼……………50 克
上海青……………50 克
水发大米…………95 克

调料

盐……………………2 克
水淀粉…………2 毫升

做法

1. 上海青切成粒；鲈鱼切成片，再装入碗中，放入盐、水淀粉，抓匀，腌渍至入味。
2. 锅中注水烧开，倒入大米，拌匀，煮至熟烂，再倒入鱼片、上海青、盐，拌匀，盛出即可。

【功效】本品能开胃消食，增强免疫，补中益气。

小炒上海青

材料

上海青............350 克
水发花菇............2 个
腊肉................150 克

调料

盐、鸡粉........各 1 克
食用油...............适量

做法

1. 花菇去柄，对半切开；腊肉切片；上海青切两段；分别将腊肉、花菇汆煮至断生，捞出。
2. 另起锅注油，倒入腊肉，炒香，倒入花菇、上海青炒匀，加入盐、鸡粉，拌匀，盛出摆盘即可。

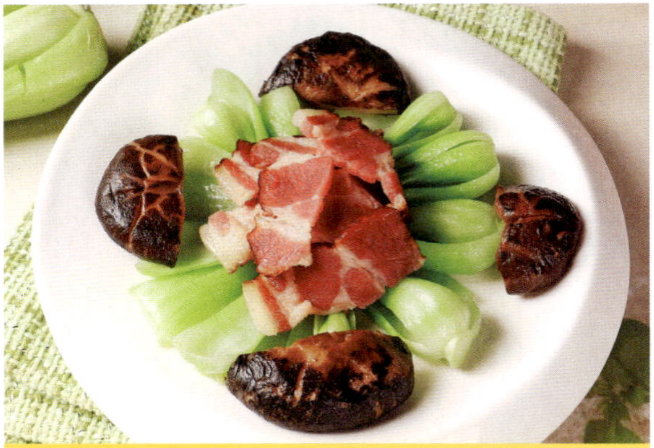

【功效】本品能调节人体新陈代谢，帮助消化，益气补脑。

鸡汁上海青

材料

上海青............400 克
鸡汁...................适量

调料

盐、水淀粉、白糖、
食用油...........各适量

做法

1. 洗净的上海青菜头切上十字花刀；锅中倒入清水烧开，加入食用油、上海青，焯煮至熟后捞出。
2. 炒锅置火上，注入食用油烧热，倒入上海青、鸡汁、盐、白糖，炒匀调味，加入水淀粉炒匀；将上海青夹入盘中，浇上原汤汁即可。

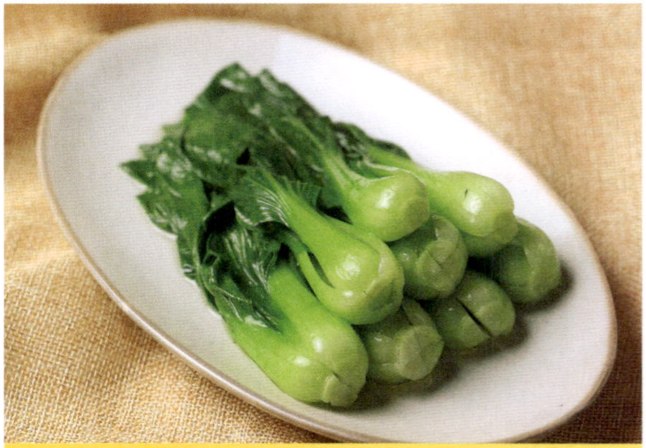

【功效】本品能增强免疫力，温中益气，强筋壮骨。

上海青拌海米

材料

上海青……………125 克
熟海米……………35 克
姜末、葱末…. 各少许

调料

盐、白糖、陈醋、鸡粉、芝麻油、食用油各适量

做法

1. 洗净的上海青切去根部，再切成两段；焯水断生后捞出，沥干水分。
2. 取碗，倒入上海青，撒上姜末、葱末，放入调味料、熟海米，拌炒匀即可。

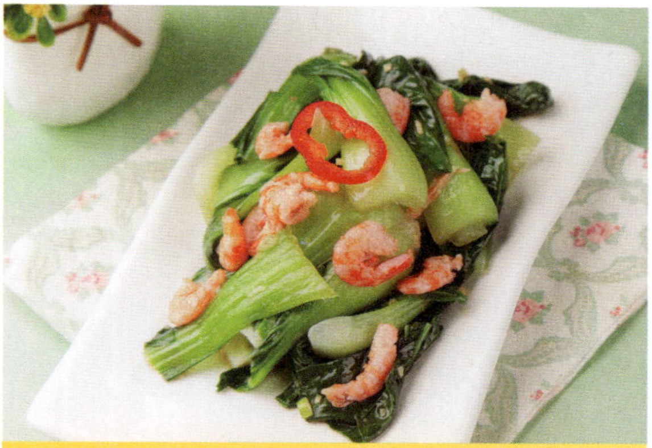

【功效】本品能增强免疫力，镇静安神，益智健脑。

上海青胡萝卜五谷粥

材料

鸡胸肉、五谷米饭、上海青、胡萝卜、鸡腿菇、高汤各适量

做法

1. 上海青焯烫后捞起切细碎；胡萝卜切丁；鸡腿菇切碎；鸡胸肉切碎。
2. 把高汤、五谷米饭及切碎的食材一同放入锅内，小火煮至食材熟透即可。

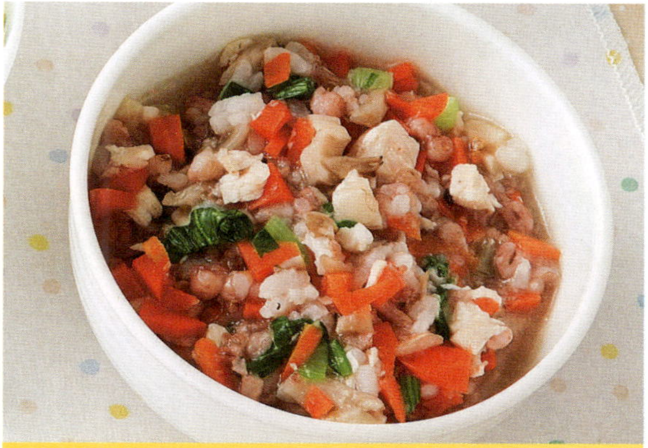

【功效】本品能提高免疫力，帮助消化，防止大便干燥。

宜吃食物

莴笋

‖ 镇痛催眠 ‖
‖ 抑制病毒 ‖

【性味归经】性凉，味甘、苦；归胃、膀胱经。

【主要营养素】含钙、蛋白质、核黄素、镁、脂肪、烟酸、铁、碳水化合物、维生素C、锰、膳食纤维、维生素E、锌等成分。

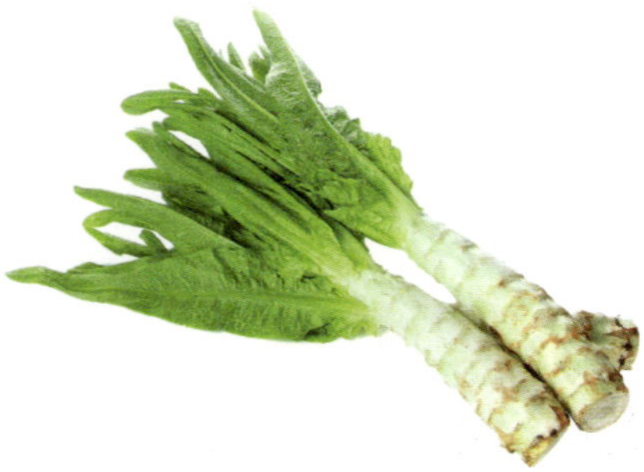

【食疗功效】

莴笋有增进食欲、刺激消化液分泌、促进胃肠蠕动等功能，具有促进利尿、降低血压、预防心律紊乱的作用。莴笋能改善消化系统和肝脏功能，有助于抵御风湿性疾病的痛风。

【选购保存】

应选购茎粗大、肉质细嫩、多汁新鲜、无枯叶、无空心、中下部稍粗或成棒状、叶片不弯曲、不发蔫的。莴笋泡水保鲜法：将莴笋放入器皿内，凉水淹至主干1/3处，放置室内3~5天，叶子仍呈绿色，莴笋主干仍很新鲜，削皮后炒吃仍鲜嫩可口。

【食用宜忌】

√菜色青绿、茎部带白的较为新鲜。

× 茎部有铁锈样斑点的是不新鲜或受了污染。

【相宜搭配】				
莴笋	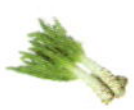	+ 香菇	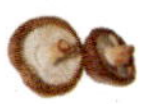	利尿通便
莴笋	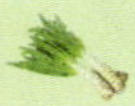	+ 猪肉	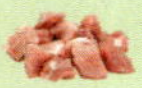	补脾益气
莴笋	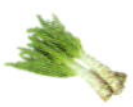	+ 香干	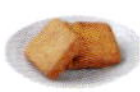	强壮筋骨
莴笋	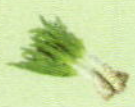	+ 黑木耳	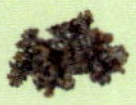	降低血压

【相忌搭配】				
莴笋	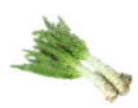	+ 蜂蜜	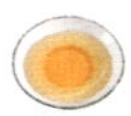	引起腹泻
莴笋	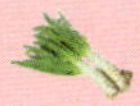	+ 乳酪	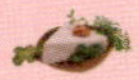	引起消化不良

莴笋核桃豆浆

材料

莴笋..................65 克
核桃仁...............30 克
水发黑豆...........55 克

做法

1. 洗净去皮的莴笋切成滚刀块。
2. 把莴笋、核桃仁、黑豆倒入豆浆机中，注入清水后开始打浆，约 15 分钟后即成豆浆。
3. 把豆浆倒入滤网，滤取豆浆，倒入杯中即可。

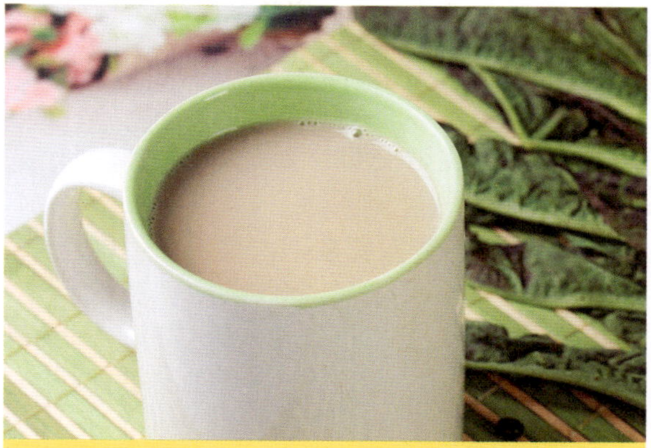

【功效】本品能润泽肌肤，保健大脑，提高记忆力。

莴笋莲雾柠檬汁

材料

去皮莴笋...........70 克
莲雾.................100 克
柠檬汁...........40 毫升

做法

1. 洗净去皮的莴笋切块；洗净的莲雾切块。
2. 榨汁机中倒入莴笋块、莲雾块、柠檬汁，注入凉开水，榨约 20 秒成蔬果汁。
3. 断电后将蔬果汁倒入杯中即可。

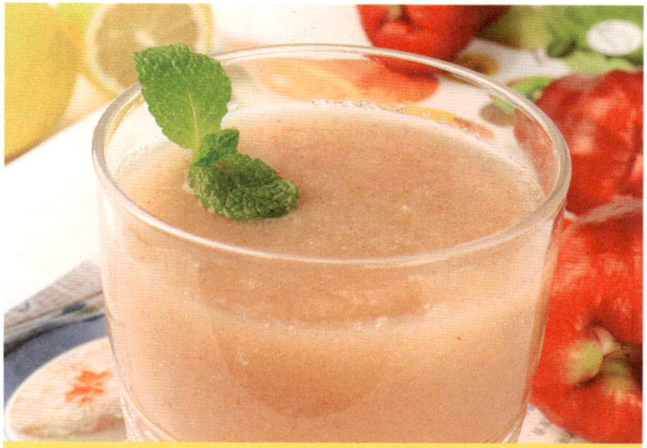

【功效】本品能解热利尿，润肺，宁心安神。

宜吃食物

茄子

‖清热消肿‖
‖去痛活血‖

【性味归经】味甘，性凉；归脾、胃、大肠经。

【主要营养素】含蛋白质、维生素A、B族维生素、维生素C、维生素P、脂肪、糖类以及矿物质等。

【食疗功效】

茄子具有活血化瘀、清热消肿、宽肠之效，适用于肠风下血、热毒疮痈、皮肤溃疡等，茄子含有黄酮类化合物，具有抗氧化功能，防止细胞癌变，同时也能降低血液中胆固醇含量，预防动脉硬化，可调节血压、保护心脏。

【选购保存】

以均匀周正、老嫩适度，无裂口、腐烂、锈皮、斑点为佳。其表皮蜡质具有保护作用，若蜡质层被冲刷掉，就易受微生物侵害而腐烂变质。

【食用宜忌】

√茄子切开后要立即放入水中浸泡起来，以免茄子氧化变色。

× 大火油炸会加大茄子的吸油量，不利于保持营养保健价值。

【相宜搭配】

茄子	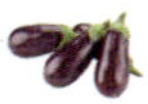	+黄豆	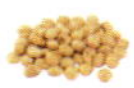	通气
茄子	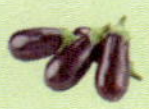	+牛肉	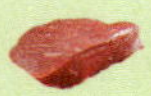	强身健体
茄子	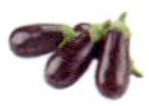	+苦瓜	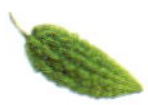	清心明目
茄子	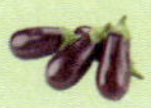	+葱	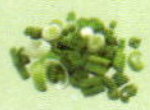	增加食欲

【相忌搭配】

茄子	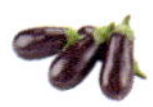	+蟹	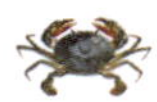	郁积腹中
茄子	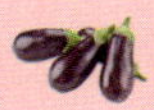	+墨鱼	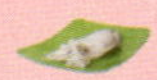	引起霍乱

茄子泥

材料

茄子……………200 克
葱花………………少许

调料

盐……………………少许

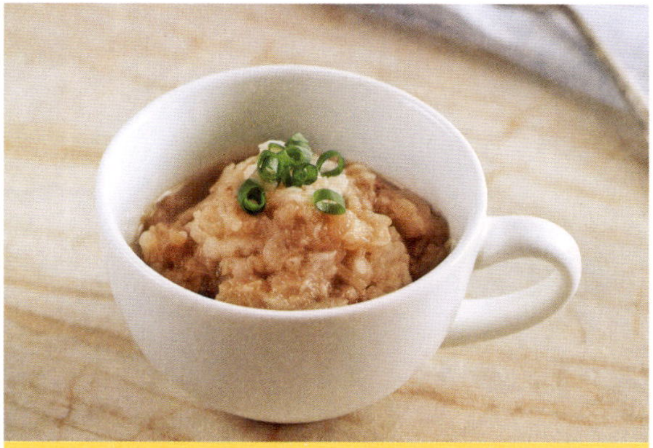

【功效】本品能清热解暑，消肿止痛，解痛利尿。

做法

1. 洗净的茄子切去去皮，切成细条。
2. 取蒸盘，放入茄子，将蒸盘放入烧开的蒸锅中，蒸约 15 分钟至熟软，取出蒸盘，放凉。
3. 将茄条放在案板上，压成泥状，装碗，加入盐，拌至入味，撒上葱花即可。

茄子稀饭

材料

白米饭、牛肉末、茄子、
胡萝卜、洋葱、葱花、
高汤……………各适量

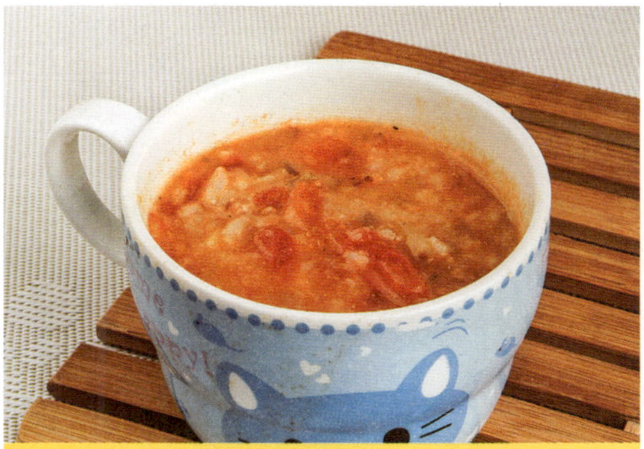

【功效】本品能增强免疫力，益气补血，促进蛋白质的新陈代谢和合成。

做法

1. 将茄子洗净剁碎；胡萝卜和洋葱洗净，剁碎。
2. 锅中放少许油烧热，先炒牛肉，再放入茄子、胡萝卜和洋葱炒软，最后加入高汤、葱花、白米饭炖煮至熟软即可。

宜吃食物

青豆

‖益智健脑‖
‖明目‖

【性味归经】性平，味甘；归脾、大肠经。

【主要营养素】含蛋白质、脂肪、糖、钙、磷、铁、胡萝卜素、维生素B_1、维生素B_2、尼克酸。

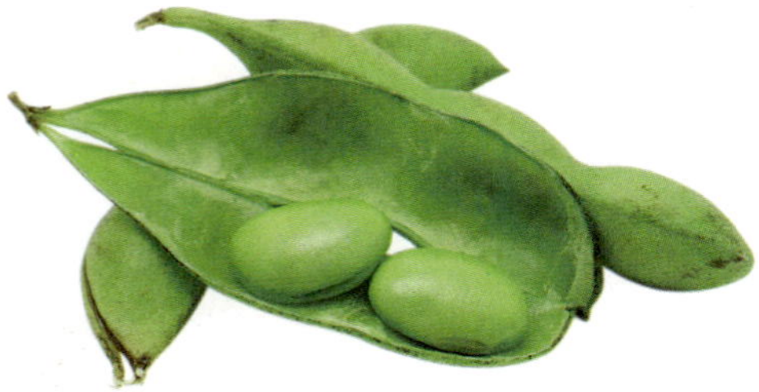

【食疗功效】

青豆中含有丰富的食物纤维，可以改善便秘，降低血压和胆固醇，还有钾含量很高，可以缓解疲乏无力和食欲下降。

【选购保存】

选购青豆时，可根据外形、颜色、手感来判断其品质优劣。青豆如果存放在常温状态下，就不能储存很久，为了更好地保存，可采用冰箱冷冻法和焯烫储存法。

【食用宜忌】

√青豆可以直接加盐煮着吃，味道鲜美，也可以将剥好的豆与腊肉、辣椒、豆腐干等一同炒食，或加五香调料等制成干豆，可根据个人喜爱选择不同的食用方法。

× 一定要煮熟或炒熟透后再吃。

【相宜搭配】		
青豆	+花生	健脾益智
青豆	+莲藕	调中开胃
青豆	+香菇	益气补虚
青豆	+鸡蛋	增强体质

【相忌搭配】		
青豆	+田螺	会引起肠绞痛
青豆	+鱼	影响人体对营养的吸收
青豆	+牛肝	失去营养素功能

青豆鸡蛋猪肉粥

材料

青豆……60 克
鸡蛋……1 个
猪肉……80 克

调料

盐……适量

做法

1. 猪肉切成丁；鸡蛋打入碗中。
2. 锅中注入水，放入青豆、猪肉，煮至熟软。
3. 再加入鸡蛋液、盐，拌匀即可。

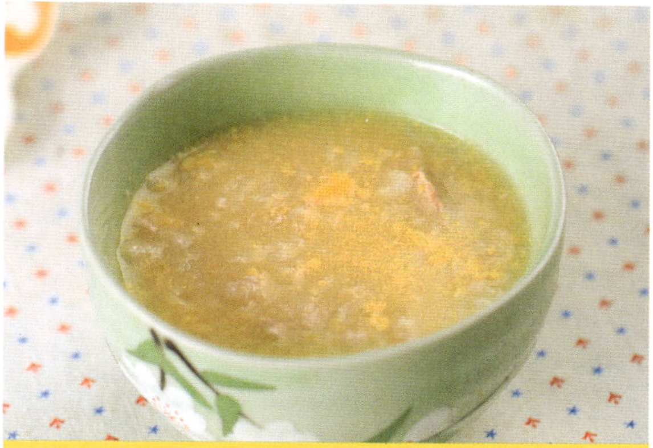

【功效】本品能补肾滋阴，补肾益气，健脑益智。

蛋黄青豆糊

材料

鸡蛋……1 个
青豆……65 克

调料

盐……2 克
水淀粉……适量

做法

1. 鸡蛋打开，取蛋黄备用。
2. 取榨汁机，把洗好的青豆倒入杯中，加入清水，榨取青豆汁，倒入碗中，备用。
3. 将青豆汁倒入汤锅，拌匀煮沸，加入盐，倒入水淀粉勾芡，放入蛋黄，拌匀，煮沸即可。

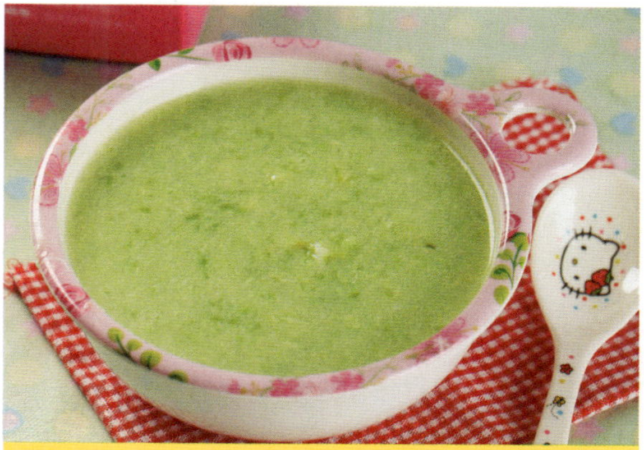

【功效】本品能增强体质，促进大脑发育，保护肝脏。

宜吃食物

荷兰豆

‖抗菌消炎‖
‖增强新陈代谢‖

【性味归经】性寒，味甘；归脾、胃、大肠、小肠经。

【主要营养素】含有蛋白质、脂肪、碳水化合物、叶酸、膳食纤维、维生素A、胡萝卜素、硫氨素、核黄素、烟酸、维生素C等成分。

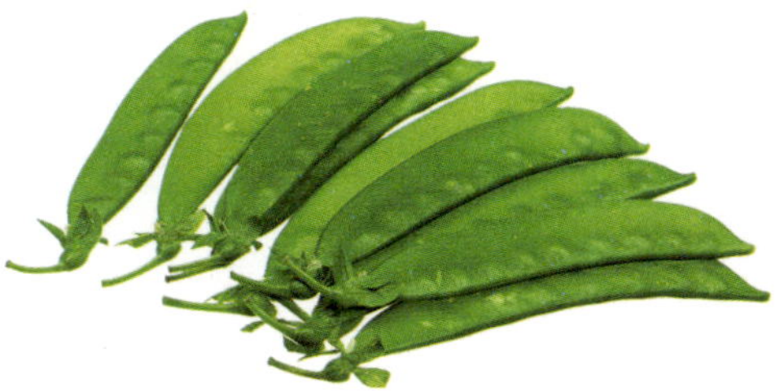

【食疗功效】

荷兰豆具有调和脾胃、利肠、利水的功效，能让皮肤柔润光滑并抑制黑色素的形成。荷兰豆富含膳食纤维，能预防直肠癌，并降低胆固醇。它还能抗癌、防癌，对糖尿病、产后乳少都有辅疗作用。

【选购保存】

扁圆形表示成熟度最佳，若荚果呈正圆形或筋凹陷则表示过老。手握豌豆若咔嚓作响，表示很新鲜。若需整荚保存，不要冲洗直接放冰箱冷藏，豌豆适宜冷冻。

【食用宜忌】

√荷兰豆是豆荚用豌豆，炒食之后颜色翠绿，清脆利口。

× 烹煮时不宜使用硬水（水中含有钙镁离子浓度超标），否则嚼不烂。

【相宜搭配】

荷兰豆	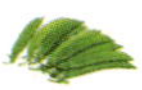	+ 蘑菇	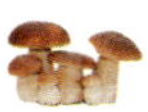	开胃消食
荷兰豆	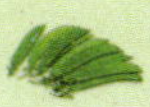	+ 红糖	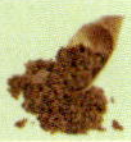	健脾通乳
荷兰豆	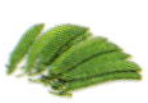	+ 虾仁	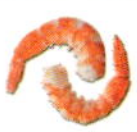	健脾通乳
荷兰豆	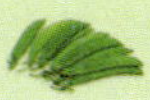	+ 鲈鱼	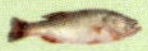	健脾益胃

【相忌搭配】

荷兰豆	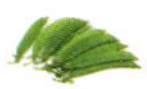	+ 醋	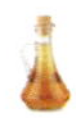	引起消化不良
荷兰豆	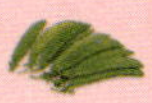	+ 羊肉	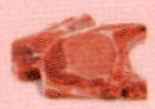	引起消化不良

白玉鲈鱼片

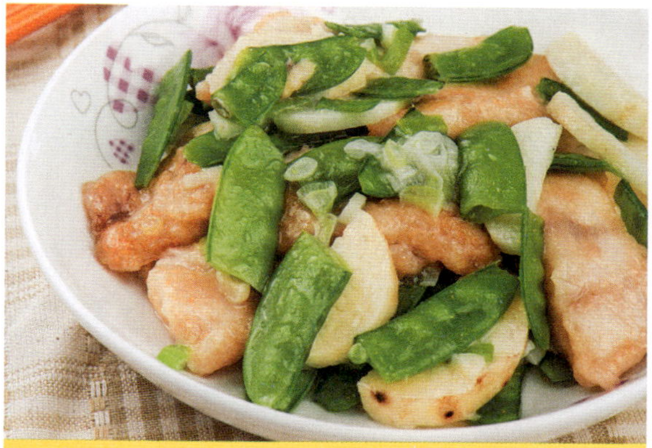

材料

鲈鱼……………1/2 条
山药片、荷兰豆各适量

调料

盐、水淀粉、蛋白
……………………各适量

做法

1. 鲈鱼洗净去骨、刺和皮后，切薄片；将盐、蛋白、水淀粉混合成粉浆，放入鱼片，均匀裹上粉浆。
2. 锅中放油烧热，放入鱼片，煎熟取出。
3. 锅内留油，放入山药片和荷兰豆翻炒断生，再放入鱼片拌匀，加盐调味，加水淀粉勾芡即可。

【功效】本品能补肝肾，益脾胃，化痰止咳。

荷兰豆鸡蛋面

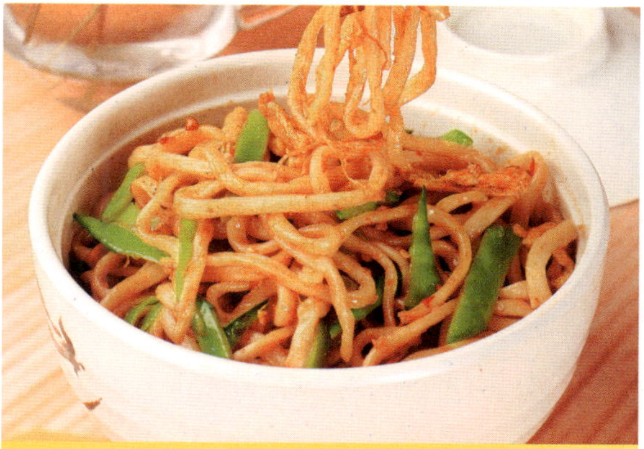

材料

荷兰豆……………65 克
蛋液………………60 克
熟面条…………170 克

调料

盐、鸡粉……… 各 1 克
生抽……………… 5 毫升
食用油……………… 适量

做法

1. 洗净的荷兰豆切丝，备用。
2. 热锅注油，倒入蛋液炒散，再倒入荷兰豆炒至断生，放入熟面条炒匀，加入生抽、盐、鸡粉，翻炒至入味，盛出即可。

【功效】本品能和中下气，益脾和胃，润肠通便。

宜吃食物

莲藕

‖补血益气‖
‖安定身心‖

【性味归经】 性凉，味辛、甘；归肺、胃经。

【主要营养素】 含蛋白质、脂肪、碳水化合物、热量、粗纤维、灰分、钙、磷、铁、胡萝卜素、尼克酸、抗坏血酸等营养成分。

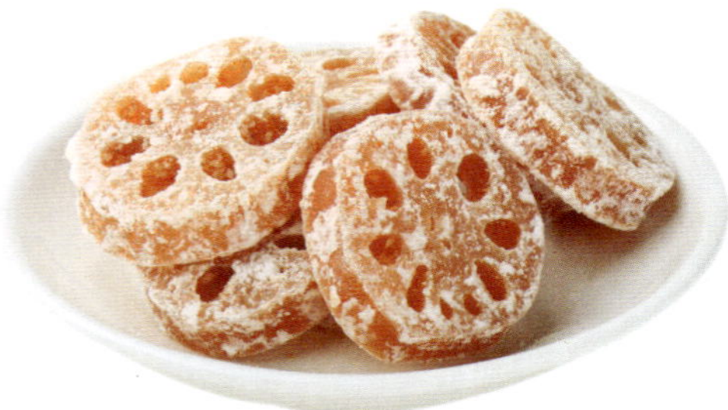

【食疗功效】

莲藕具有滋阴养血的功效，可以补五脏之虚、强壮筋骨、补血养血。生食能清热润肺、凉血行瘀，熟食可健脾开胃、止泄固精。

【选购保存】

要选外皮呈黄褐色、较长、较粗壮、有清香味的为好。要保存的藕不要用水清洗，可以糊上些泥巴，放在冷凉处保存。

【食用宜忌】

√炒时速度要快，以免破坏口感。

×尽量避免使用铁器烹调莲藕，否则易变色、变味；也尽量别用铁制刀切莲藕。

【相宜搭配】		
莲藕	+ 鳝鱼	强肾壮阳
莲藕	+ 羊肉	润肺补血
莲藕	+ 生姜	止呕
莲藕	+ 粳米	健脾

【相忌搭配】		
莲藕	+ 菊花	腹泻
莲藕	+ 人参	药性相反

水梨红苹莲藕汁

材料

水梨……………… 1/2 个
苹果……………… 1/2 个
莲藕……………… 1/2 个

做法

1. 水梨、苹果洗净，去皮和核，切块；莲藕洗净，去皮切块。
2. 将所有食材放入电蒸锅，加入适量水蒸至熟软。
3. 用筛网过滤掉食材与杂质，取其汁即可。

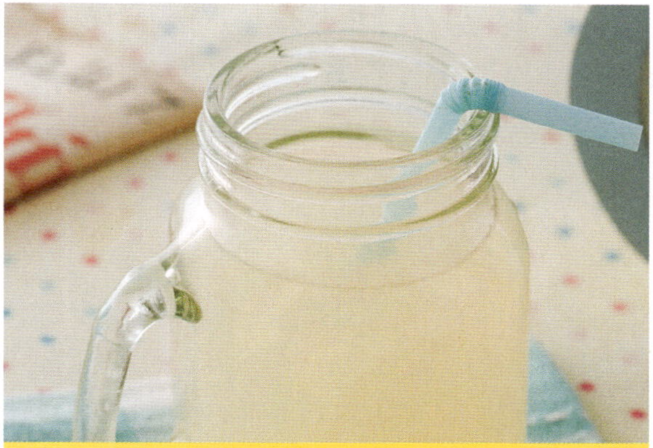

【功效】本品能调理肠胃，润肺止咳，养心润肺。

莲藕汁

材料

莲藕……………… 120 克

调料

蜂蜜……………… 适量

做法

1. 洗净的莲藕切厚片，再切条，改切成丁。
2. 取榨汁机，选择搅拌刀座组合，倒入莲藕，加入纯净水，榨出蔬菜汁。
3. 揭开盖，加入蜂蜜，搅拌均匀，将榨好的蔬菜汁倒入杯中即可。

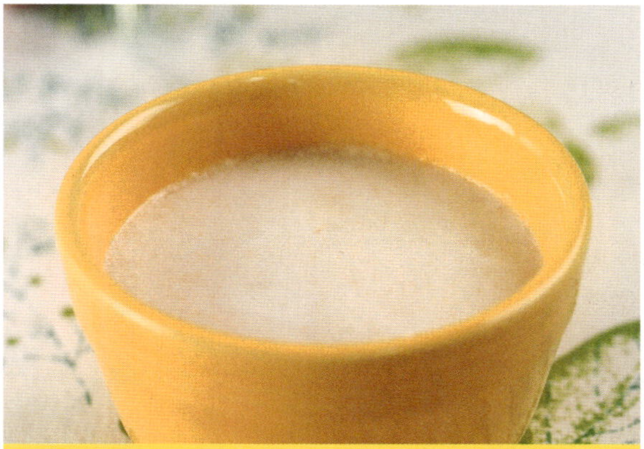

【功效】本品能消除疲劳，美容护肤，润肠通便。

莲藕玉米小排粥

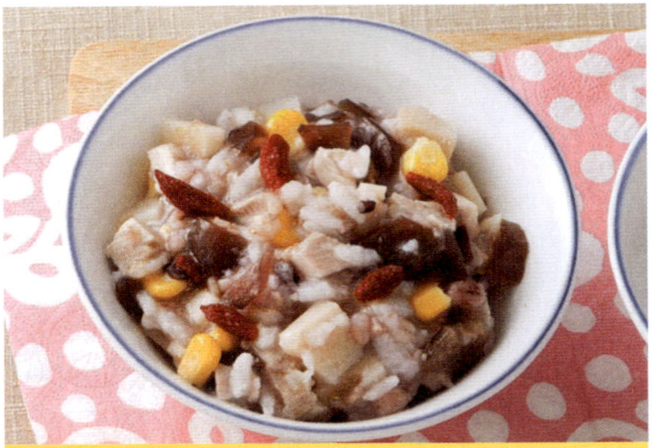

【功效】本品能健脾益胃，益精补血，提高人体免疫力。

材料

猪小排、莲藕、胚芽米、玉米、黑木耳各适量

调料

枸杞、高汤、姜片……各适量

做法

1. 胚芽米洗净，泡水浸软；莲藕洗净，去皮切丁；玉米洗净，煮熟后切成玉米碎；黑木耳洗净切碎；枸杞洗净，用水泡开后，沥干切碎；猪小排汆烫后捞起洗净。
2. 将所有材料放入锅中，加入高汤炖煮至软烂，取出姜片，其余食材放入料理机中打成泥即可。

火腿莲藕粥

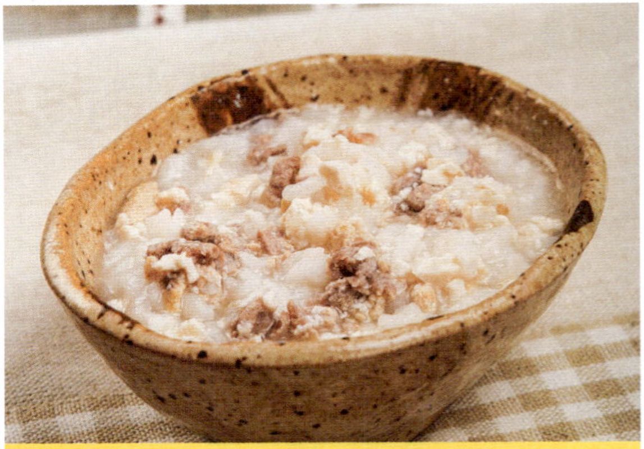

【功效】本品能补中益气，健脾养胃，益精强志。

材料

白米粥……30 克

莲藕……20 克

火腿……20 克

调料

高汤……适量

做法

1. 莲藕洗净去皮，切碎；火腿洗净切丁，烫熟。
2. 锅中放入白米粥、高汤、莲藕和火腿，煮滚。
3. 再转中火续煮至食材软烂即可。

莲藕薏仁排骨汤

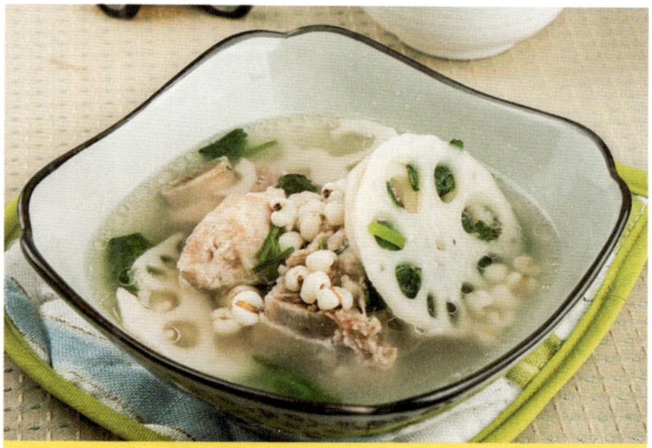

材料

排骨……………… 300 克
莲藕…………………50 克
薏仁…………………20 克

调料

香菜末、盐
……………………… 各适量

做法

1. 莲藕洗净，去皮切片；薏仁洗净，用水泡开；排骨洗净，剁成小块，放入滚水中汆烫去血水。
2. 锅中加水、排骨、莲藕、薏仁，煮沸后转中小火续煮 45 分钟，加入香菜末、盐调味即可。

【功效】本品能益气补血，强健骨骼，滋阴润燥。

莲藕芋头糕

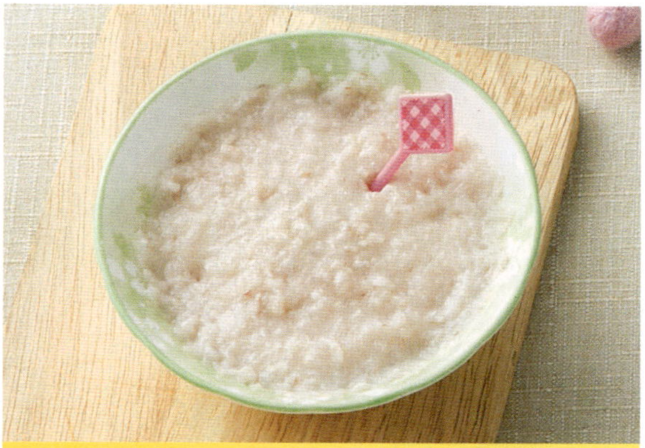

材料

莲藕…………………50 克
芋头……………… 100 克
大米………………150 克

做法

1. 大米洗净泡水，放入冰箱冷藏一晚；芋头与莲藕洗净，去皮刨丝，放入电蒸锅中蒸至熟软。
2. 将大米放入料理机内，注水打成米浆，滤取汁，放入电蒸锅中与芋头丝、莲藕丝蒸至熟软即可。

【功效】本品能补脾益胃，清热解毒，补中健脾。

宜吃食物

香菇

提高免疫力
防癌抗癌

【性味归经】性平，味甘；归脾、胃经。

【主要营养素】富含碳水化合物、钙、磷、铁、维生素、烟酸以及蛋白质类物质，并含有香菇多糖、天门冬素等多种活性物质。

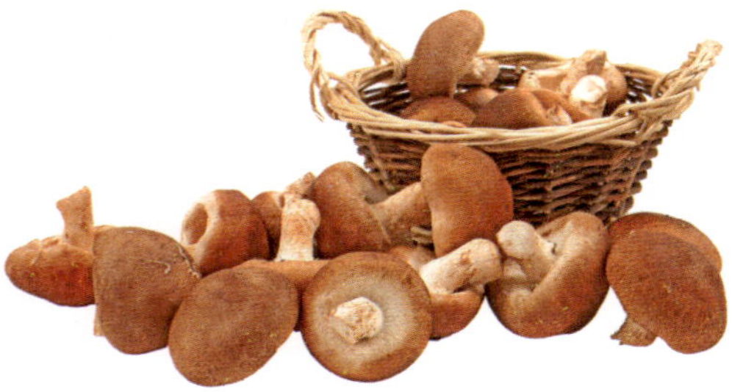

【食疗功效】

香菇具有化痰理气、益胃和中、透疹解毒之功效，对食欲不振、身体虚弱、小便失禁、大便秘结、形体肥胖、肿瘤疮疡等病症有食疗功效。

【选购保存】

首先鉴别其香味，可用手指头压住菇伞，然后边放松边闻，以香味纯正、伞背呈黄色或白色者为佳。干香菇应放在干燥、低温、避光、密封的环境中储存。发好的香菇要放在冰箱里冷藏才不会损失营养。

【食用宜忌】

√干香菇用清水洗净，以冷水浸泡约半小时，泡发的水可用于烹饪；清洗时不要揉搓，用水冲洗即可。

× 用热开水浸泡虽能加速软化，但却会破坏香菇的营养、失去香味。

【相宜搭配】		
香菇	+ 牛肉	补气养血
香菇	+ 猪肉	促进消化
香菇	+ 上海青	提高免疫力
香菇	+ 豆腐	有助吸收营养

【相忌搭配】		
香菇	+ 鹌鹑	同食面生黑斑
香菇	+ 鹌鹑蛋	同食面生黑斑
香菇	+ 野鸡	引发痔疮
香菇	+ 螃蟹	引起结石

香菇蔬菜面

材料

鸡蛋面条............50 克
菠菜..................20 克
香菇、黑木耳、高汤
.... 各适量

做法

1. 香菇洗净、切碎；鸡蛋面条切小段；黑木耳洗净，剁碎；菠菜洗净汆烫后，沥干剁碎。
2. 锅中放入高汤煮滚后，放入所有材料煮熟即可。

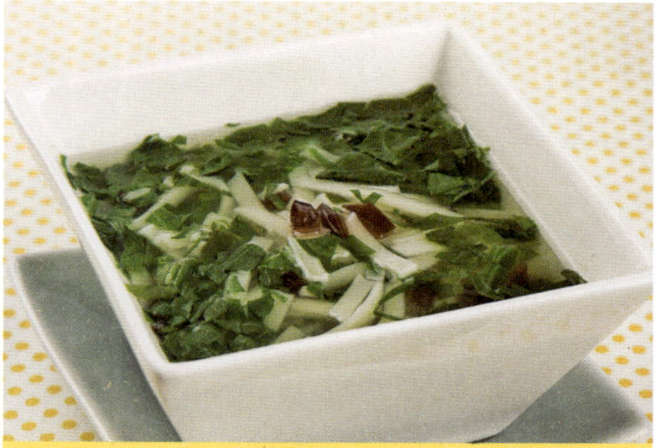

【功效】本品能增强抗病能力，清肺养血，健脑益智。

秋葵香菇粥

材料

白米饭..............20 克
鲜香菇................1 朵
秋葵....................1 支

做法

1. 秋葵洗净，去两头，切碎。
2. 香菇去蒂后洗净，切碎。
3. 锅中放入白米饭和水煮滚后，加入秋葵和香菇，煮至熟软即可。

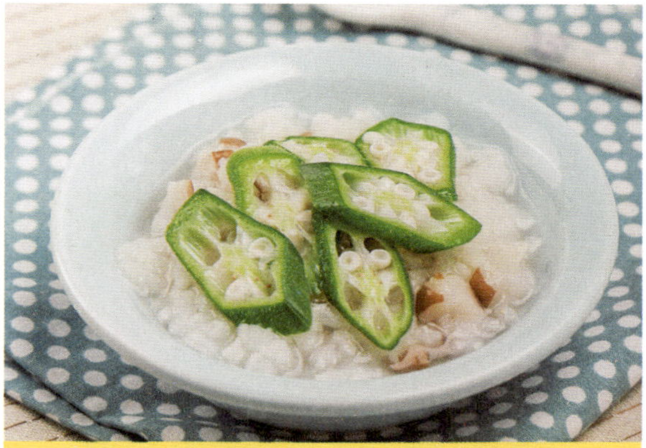

【功效】本品能够帮助消化，保护胃黏膜及皮肤。

宜吃食物

黑木耳

‖清胃涤肠‖
‖化解结石‖

【性味归经】 性平， 味甘；归肺、胃、肝经。

【主要营养素】 含蛋白质、脂肪和钙、磷、铁及胡萝卜素、维生素B_1等，还含磷脂、固醇等。

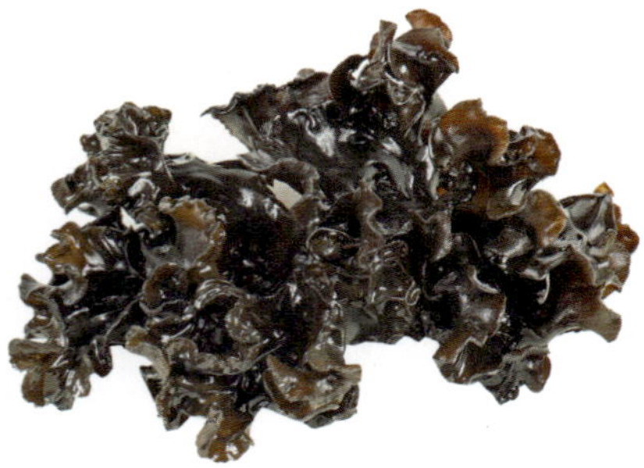

【食疗功效】

黑木耳具有补血气、活血、滋润、通便之功效，对痔疮、胆结石、肾结石、膀胱结石等病症有食疗作用。黑木耳可防止血液凝固，有助于减少动脉硬化，经常食用可预防脑溢血、心肌梗塞等致命性疾病的发生。

【选购保存】

干黑木耳越干越好，朵大适度，朵面乌黑但无光泽，朵背略呈灰白色的为上品。保存干黑木耳要注意防潮，最好用塑胶袋装好、封严，常温或冷藏保存均可。

【食用宜忌】

√将黑木耳放入温水中，加点盐，浸泡半小时可以让木耳快速变软。

× 用过热的水泡发黑木耳会丢失部分营养，所以水温不要过高。

【相宜搭配】

黑木耳	+ 青笋	补血
黑木耳	+ 红枣	补血
黑木耳	+ 银耳	提高免疫
黑木耳	+ 白菜	润喉止咳

【相忌搭配】

黑木耳	+ 野鸭	消化不良
黑木耳	+ 田螺	不利于消化
黑木耳	+ 茶	不利铁的吸收
黑木耳	+ 咖啡	不利铁的吸收

木耳黑米豆浆

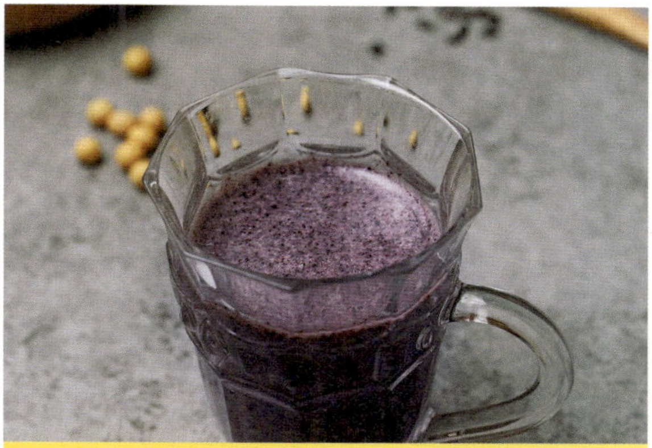

【功效】本品能开胃消食，增强免疫，补肾健脾。

材料

水发木耳............8 克
水发黄豆..........50 克
水发黑米..........30 克

做法

1. 将已泡发的黄豆、黑米洗净，沥干，备用。
2. 将洗好的木耳、黄豆、黑米倒入豆浆机中，注入清水，约 20 分钟后即打成豆浆。
3. 把煮好的豆浆倒入滤网，滤取豆浆即可。

木耳枸杞蒸蛋

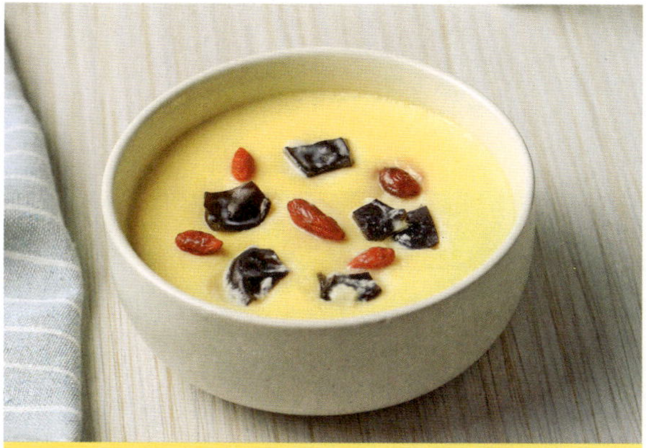

【功效】本品能增强免疫力，养肝明目，健脑益智。

材料

鸡蛋....................2 个
木耳....................1 朵
水发枸杞........... 少许

调料

盐........................ 2 克

做法

1. 洗净的木耳切成块。
2. 取碗，打入鸡蛋，加入盐、温水、木耳，拌匀；蒸锅注入清水烧开，放上碗，蒸 10 分钟至熟；关火后取出蒸好的鸡蛋，放上枸杞即可。

宜吃食物

银耳

‖美白肌肤‖
‖瘦身减肥‖

【性味归经】性平，味甘；归肺、胃、肾经。

【主要营养素】含蛋白质、脂肪、碳水化合物、粗纤维、钙、磷、铁、维生素B_1、维生素B_2、烟酸以及16种氨基酸等成分。

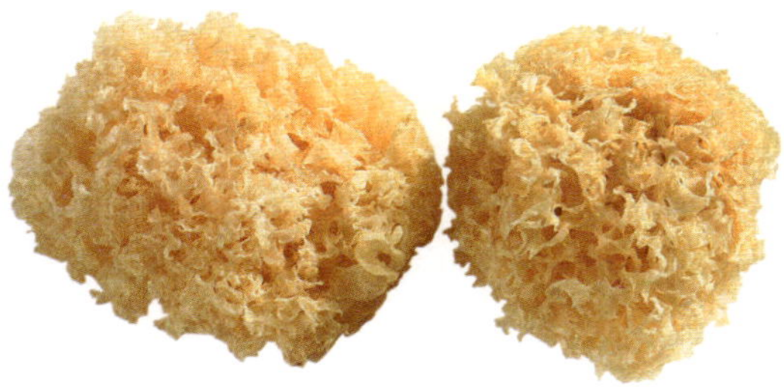

【食疗功效】

银耳含有丰富的胶质、多种维生素、无机盐、氨基酸，具有强精补肾、滋肠益胃、补气和血、美容嫩肤、延年益寿的功效。银耳还含有酸性异多糖，能增强机体巨噬细胞的吞噬功能，可抑制癌细胞生长。

【选购保存】

宜选择色泽黄白、鲜洁发亮、瓣大形似梅花、气味清香、带韧性、胀性好的银耳。银耳易受潮变质，应装入瓶中密封，并放于阴凉干燥处。

【食用宜忌】

√银耳宜用开水泡发，泡发后应去掉未发开的部分，特别是那些呈淡黄色的东西。银耳主要用来做甜汤。

× 用热开水泡发容易损失大量的营养成分；熟银耳忌久放。

【相宜搭配】

银耳	+ 莲子	滋阴润肺
银耳	+ 冰糖	营养滋补
银耳	+ 木瓜	美容美体
银耳	+ 鸽蛋	补肾润肺

【相忌搭配】

银耳	+ 菠菜	破坏维生素 C
银耳	+ 蛋黄	不利消化

银耳羹

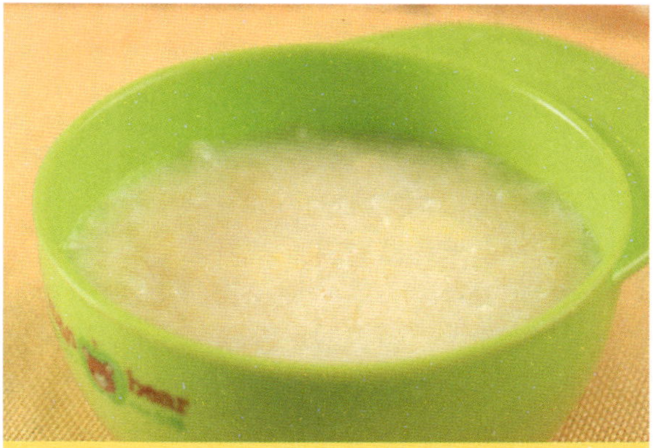

【功效】本品能补脾开胃，益气清肠，安眠健胃。

材料

水发银耳.........250 克

白糖.................. 15 克

做法

1. 银耳去蒂，切成小块。
2. 锅中注水烧开，放入银耳，煮 40 分钟至食材熟软。
3. 加入白糖，拌至溶化，盛出煮好的甜汤，装碗即可。

银耳莲子马蹄羹

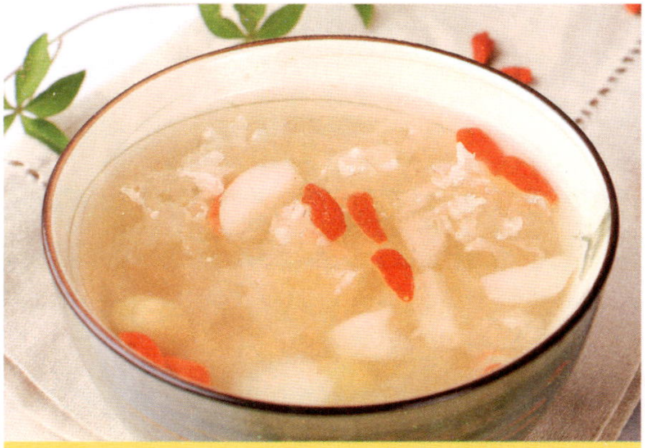

【功效】本品能凉血解毒，利尿通便，温补脾胃。

材料

水发银耳.........150 克

去皮马蹄...........80 克

水发莲子.........100 克

调料

枸杞.................. 15 克

冰糖.................. 40 克

做法

1. 洗净的马蹄切碎；砂锅注水烧开，倒入马蹄、莲子、银耳，拌匀，煮 1 小时至熟。
2. 加入冰糖、枸杞，拌匀，续煮 10 分钟至冰糖溶化，拌至入味，盛出煮好的菜肴，装碗中即可。

宜吃食物

金针菇

‖ 防癌抗癌 ‖
‖ 提高智力 ‖

【性味归经】性凉，味甘滑；归脾、大肠经。

【主要营养素】含有蛋白质、维生素B_2、铁、钾、锌、镁、膳食纤维、赖氨酸、精氨酸、多糖等成分。

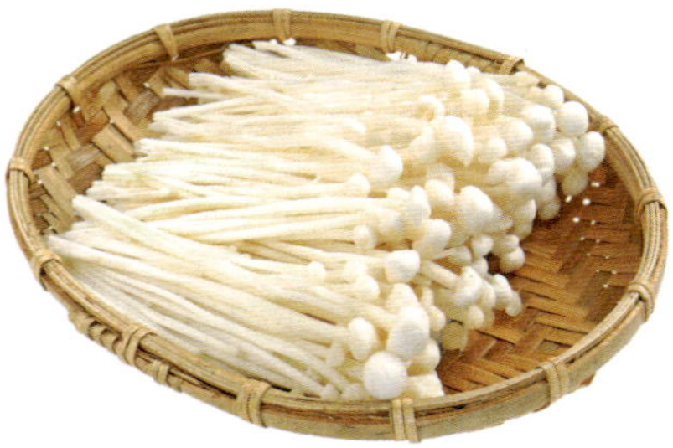

【食疗功效】

金针菇具有补肝、益肠胃、抗癌之功效，对肝病、胃肠道炎症、溃疡、肿瘤等病症有食疗作用。金针菇中锌含量较高，对预防男性前列腺疾病较有助益。金针菇还是高钾低钠食品，可防治高血压，对老年人也有益。

【选购保存】

要选择菇头大小均匀，颜色白、未开伞，根部少黏连的为好。用保鲜膜封好放，置在冰箱中可存放1周。

【食用宜忌】

√应避免过度烹煮，凉拌或涮火锅是较好的吃法；烹饪时要煮软熟。

× 金针菇不宜生食，若用于凉拌，必须先用滚水汆烫透再放凉。

【相宜搭配】

金针菇	+ 豆芽	清热解毒
金针菇	+ 鸡肉	健脑益智
金针菇	+ 芹菜	抗秋燥
金针菇	+ 西蓝花	增强免疫力

【相忌搭配】

金针菇	+ 驴肉	引起腹泻
金针菇	+ 牛奶	引起心绞痛

什锦菇菇高汤

材料

昆布、包菜、胡萝卜、
洋葱、干香菇、秀珍菇、
金针菇............各适量

做法

1. 将菇类全部洗净；洋葱、胡萝卜洗净，去皮切块；包菜、昆布洗净。
2. 锅中注水烧开，放入所有食材，以中火煮25~30分钟后将食材捞出，余下的汤水即为高汤。

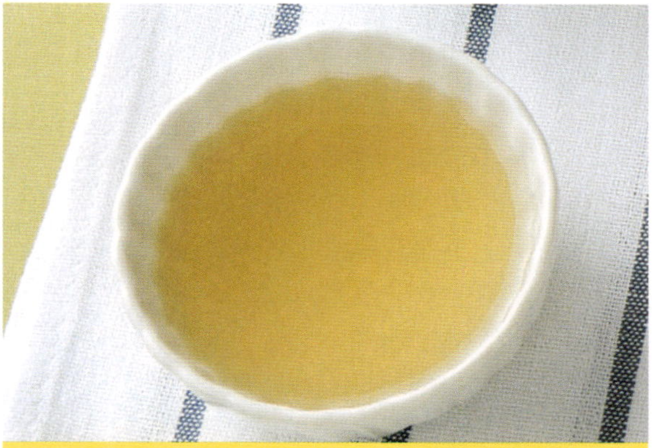

【功效】本品能促进食欲，增强免疫力，促进消化。

素三鲜粥

材料

白米饭............1/4 碗
胡萝卜、黄瓜、
金针菇..........各20克

调料

高汤....................适量
盐.........................少许

做法

1. 胡萝卜洗净去皮，切细丁；金针菇洗净后切碎；黄瓜洗净切细丁。
2. 锅中放入高汤、白米饭和所有食材，炖煮20分钟后，放入盐调味即可。

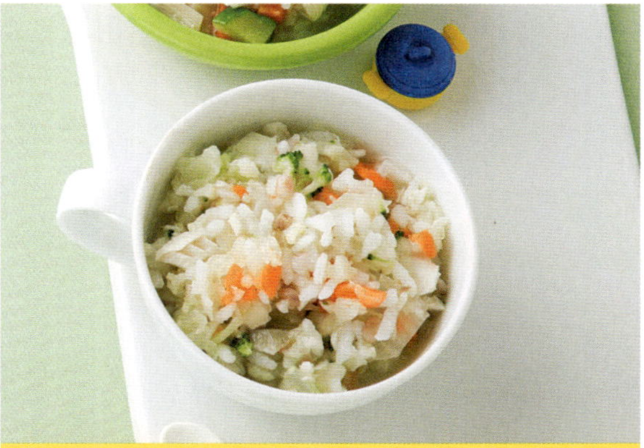

【功效】本品能清热解毒，利尿消肿，补中益气。

宜吃食物

鸭肉

‖ 滋阴养胃 ‖
‖ 清热健脾 ‖

【性味归经】性寒，味甘、咸；归脾、胃、肺、肾经。

【主要营养素】富含蛋白质、B族维生素、维生素E以及铁、铜、锌等微量元素。

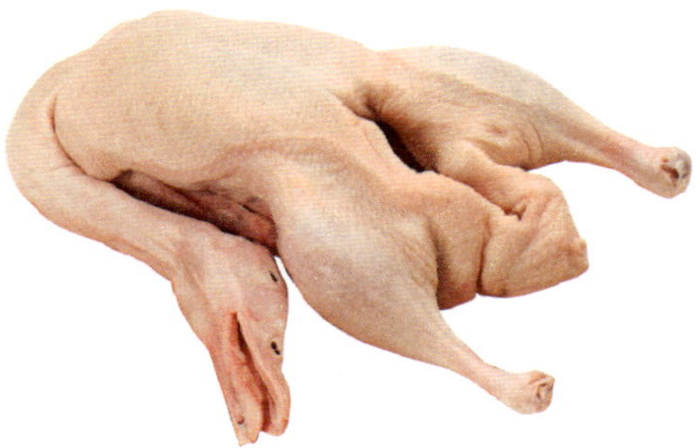

【食疗功效】

鸭肉具有养胃滋阴、清肺解热、大补虚劳、利水消肿之功效，用于治疗咳嗽痰少、咽喉干燥、阴虚阳亢之头晕头痛、水肿、小便不利。鸭肉不仅脂肪含量低，且所含脂肪主要是不饱和脂肪酸，能起到保护心脏的作用。

【选购保存】

要选择肌肉新鲜、脂肪有光泽的鸭肉。保存鸭肉的方法很多，我国农村用熏、腊、风、腌等方法保存。

【食用宜忌】

√炖制老鸭时，加几片火腿或腊肉，能增加鸭肉的鲜香味。

× 鸭肉易变质，可烹熟之后再保存。

【相宜搭配】

鸭肉	+ 芥菜	滋阴润肺
鸭肉	+ 山药	滋阴润肺
鸭肉	+ 金银花	滋润肌肤
鸭肉	+ 干贝	提供丰富的蛋白质

【相忌搭配】

鸭肉	+ 栗子	引起中毒
鸭肉	+ 甲鱼	导致水肿泄泻

粉蒸鸭肉

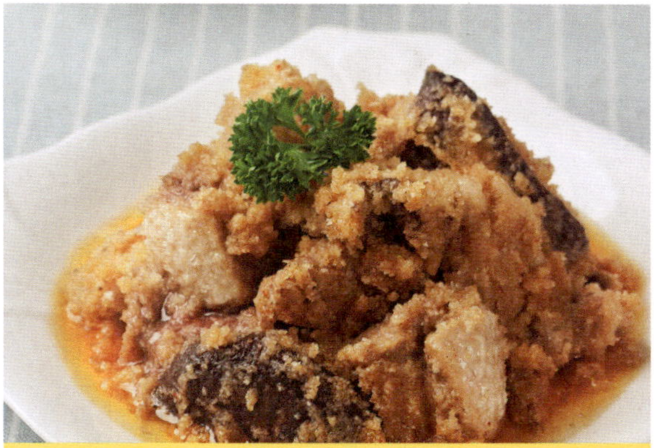

【功效】本品能开胃消食，增强免疫，帮助代谢。

材料

鸭肉……………350 克
蒸肉米粉………50 克
水发香菇………110 克
葱花、姜末…… 各少许

调料

盐……………………1 克
甜面酱……………30 克
五香粉……………5 克
料酒……………5 毫升

做法

1. 取蒸碗，放入鸭肉、盐、五香粉、料酒、甜面酱、香菇、葱花、姜末、蒸肉米粉，搅拌片刻。
2. 蒸锅上火烧开，放入鸭肉，蒸 30 分钟至熟透。

彩椒黄瓜炒鸭肉

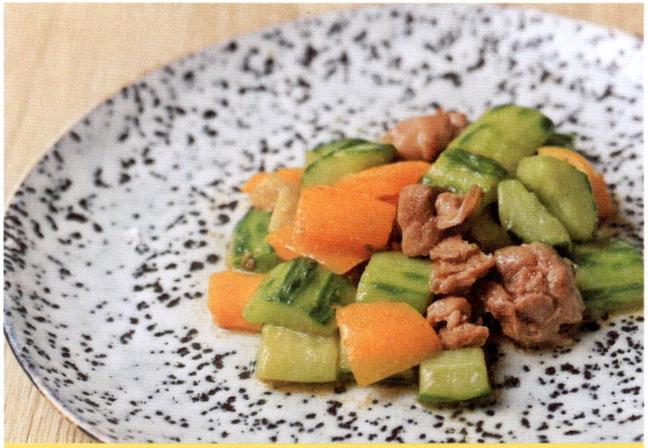

【功效】本品能补阴益血，增强免疫力，延缓衰老。

材料

鸭肉……………180 克
黄瓜……………90 克
彩椒……………30 克

调料

生抽、盐、鸡粉、姜片、葱段、水淀粉、料酒、食用油………… 各适量

做法

1. 彩椒去籽切块；黄瓜去瓤切块。
2. 鸭肉装碗，淋入生抽、料酒、水淀粉，腌渍入味。
3. 油起锅，放姜、葱、鸭肉，炒至变色，淋料酒、彩椒、黄瓜、盐、鸡粉、生抽、水淀粉，炒至入味，盛出即可。

宜吃食物

草鱼

‖护眼明目‖
‖美容养颜‖

【性味归经】性温，味甘，无毒；归肝、胃经。

【主要营养素】富含蛋白质、脂肪、钙、磷、铁、维生素B_1、维生素B_2、烟酸等。

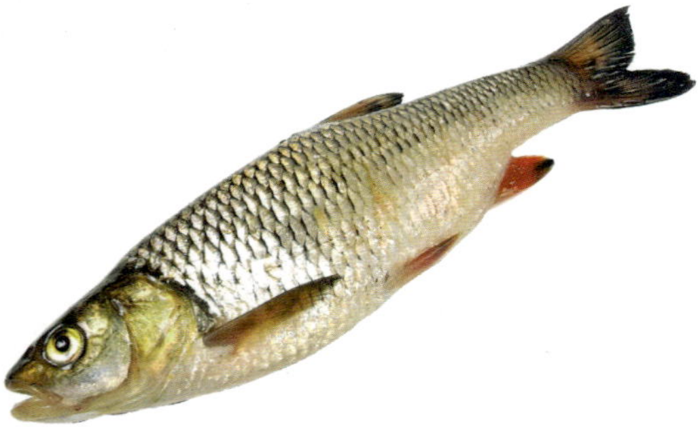

【食疗功效】

草鱼具有暖胃、平肝、祛风、活痹、截疟、降压、祛痰及轻度镇咳等功能，是温中补虚的养生食品。此外，草鱼对增强体质、延缓衰老有食疗作用。而且，多吃草鱼还可以预防乳腺癌。

【选购保存】

草鱼放在水中，游在水底层，且鳃盖起伏均匀在呼吸的为鲜活草鱼。将鲜活草鱼宰杀洗净放入冰箱内。

【食用宜忌】

√草鱼通常个头较大，可先切段；如果整条烹调可以先在外皮上划几道口。

× 草鱼胆有毒，应去除。

【相宜搭配】		
草鱼	+ 油条	益眼明日
草鱼	+ 豆腐	增强免疫
草鱼	+ 冬瓜	祛风
草鱼	+ 木耳	补虚利尿

【相忌搭配】		
草鱼	+ 甘草	引起中毒
草鱼	+ 西红柿	抑制铜元素析放

茶树菇草鱼汤

材料

水发茶树菇.......90 克
草鱼肉.............200 克
姜片、葱花.... 各少许

调料

盐、鸡粉、胡椒粉、料酒、芝麻油、水淀粉各适量

做法

1. 茶树菇切茎，焯水；草鱼肉切片，装碗，加料酒、盐、鸡粉、胡椒粉、水淀粉、芝麻油，腌渍。
2. 汤锅注水烧开，倒入茶树菇、姜片、芝麻油、盐、鸡粉、胡椒粉，拌匀；放入鱼片，煮至熟软，装碗中即可。

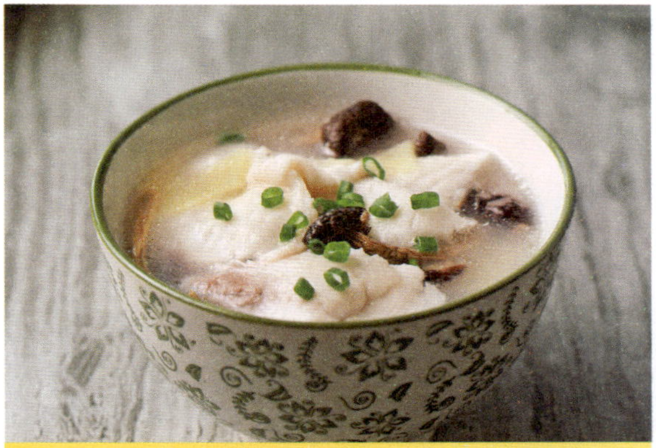

【功效】本品能清热平肝，明目，可加速新陈代谢。

清炖草鱼段

材料

草鱼块.............350 克
姜片、蒜末、葱段
.... 各少许

调料

盐.......................... 3 克
鸡粉...................... 2 克
料酒................. 4 毫升
食用油............... 适量

做法

1. 草鱼块加盐、料酒，腌渍 10 分钟，去除鱼腥味。
2. 用油起锅，倒入姜片、鱼块，煎香，撒上蒜末、盐、鸡粉，拌匀，煮约 5 分钟至食材熟透，盛出炖煮好的汤料，装在碗中，撒上葱段即成。

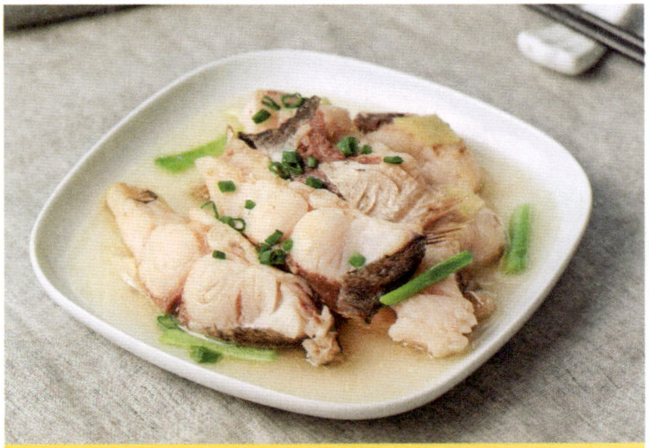

【功效】本品能利肺通阳，发汗解表，促进食欲。

宜吃食物

三文鱼

补虚劳
暖胃和中

【性味归经】性平，味甘；归脾、胃经。

【主要营养素】含有不饱和脂肪酸、Ω-3脂肪酸、维生素D。

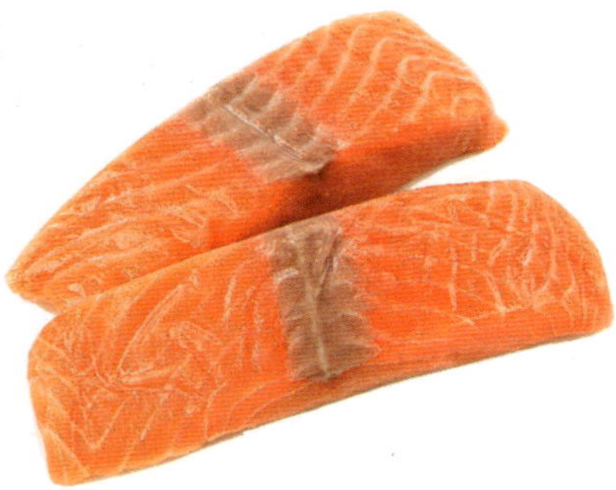

【食疗功效】

三文鱼中含有丰富的不饱和脂肪酸，能有效降低血脂和血胆固醇，防治心血管疾病。它所含Ω-3脂肪酸更是脑部、视网膜及神经系统必不可少的物质，有防治老年痴呆和预防视力减退的功效。

【选购保存】

鱼肉有光泽，有弹性，颜色为鲜明的橘红色。三文鱼的颜色越深代表其虾青素含量越高，价值也越高，也越新鲜。三文鱼用保鲜膜包住，放在冰箱冷藏室可保存1~2天，尽量尽快食用，以保证新鲜和营养。

【食用宜忌】

√三文鱼用于制作热菜时，最佳成熟度为七成熟，此时口感软滑鲜嫩。

× 三文鱼不需要做的特别烂。

【相宜搭配】

三文鱼	+ 芥末	除腥
三文鱼	+ 柠檬	利于营养吸收
三文鱼	+ 米饭	可降低胆固醇
三文鱼	+ 胡萝卜	护眼明目

【相忌搭配】

三文鱼	+ 浓茶	影响营养吸收
三文鱼	+ 啤酒	对健康不利

三文鱼泥

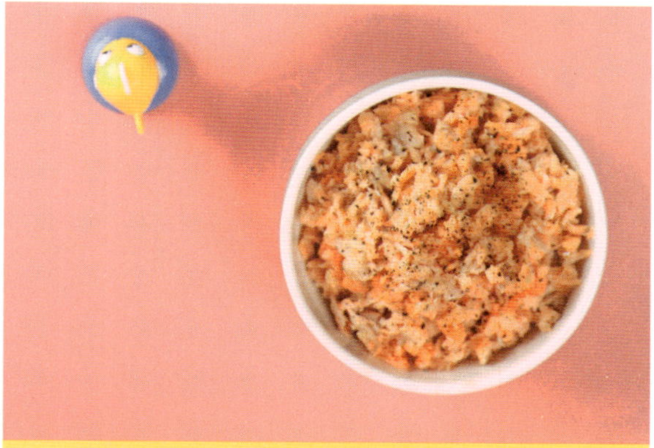

材料

三文鱼肉.........120 克

调料

盐........................少许

做法

1. 蒸锅上火烧开，放入三文鱼肉，蒸约 15 分钟至熟，取出，放凉。
2. 取大碗，放入三文鱼肉，压成泥状，加入盐，拌至入味。
3. 另取一个干净的小碗，盛入拌好的三文鱼即可。

【功效】本品能促进机体对钙的吸收利用，有助于生长发育。

蔬菜三文鱼粥

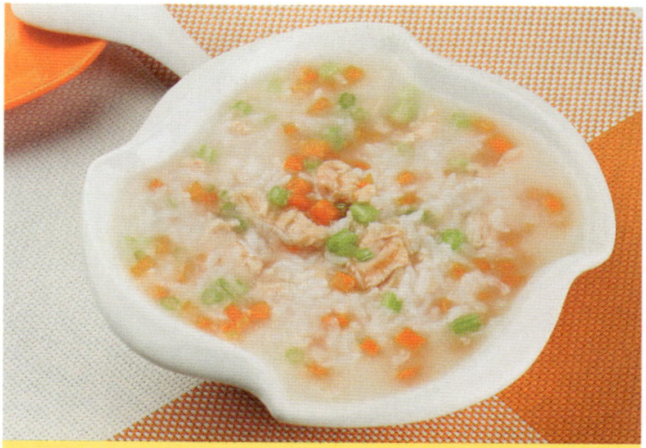

材料

三文鱼.............120 克

去皮胡萝卜、芹菜、水发大米............各适量

调料

盐、鸡粉、水淀粉、食用油............各适量

做法

1. 芹菜、胡萝卜洗净均切粒；三文鱼切片装碗，放入盐、鸡粉、水淀粉，拌匀，腌渍至入味。
2. 砂锅注水烧开，倒入水发大米、胡萝卜粒、食用油，煮至食材熟烂。加入三文鱼、芹菜，拌匀煮沸，加盐、鸡粉，拌匀调味，盛出即可。

【功效】本品能保护视力，清理肠道，增进消化。

宜吃食物

虾

‖ 增强人体免疫力 ‖

【性味归经】性温，味甘、咸；归脾、肾经。

【主要营养素】富含蛋白质、脂肪、碳水化合物、谷氨酸、糖类、维生素B_1、维生素B_2、烟酸以及钙、磷、铁、硒等矿物质。

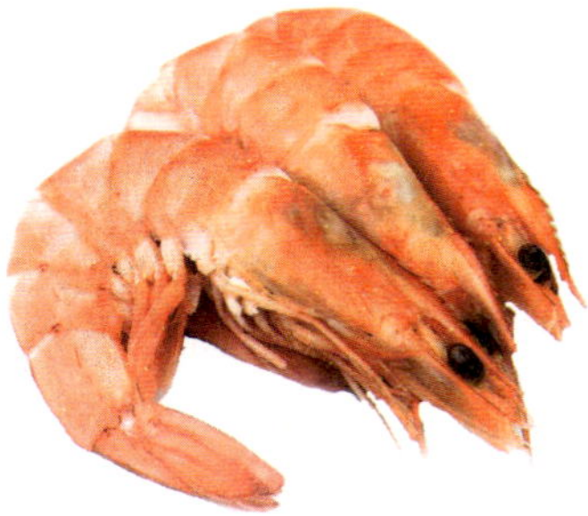

【食疗功效】

虾具有补肾、壮阳、通乳之功效，属强壮补精食品。可治阳痿体倦、腰痛、腿软、筋骨疼痛、失眠不寐，产后乳少以及丹毒、痈疽等症；所含有的微量元素硒能有效预防癌症。

【选购保存】

新鲜的虾体形完整，呈青绿色，外壳硬实、发亮，头、体紧紧相连，肉质细嫩，有弹性、有光泽。将虾的沙肠挑出，剥除虾壳，然后洒上少许酒，控干水分，再放进冰箱冷冻。

【食用宜忌】

√烹调虾之前，先用泡桂皮的沸水把虾冲烫一下，味道会更鲜美。

× 虾要吃新鲜的，色发红、身软的虾不新鲜，尽量不吃。

【相宜搭配】

虾	+ 燕麦	有利牛磺酸的合成
虾	+ 白菜	增强机体免疫力
虾	+ 葱	益气
虾	+ 香菜	补脾益气

【相忌搭配】

虾	+ 西瓜	降低免疫力
虾	+ 南瓜	引发痢疾
虾	+ 西红柿	生成有毒物质
虾	+ 猕猴桃	对人体不利

虾仁包菜饭

材料

白米饭…………3 大匙
虾仁…………5 只
包菜叶…………3 片

调料

高汤…………适量
黑芝麻…………少许

做法

1. 虾仁洗净剁碎；包菜洗净切碎。
2. 锅中放入白米饭和高汤，熬煮成软饭。
3. 再加入包菜和虾仁煮熟后，盛出撒上黑芝麻即可。

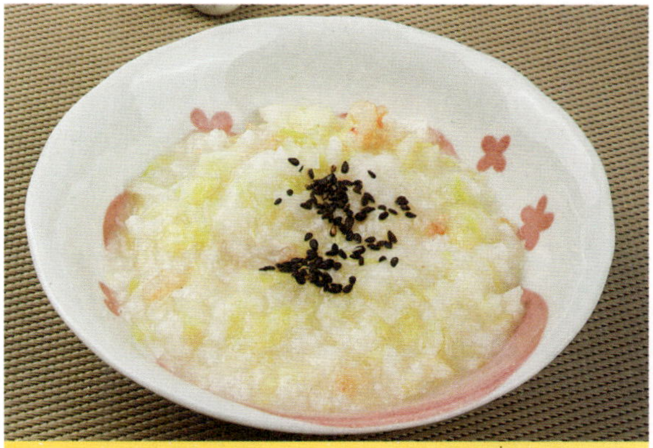

【功效】 本品能增进食欲，促进消化，预防便秘。

鲜虾玉米汤

材料

虾仁…………5 只
玉米粒…………30 克
西蓝花…………80 克
番茄末…………10 克

调料

高汤…………80 毫升

做法

1. 虾仁洗净，去肠泥，汆烫后切碎。
2. 西蓝花洗净切碎；玉米粒洗净压碎。
3. 热油锅，放入所有切碎的材料翻炒，再放入番茄末和高汤，煮滚即可。

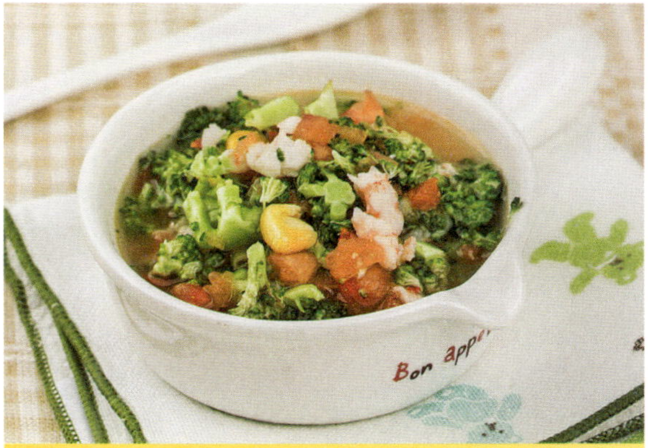

【功效】 本品能润肠通便，健脾益胃，清热解毒。

10 ~ 12 个月 婴儿期宝宝 忌吃食物

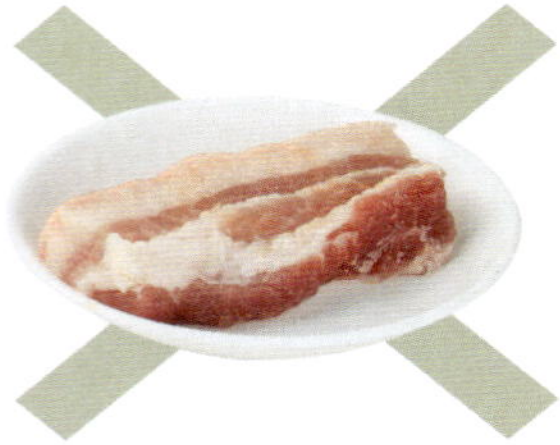

肥肉

原因：过多地摄入脂肪会导致宝宝体内脂肪过剩，使血液中的胆固醇与三酰甘油含量增多，从而引发心血管疾病，甚至导致肥胖症。另外，高脂肪的饮食还会影响宝宝对钙的吸收，不利于身体发育。

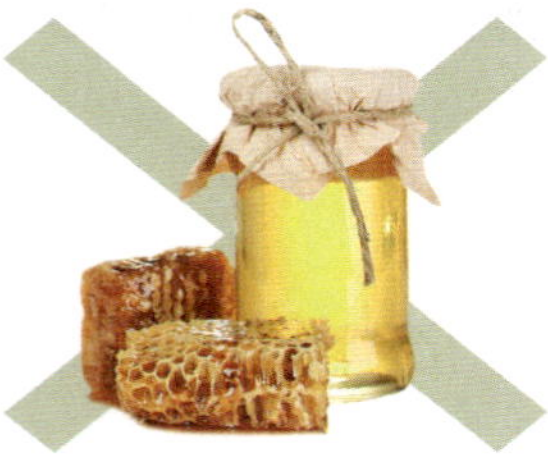

蜂蜜

原因：蜂蜜能够增强肠道蠕动并缩短排便时间，而宝宝由于年纪太小，胃肠功能还未健全，食用蜂蜜后很容易引起腹泻。另外，蜜蜂在采取花粉酿蜜的过程中，有可能会把被污染的花粉和毒素带回蜂箱。小宝宝的肠道抗病能力和屏蔽功能差，很容易被感染而引起食物中毒。因此，1 岁以内的宝宝应禁食蜂蜜，1 岁以上的宝宝也应该少食蜂蜜。

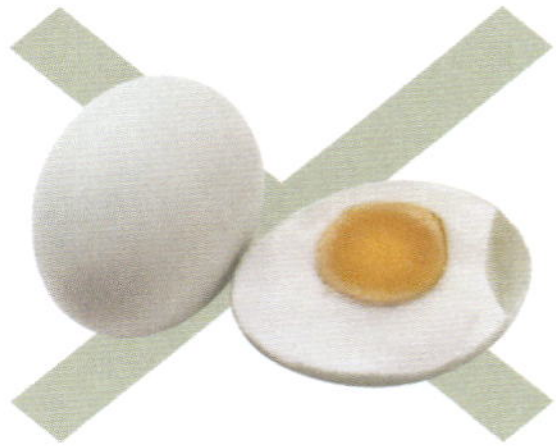

咸鸭蛋

原因：过咸的鸭蛋，一方面能直接影响宝宝对锌的吸收，导致宝宝缺锌；另一方面，腌制过的咸鸭蛋中，钠的含量相对较高，会造成宝宝出现局部水肿的情况。另外，腌制过的咸鸭蛋含有大量的亚硝酸盐，亚硝酸盐是致癌物质，对宝宝的健康有很大影响。因此，1 岁以内的宝宝最好不要吃咸鸭蛋，1 岁以后的宝宝也最好少吃咸鸭蛋。

腊肠

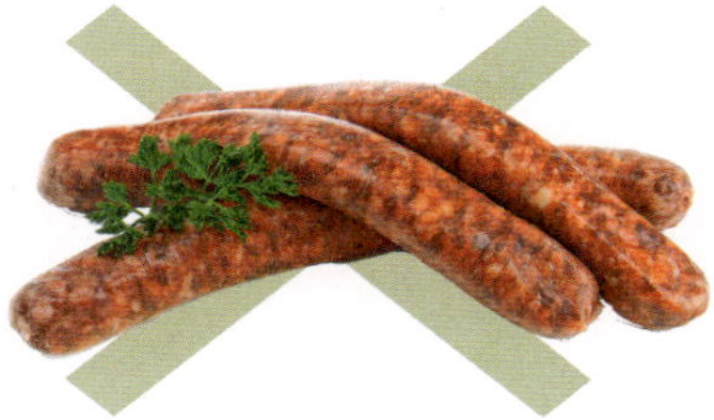

原因：腊肠属腌制食品，含有亚硝酸，亚硝酸对人体有着很大的危害。肾脏是过滤血液、废物、排泄水分及盐分的重要器官，宝宝的肾脏器官还未发育完善，食用腊肠后会增加肾脏的负担，容易引起溶血性贫血。另外，腊肠中肥肉比例高达50%以上，含有极高的脂肪和动物性蛋白，宝宝摄入后，容易导致体内脂肪过剩，增加肥胖症的概率。因此，3岁以内的宝宝应禁止食用腊肠，10岁以内的宝宝也应少食或不食腊肠。

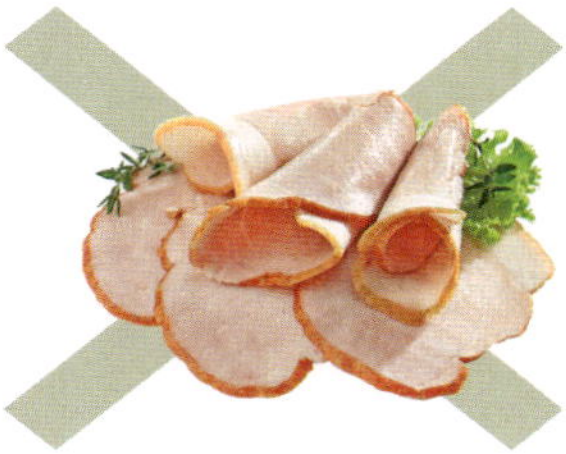

熏肉

原因：熏肉在制作过程中加入了很多盐腌渍，人体摄入较多的盐，易引起体内钠水潴留，造成水肿。熏肉的热量很高，脂肪含量丰富。大量脂肪的摄入容易引起心脑血管疾病，甚至导致营养过剩，使宝宝出现肥胖症；另一方面，熏肉中所含有的脂肪很容易转化为过氧化脂质，而过氧化脂质会导致大脑早衰或痴呆，直接损害大脑的发育。因此，3岁以内的宝宝应禁止食用熏肉，10岁以内的宝宝也应少食或不食熏肉。

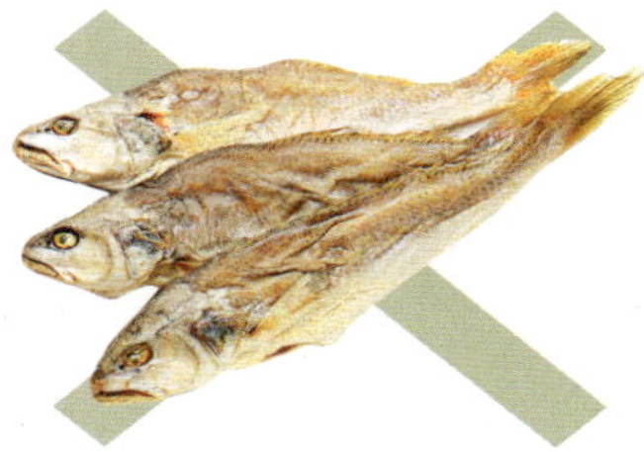

咸鱼

原因：咸鱼都含有大量的二甲基亚硝盐，这种物质进入人体后，会转化为致癌性很强的二甲基亚硝氨，对宝宝的健康造成极大的危害。据调查，10岁以前开始吃腌制品的宝宝，成年后患癌的可能性比一般人高3倍。另外，咸鱼中也含有较高的盐，而高盐食品一方面易增加宝宝的肾脏负担，造成宝宝出现局部水肿；另一方面，还易诱发高血压病。因此，3岁以内的宝宝应禁食咸鱼，3岁以上10岁以下的宝宝也应少食或不食咸鱼。

Chapter 5

1~3 岁幼儿期宝宝的饮食宜忌

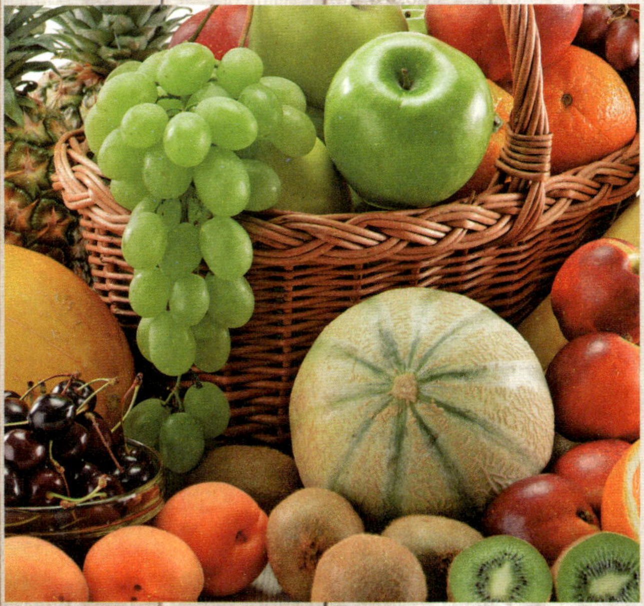

1~3 岁的宝宝，乳牙都出齐了，咀嚼能力有了进一步的提高，消化系统已经日趋完善，一日三餐的习惯已形成。这个阶段，爸爸妈妈为宝宝准备的辅食已经不需要像之前那样精细了，但是，饮食还是以细软为主，同时，要注意丰富宝宝的食材，确保宝宝营养的均衡。

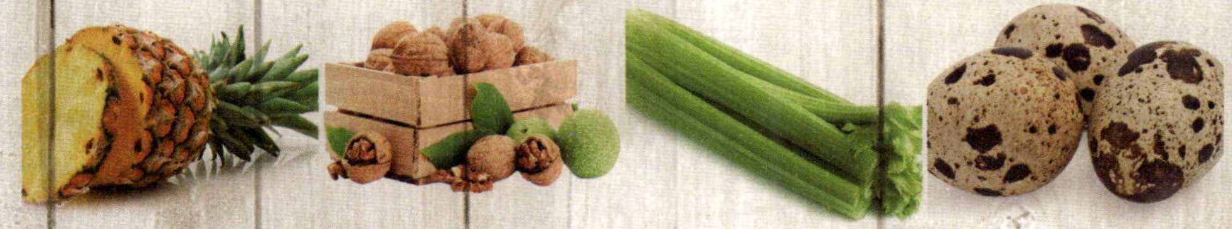

宜吃食物

石榴

‖ 健胃提神 ‖
‖ 增强食欲 ‖

【性味归经】性温，味甘、酸、涩；归肺、肾、大肠经。

【主要营养素】含有维生素C及B族维生素、有机酸、糖类、蛋白质、脂肪、钙、磷、钾等。

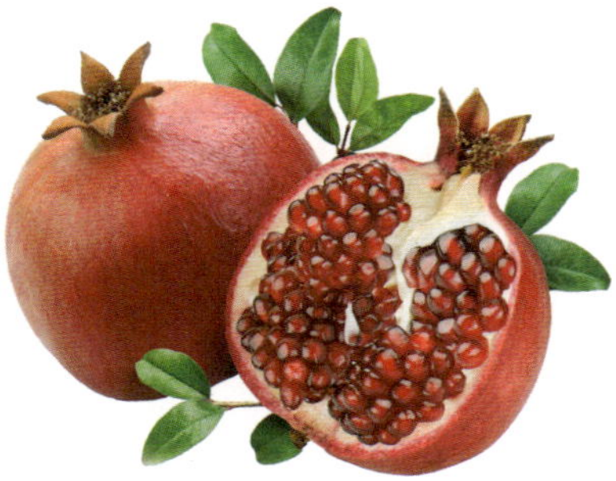

【食疗功效】

石榴具有生津止渴、涩肠止泻、杀虫止痢的功效。石榴含有石榴酸等多种有机酸，能帮助消化吸收、增强食欲；石榴具有明显的收敛、抑制细菌、抗病毒的作用。

【选购保存】

看光泽亮不亮，如果光亮说明石榴新鲜的。放在昏暗、阴凉处保存，如橱柜中，是可长达一个月。也可以视成熟程度，存放在冰箱里可长达两个月。

【食用宜忌】

√在石榴的顶端横切一刀，再顺着石榴的白筋在外皮上划几刀，刀口不需太深，这样就能取出石榴籽。

× 石榴不要和海味一起吃，以免刺激胃肠，出现腹痛、呕吐等症状。

【相宜搭配】

石榴	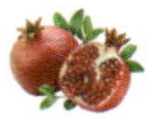	+ 小茴香	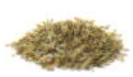	治疗久痢
石榴	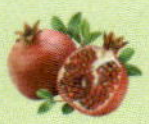	+ 冰糖	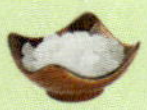	生津止渴
石榴	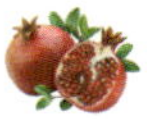	+ 槟榔	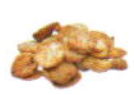	祛虫
石榴	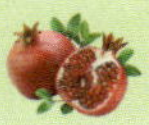	+ 山楂	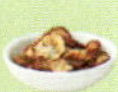	治痢疾

【相忌搭配】

石榴	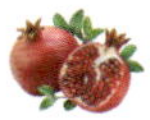	+ 螃蟹	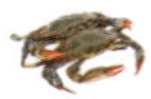	刺激肠胃
石榴	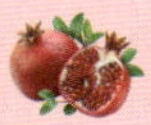	+ 土豆	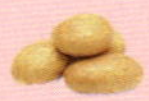	引起中毒
石榴	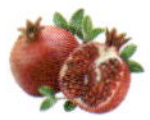	+ 带鱼	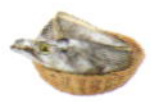	头晕

石榴银耳莲子羹

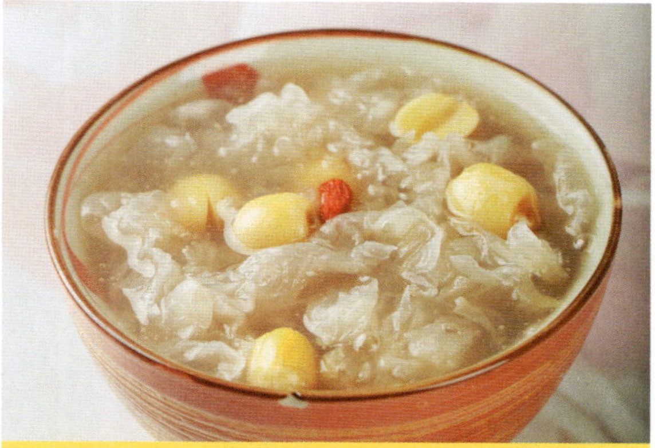

【功效】本品能清热解暑，生津止渴，提高身体免疫力。

材料

石榴果肉.........120 克
水发银耳.........150 克
水发莲子...........80 克

调料

白糖......................5 克
水淀粉...........10 毫升

做法

1. 将泡发洗好的银耳切成小块。
2. 取榨汁机，倒入石榴果，加水，榨成汁，滤出。
3. 砂锅注水烧开，放莲子、银耳，炖熟，加石榴汁、白糖，煮至溶化，淋入水淀粉，拌匀，盛出即可。

石榴汁

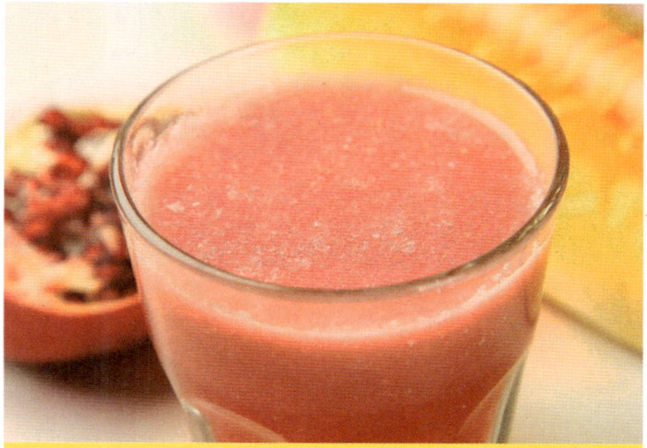

【功效】本品能消除疲劳，美容护肤，润肠通便。

材料

石榴果肉.........150 克
蜂蜜.................... 少许

做法

1. 取榨汁机，倒入石榴肉，注入纯净水，盖好盖子。
2. 选择“榨汁”功能，榨取果汁，倒出石榴汁，装入杯中。
3. 加入少许蜂蜜拌匀即成。

宜吃食物

菠萝

‖ 利尿排毒 ‖
‖ 促进消化 ‖

【性味归经】 性平，味甘；归脾、胃经。

【主要营养素】 含有脂肪、蛋白质、碳水化合物、粗纤维、钙、磷、铁、胡萝卜素、维生素B_1、维生素B_2、维生素C、烟酸、有机酸。

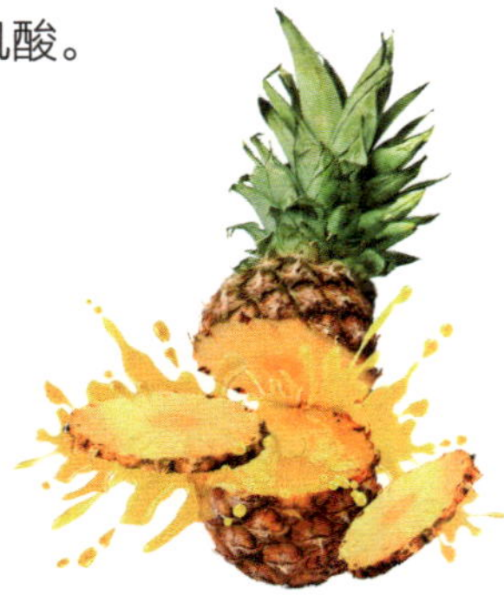

【食疗功效】

菠萝具有清暑解渴、消食止泻、补脾胃、固元气、益气血、消食、祛湿等功效。菠萝含有丰富的菠萝酶，能分解蛋白质，帮助消化，尤其是过食肉类及油腻食物之后，吃些菠萝更为适宜。

【选购保存】

要选择饱满、着色均匀、闻起来有清香的果实。可用手指弹击果实，回声重的品质较佳。放入冰箱中可保存 1 周，阴凉通风处可保存 3 ～ 5 天。

【食用宜忌】

√表皮呈淡黄色或亮黄色、果香味浓重的菠萝口感更甜。

× 湿疹、溃疡病患者及发烧、凝血功能障碍者不宜多吃。

【相宜搭配】

菠萝	+ 茅根	治疗肾炎
菠萝	+ 鸡肉	补虚填精
菠萝	+ 猪肉	促进蛋白质吸收
菠萝	+ 香蕉	润肠通便

【相忌搭配】

菠萝	+ 牛奶	影响消化吸收
菠萝	+ 冰糖	生津止渴

菠萝炒软饭

材料

熟软饭、菠萝片、火腿、蛋液、青椒、玉米粒............各少许

调料

盐、食用油.... 各适量

做法

1. 火腿、青椒切丁；处理好的菠萝片切成小块。
2. 蛋液下油锅翻炒松散，盛出；再倒入青椒、玉米粒、火腿，炒香；倒入米饭、鸡蛋，炒匀。
3. 加入菠萝块，炒匀；加盐调味即可。

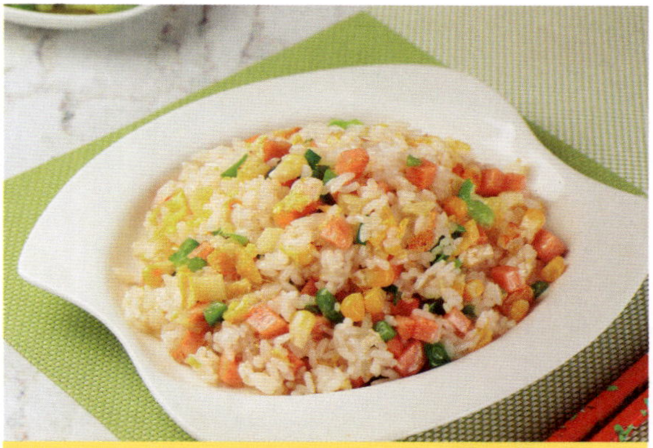

【功效】本品能促进食欲，清热解毒，增强免疫力。

香蕉菠萝稀粥

材料

泡好的白米.......10 克

香蕉...................15 克

菠萝丁...............15 克

做法

1. 把白米磨碎，再加水熬成米粥。
2. 香蕉去皮，和菠萝丁一起磨成泥。
3. 在米粥里放进香蕉泥和菠萝泥，煮滚即可。

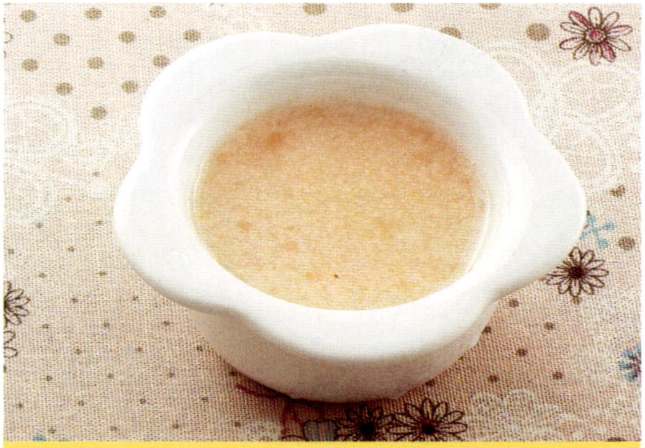

【功效】本品能润肠通便，缓和胃酸的刺激，保护胃黏膜、消炎解毒。

宜吃食物

牛油果

‖ 护肤防晒 ‖

【性味归经】性凉，味甘、酸；归肝、肺、大肠经。

【主要营养素】含多种维生素、丰富的脂肪和蛋白质，钠、钾、镁、钙等含量也高。

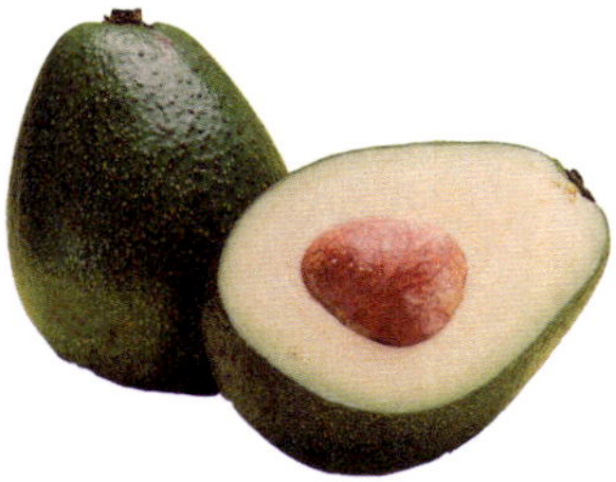

【食疗功效】

牛油果的纤维含量很高，因为可溶纤维能清除体内多余的胆固醇，而不溶纤维能有效保持消化系统功能的正常，预防便秘。

【选购保存】

用手按压或者捏果实的感觉来判断牛油果的成熟度。如果感觉稍微可以按得动，那时最适合食用；用刀切开，里面是嫩嫩的黄绿色。如果买到硬的牛油果，放置在温暖处能让它快些变软。

【食用宜忌】

√牛油果果肉含糖率极低，为香蕉含糖率的 1/5，是糖尿病人难得的高脂低糖食品。

× 牛油果的植物脂肪含量很高，不宜晚上食用。

【相宜搭配】

牛油果	+ 牛奶	美白肌肤
牛油果	+ 酸奶	美白肌肤
牛油果	+ 豆腐	营养全面
牛油果	+ 虾仁	增强免疫力

【相忌搭配】

牛油果	+ 冷饮	引起腹泻
牛油果	+ 辣椒	破坏口感

豆腐牛油果饭

材料

豆腐……………………50 克
牛油果……………………65 克
糙米……………………80 克

做法

1. 豆腐切成小块；牛油果去皮，切成小块。
2. 把糙米洗净，放入锅中，煮至成饭，盛出。
3. 在糙米饭中放入豆腐块、牛油果块，拌匀，装碗即可。

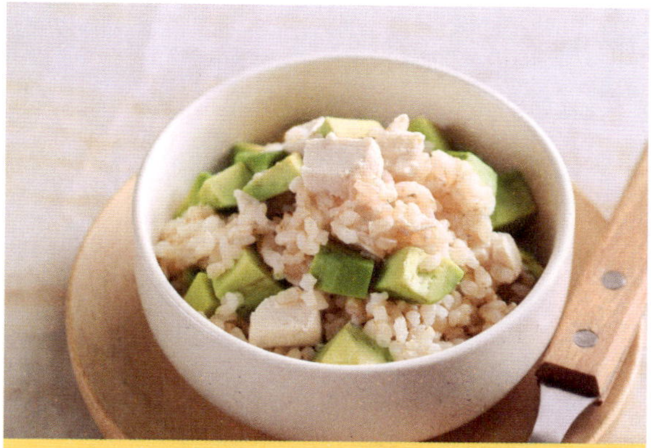

【功效】本品能清热润燥，清理肠胃，增进消化。

牛油果虾蔬沙拉

材料

牛油果……………………半个
玉米粒……………………35 克
豌豆……………………50 克
虾仁……………………45 克

调料

沙拉酱……………………少许
食用油……………………适量

做法

1. 将牛油果去皮，切块；虾仁放入油锅，滑油至熟，盛出，沥干油；把玉米粒、豌豆焯水，捞出。
2. 把牛油果块、玉米粒、豌豆、虾仁装碗，拌匀，淋上沙拉酱即可。

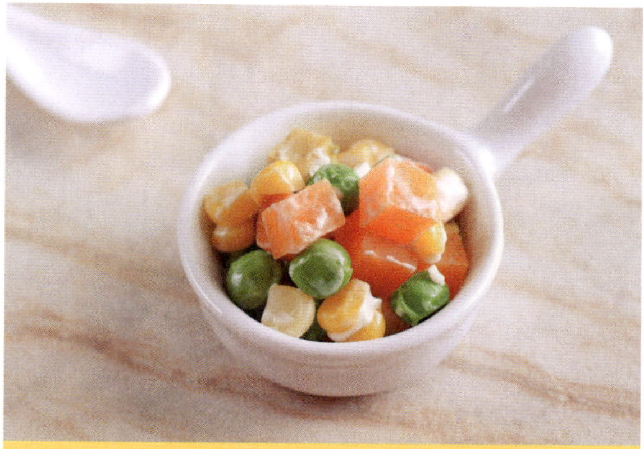

【功效】本品能抗菌消炎，增强新陈代谢，增强免疫力。

宜吃食物

火龙果

‖ 保护胃黏膜 ‖
‖ 促进消化 ‖

【性味归经】 性凉，味甜；归胃、大肠经。

【主要营养素】 含有脂肪、蛋白质、纤维、胡萝卜素、果糖、葡萄糖、各种维生素及植物性白蛋白、花青素。

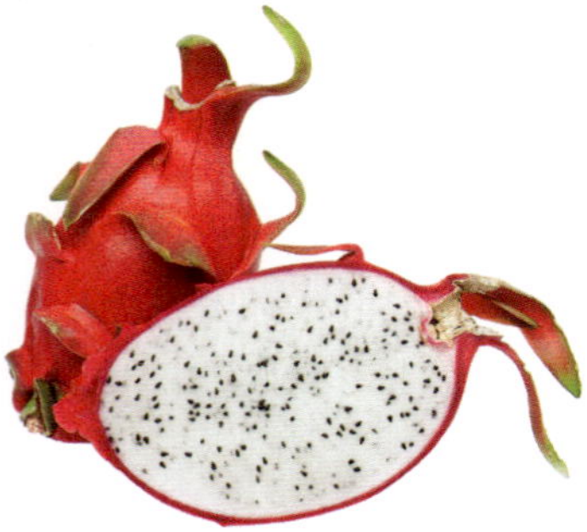

【食疗功效】

火龙果可明目、降火，能预防高血压。其含有的植物性白蛋白是具黏性和胶质性的物质，能改善重金属中毒，保护胃壁。所含花青素较多，有抗衰老的作用，能预防脑细胞病变，抑制痴呆症发生。

【选购保存】

选购时要注意果皮是否鲜亮，触摸时果实较软的火龙果说明不新鲜。热带水果不宜放入冰箱中，建议现买现食或放在阴凉通风处储存。

【食用宜忌】

√在吃火龙果时，可用小刀刮下内层的紫色果皮生吃，也可以凉拌或者像霸王花一样放入汤里。

× 火龙果是污染和虫害较少的水果，但食用前还是要将果皮表面洗净。

【相宜搭配】		
火龙果	+ 虾	消热祛燥
火龙果	+ 银耳	润肠通便
火龙果	+ 橘子	美容养颜
火龙果	+ 木瓜	帮助消化

【相忌搭配】		
火龙果	+ 鲜贝	产生有毒物质
火龙果	+ 山楂	引起消化不良
火龙果	+ 巧克力	影响钙吸收
火龙果	+ 南瓜	破坏维生素 C

火龙果西米捞

材料

火龙果............1/2 个
木瓜................1/4 个
西米露、牛奶 各适量

做法

1. 将西米露煮熟，放凉后加入牛奶中。
2. 火龙果和木瓜对半切开，用汤匙挖出果肉呈小球状。
3. 放入西米奶露中搅拌均匀即可。

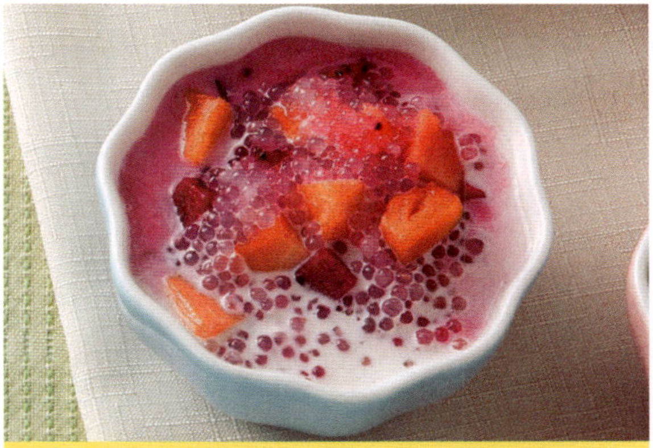

【功效】本品能够助消化，保护肠胃，防治便秘。

火龙果果冻

材料

火龙果肉.........100 克
吉利丁片............2 片

调料

白糖...................30 克

做法

1. 将吉利丁片放入水中浸泡至软，捞出，装碗。
2. 取锅注水烧开，放入白糖、吉利丁片，拌匀，煮至溶化，放入适量火龙果肉，拌匀。
3. 果冻汁倒入杯中，待凉后放入冰箱冷冻至果冻成形，取出果冻，放入剩余的火龙果肉即可。

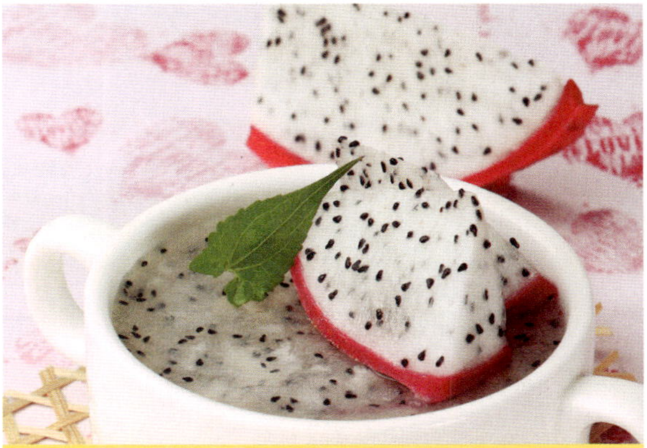

【功效】本品能增强免疫，保护视力，改善夜盲症。

宜吃食物

绿豆

‖清热解毒‖
‖抗菌抑菌‖

【性味归经】性凉，味甘；归心、胃经。

【主要营养素】含蛋白质、脂肪、碳水化合物及蛋氨酸、色氨酸、赖氨酸等物质。

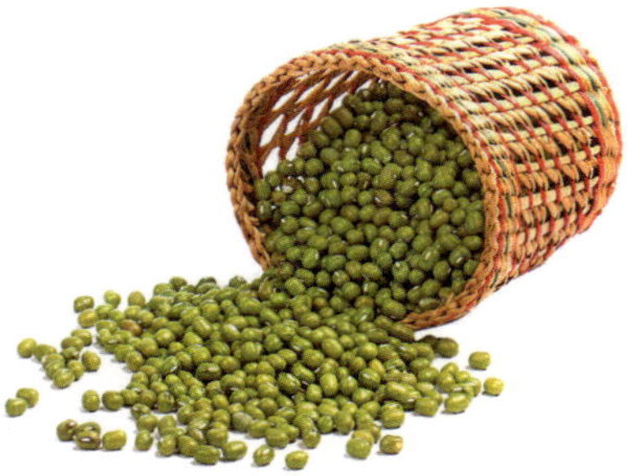

【食疗功效】

绿豆具有降压、降脂、滋补强壮、调和五脏、保肝、清热解毒、消暑止渴、利水消肿的功效。常服绿豆汤对接触有毒、有害化学物质而可能中毒者有一定的防治效果。绿豆还能够防治脱发、使骨骼和牙齿坚硬、帮助血液凝固。

【选购保存】

选购时一观其色，如是褐色，说明已经变质；二观其形，如表面白点多，说明已被虫蛀。将绿豆在阳光下曝晒 5 个小时，然后趁热密封保存。

【食用宜忌】

√若用来消暑，以水熬 10 分钟左右，只喝清汤。
× 未煮烂的绿豆腥味强烈，食后易恶心、呕吐。

【相宜搭配】

绿豆	+ 大米	有利消化吸收
绿豆	+ 南瓜	强身健体
绿豆	+ 蒲公英	清热解毒
绿豆	+ 百合	解渴润燥

【相忌搭配】

绿豆	+ 狗肉	会引起中毒
绿豆	+ 西红柿	引起身体不适
绿豆	+ 榛子	导致腹泻
绿豆	+ 羊肉	导致肠胃胀气

桂花绿豆藕片

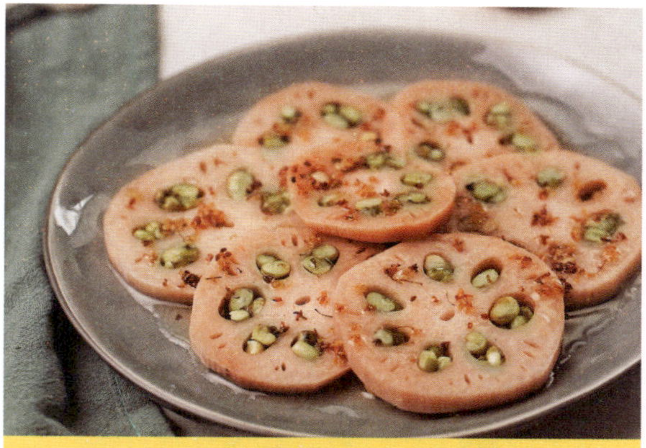

【功效】本品能健脾开胃，生津止渴，益气补血。

材料

藕……1节
泡发绿豆……60克
干桂花……5克

调料

冰糖……10克
蜂蜜……20克
红枣……6个

做法

1. 莲藕洗净去皮；顶部切开，将绿豆塞满藕孔。
2. 莲藕顶部盖上，放汤锅，加水，绿豆煮40分钟，放红枣，再焖煮30分钟，取出，切片，摆好盘。
3. 锅中注水，加冰糖煮至溶化，加蜂蜜、桂花，煮成粘稠的芡实，将芡汁浇在藕片上即可。

土茯苓绿豆老鸭汤

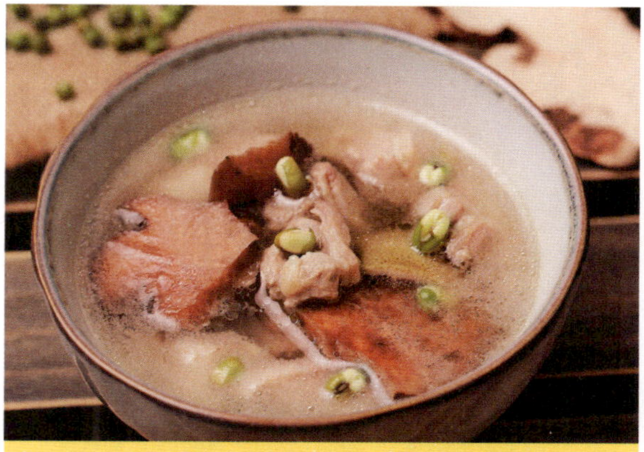

【功效】本品能养胃滋阴，清肺解热，利水消肿。

材料

绿豆……250克
土茯苓……20克
鸭肉块……300克

调料

盐……2克
高汤……适量
陈皮……1片

做法

1. 鸭肉焯水，捞出后过冷水，盛入盘中，备用。
2. 另起锅，注入高汤烧开，加入鸭肉、绿豆、土茯苓、陈皮，拌匀，炖3小时至食材熟透。
3. 加入盐，搅拌入味，盛出即可。

宜吃食物

秋葵

‖清热利湿‖
‖帮助消化‖

【性味归经】性寒，味淡；归肾、胃、膀胱经。

【主要营养素】富含有维生素A、胡萝卜素及维生素C、维生素E等。

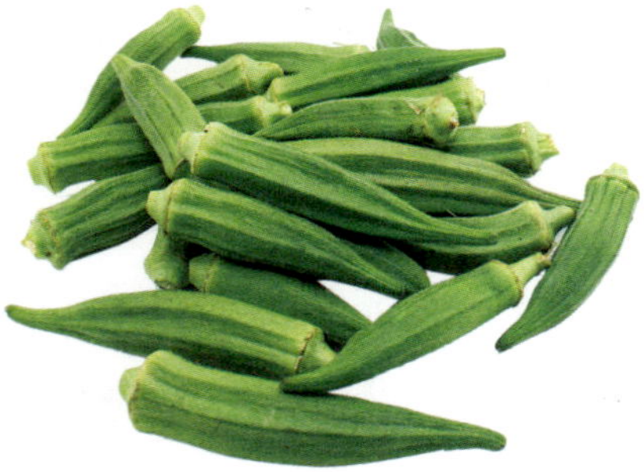

【食疗功效】

秋葵富含有锌和硒等微量元素，能增强人体防癌抗癌，加上含有丰富的维生素 C 和可溶性纤维，不仅对皮肤具有保健作用，且能使皮肤美白、细嫩。

【选购保存】

形状饱满、直挺的才是生长优良、品质较佳的秋葵。最好储存于 7~10℃的环境中，大约有 10 天的储存期。

【食用宜忌】

√秋葵可凉拌、热炒、油炸、炖食，做沙拉、汤菜等，在凉拌和炒食之前必须在沸水中烫三五分钟以去涩。

× 秋葵含钾量高，因此肾病患者只可少量食用，而且食用时最好将秋葵烫过后再食用。

【相宜搭配】

秋葵	+ 鸡蛋	补充钙质
秋葵	+ 豆腐	补充钙质
秋葵	+ 培根	增强体质
秋葵	+ 牛肉	补肾益气

【相忌搭配】

秋葵	+ 绿豆	导致脾胃虚寒
秋葵	+ 柿子	导致消化不良

牛肉秋葵炒饭

材料

白米饭、薄片牛肉、鲜香菇、秋葵、腰果、胡萝卜.... 各适量

调料

黑芝麻............... 少许

做法

1. 胡萝卜洗净去皮，切丁；香菇去蒂，洗净切丁；秋葵洗净切丁；牛肉洗净切碎；腰果捣碎。
2. 锅内放入少许油烧热，加入所有食材拌炒。
3. 最后撒上少许黑芝麻即可。

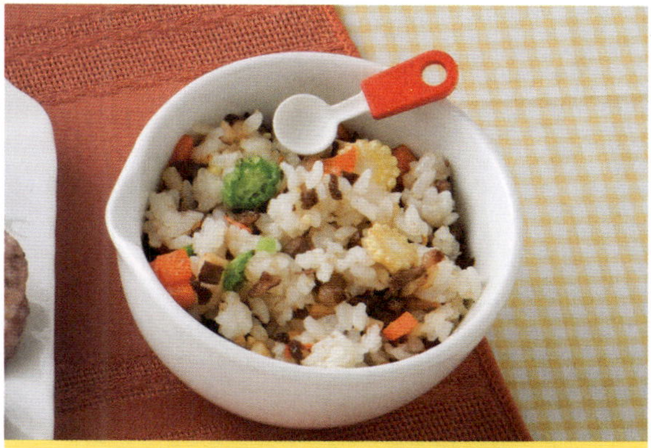

【功效】本品能补肾养血，滋阴润燥，补中益气。

秋葵豆腐丸子

材料

西红柿、豆腐、猪绞肉、秋葵 各适量

调料

高汤................... 适量

盐........................ 少许

做法

1. 西红柿洗净切块；豆腐洗净切丁；猪绞肉放入碗中，加盐拌匀调味；秋葵洗净，斜切小块。
2. 锅中倒入高汤，放入西红柿、豆腐与秋葵炖煮。
3. 再将绞肉捏成圆球状放入锅中，煮熟即可。

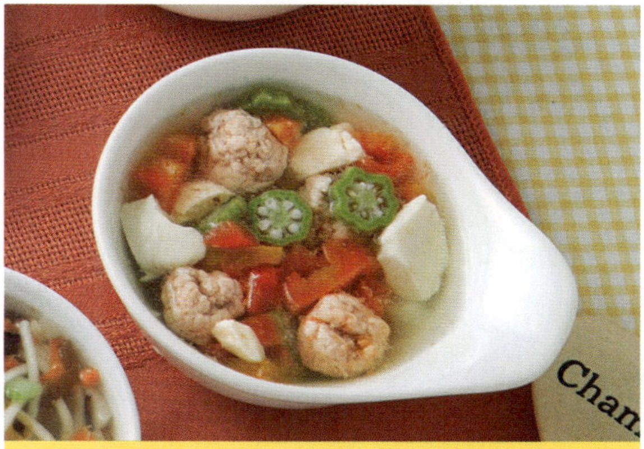

【功效】本品能促进食欲，清热解毒，增强免疫力。

宜吃食物

芦笋

‖ 增进食欲 ‖
‖ 加速机体代谢 ‖

【性味归经】性凉，味苦、甘；归肺经。

【主要营养素】含氨基酸、硒、钼、镁、锰等微量元素，还含有大量以天门冬酰氨为主体的非蛋白质含氮物质和天门冬氮酸。

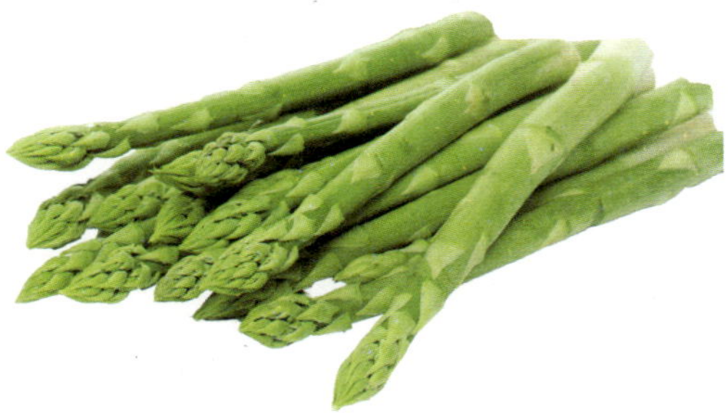

【食疗功效】

经常食用芦笋，对心脏病、高血压、心律不齐、疲劳症、水肿、膀胱炎、排尿困难、胆结石、肝功能障碍和肥胖等病症有一定的疗效。芦笋可以使细胞生长正常化，具有防止癌细胞扩散的功能。夏季食用有清凉降火作用，能消暑止渴。

【选购保存】

选购芦笋，以全株形状正直、笋尖花苞（鳞片）紧密、不开芒、未长腋芽，没有水伤腐臭味，表皮鲜亮不萎缩，细嫩粗大者为佳。

【食用宜忌】

√烹调前先切成段，清水浸泡 20 分钟，可除苦味。
× 芦笋中叶酸很容易被破坏，应避免高温烹煮。

【相宜搭配】

芦笋	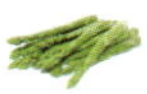	+ 黄花菜	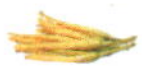	养血
芦笋	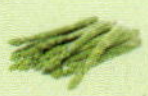	+ 海参	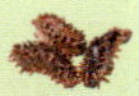	防癌抗癌
芦笋	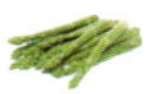	+ 银杏	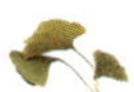	改善心脑血管疾病
芦笋	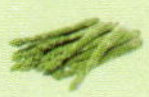	+ 虾仁	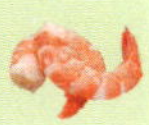	提高免疫机能

【相忌搭配】

芦笋	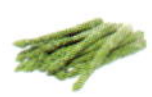	+ 羊肉	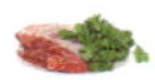	导致腹痛
芦笋	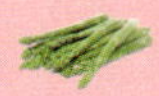	+ 羊肝	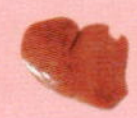	降低营养价值

虾仁炒芦笋

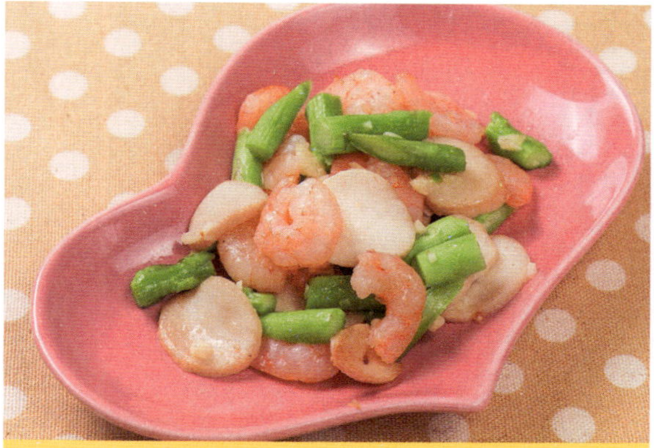

材料

芦笋……………15 克
杏鲍菇…………15 克
虾仁……………25 克

调料

蒜末、盐、糖……………各少许

做法

1. 芦笋去茎，切段；杏鲍菇切片；虾仁去肠泥。
2. 热锅注油，炒香蒜末后，加入虾仁翻炒。
3. 再加入芦笋、杏鲍菇和少许水，水滚后，加入盐和糖调味即可。

【功效】本品能提神醒脑，解除疲劳，能提高人体免疫机能。

芦笋烧鸡块

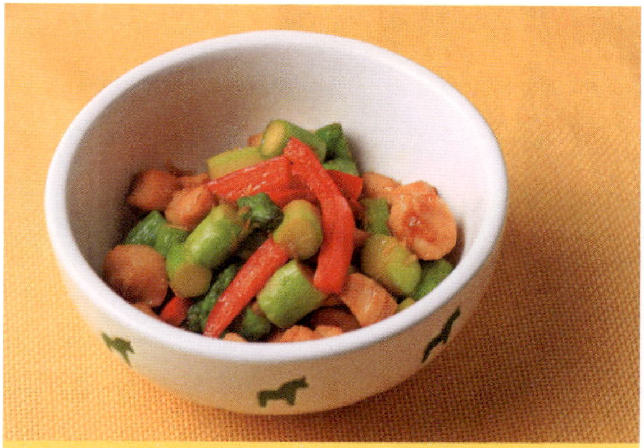

材料

鸡块……………150 克
芦笋……………120 克
胡萝卜…………50 克

调料

盐、鸡粉、水淀粉、食用油…………各适量

做法

1. 将芦笋洗净去皮，切条，焯水，捞出沥干；胡萝卜去皮，切条；鸡块装入碗中，加入盐、鸡粉、水淀粉，拌匀，腌渍约 10 分钟至其入味。
2. 用油起锅，倒入鸡块，炒至变色，倒入芦笋、胡萝卜、盐、鸡粉、水淀粉，炒熟后盛出即成。

【功效】本品能温中补脾，增强免疫力，防癌抗癌。

宜吃食物

扁豆

‖ 健脾益胃 ‖
‖ 增强抵抗力 ‖

【性味归经】性寒，味甘；归脾、胃、大肠、小肠经。

【主要营养素】含蛋白质、脂肪、糖类、钙、 磷、铁及食物纤维、B族维生素、维生素A原、维生素C和氰苷、酪氨酸酶等。

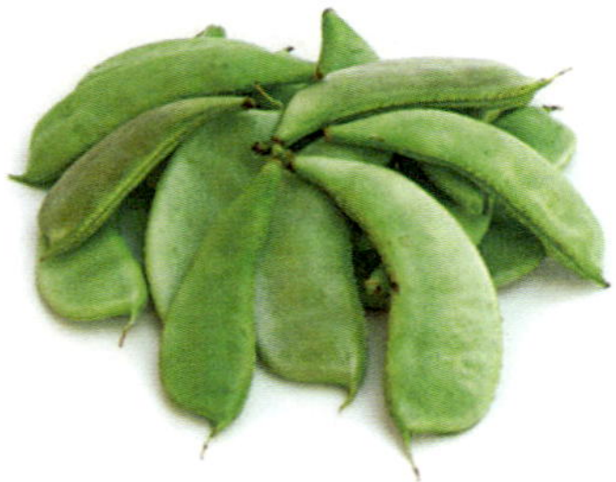

【食疗功效】

扁豆含磷、钙、糖类、维生素 B_1、B_2 和烟酸等成分，对体倦乏力、暑湿为患、脾胃不和等症状有一定的食疗效果。

【选购保存】

扁豆品种较多，其中红荚种可荚、粒兼用，鼓粒的吃口也好，富香味。青荚种以及青荚红边种都以嫩荚吃口更好，不可购买鼓粒的。将扁豆放进冰箱冷藏或焯烫储存效果更佳。

【食用宜忌】

√扁豆无论单独清炒，还是和肉类同炖，亦或是焯熟凉拌，都符合人们的口味。

× 烹饪扁豆切记要煮熟煮透，否则容易不适。

【相宜搭配】

扁豆	+ 香菇	促进消化
扁豆	+ 山药	补脾益肾
扁豆	+ 红枣	润肺止咳
扁豆	+ 猪肉	健脾化湿

【相忌搭配】

扁豆	+ 空心菜	不易被人体吸收
扁豆	+ 火麻仁	功效相抵
扁豆	+ 蛤蜊	易导致腹痛

扁豆莲子薏米粥

材料

薏米……………100 克
莲子……………50 克
扁豆……………30 克

调料

红枣……………5 颗
冰糖……………15 克

做法

1. 砂锅注水烧开，倒入已浸泡好的莲子、薏米、扁豆以及去核的红枣，搅拌一下。
2. 水烧开后用小火煮 60 分钟，至材料煮熟。
3. 加入冰糖，拌匀，煮约 1 分钟至冰糖溶化，盛出煮好的粥，装在碗中，稍稍冷却后食用即可。

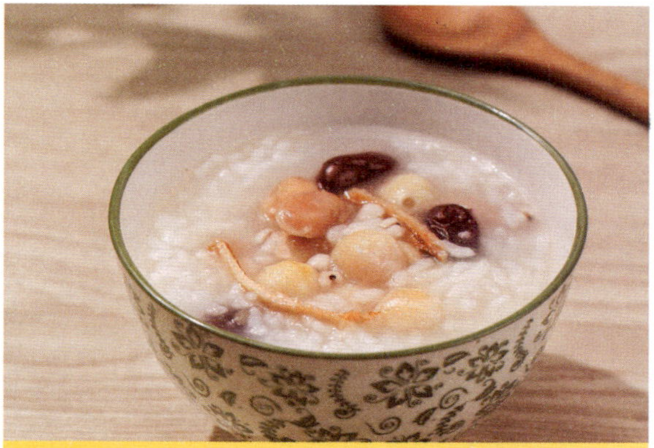

【功效】本品能利水渗湿，促进新陈代谢，健脾去湿。

扁豆玉米沙拉

材料

扁豆……………70 克
玉米粒……………60 克
洋葱……………30 克

做法

1. 洋葱切成片；扁豆切成块。
2. 扁豆、玉米粒和洋葱焯煮至断生，捞出放凉水。
3. 将食材捞出，沥干水分，放入盐、胡椒粉、橄榄油，拌匀，装入盘中，挤入沙拉酱即可。

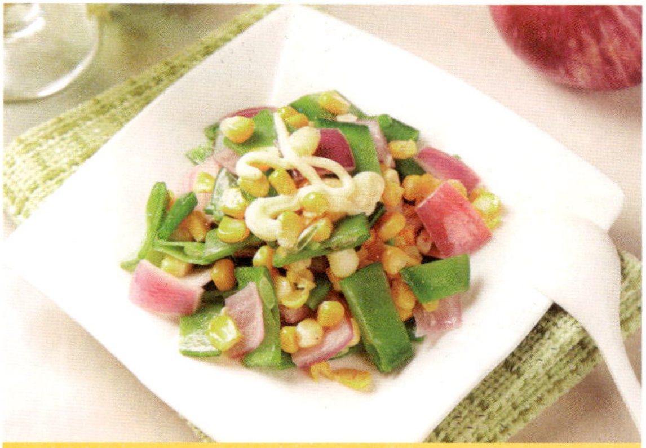

【功效】本品能通便润肠，增强免疫，促进食欲。

宜吃食物

韭菜

‖ 益肝健胃 ‖
‖ 增进食欲 ‖

【性味归经】性温， 味甘、辛，无毒；归肝、肾经。

【主要营养素】含粗纤维质、β-胡萝卜素、维生素C等较多，另外还含有钾、钙、镁、铁、锌、铜、锰等微量元素。

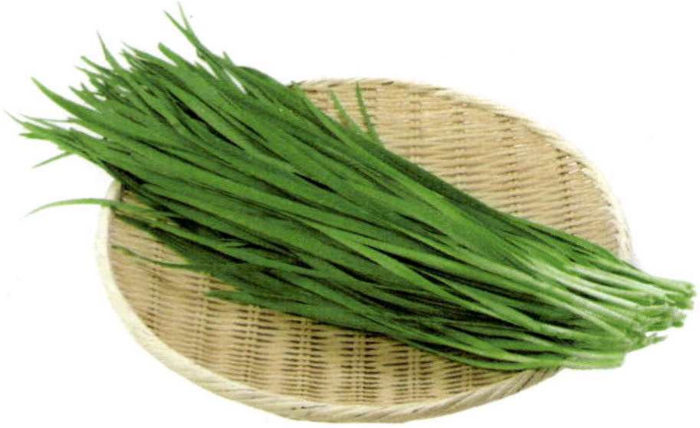

【食疗功效】

韭菜能温肾助阳、益脾健胃、行气理血。韭菜中的含硫化合物具有降血脂及扩张血脉的作用。此外，这种化合物还能使黑色素细胞内酪氨酸系统功能增强，从而改变皮肤毛囊的黑色素，消除皮肤白斑，并使头发乌黑发亮。

【选购保存】

茎干切口处齐平的较为新鲜。

【食用宜忌】

√将根部以上 2 厘米切掉，可减少农药残留。

× 隔夜的熟韭菜或存放过久的生韭菜，其中的致癌物亚硝酸盐含量上升，易中毒。

【相宜搭配】		
韭菜	+黄豆芽	排毒瘦身
韭菜	+豆腐	治疗便秘
韭菜	+鸡蛋	补肾
韭菜	+绿豆芽	通便补虚

【相忌搭配】		
韭菜	+蜂蜜	导致腹泻
韭菜	+菠菜	引起腹泻
韭菜	+白酒	容易上火
韭菜	+牛奶	影响钙的吸收

韭菜苦瓜汤

材料

苦瓜……………150 克
韭菜……………65 克

做法

1. 洗好的韭菜切碎；洗净的苦瓜对半切开，去瓤，再切成片。
2. 用油起锅，倒入苦瓜、韭菜，炒香。
3. 注入清水，搅匀，煮至食材变软，盛出煮好的汤料即可。

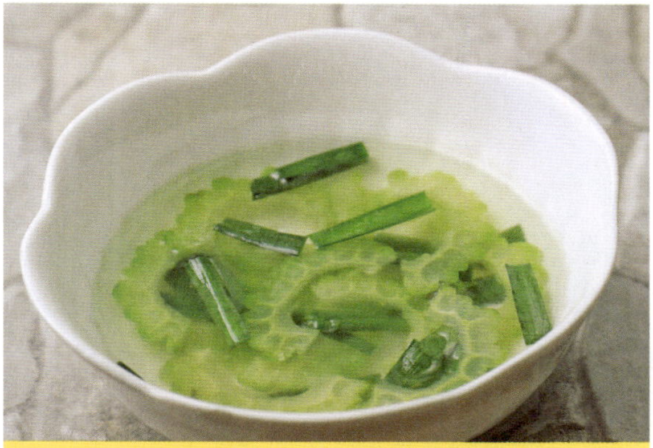

【功效】本品能清热祛暑，增强免疫力，促进食欲。

韭菜火腿蛋卷

材料

韭菜……………50 克
鸡蛋……………2 个
火腿……………25 克

调料

玉米淀粉…………5 克
盐、食用油…. 各适量

做法

1. 洗净的韭菜切碎；火腿切成末。
2. 鸡蛋打碗中，加韭菜、火腿、玉米淀粉、水，拌匀。
3. 用油起锅，放入鸡蛋液，摊成饼状，煎至两面微黄熟软，卷起，盛出，放凉，切成小段即可。

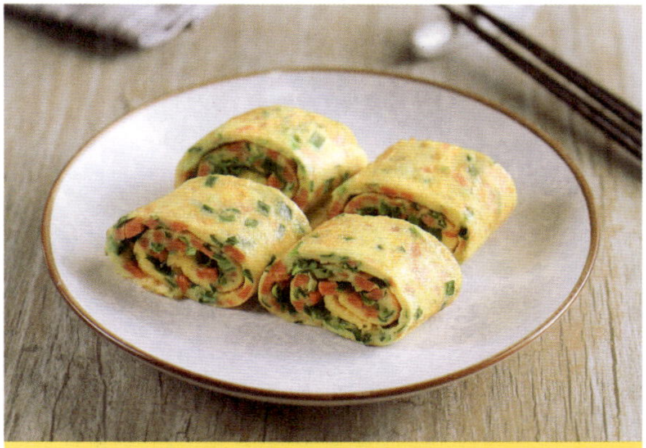

【功效】本品能增强体质，提供能量，促进新陈代谢。

宜吃食物

花生

‖ 健脑益智 ‖
‖ 凝血止血 ‖

【性味归经】性平，味甘；归脾、肺经。

【主要营养素】含有蛋白质、脂肪、糖类、维生素A、维生素B_6、维生素E、维生素K、钙、磷、铁、氨基酸、不饱和脂肪酸等。

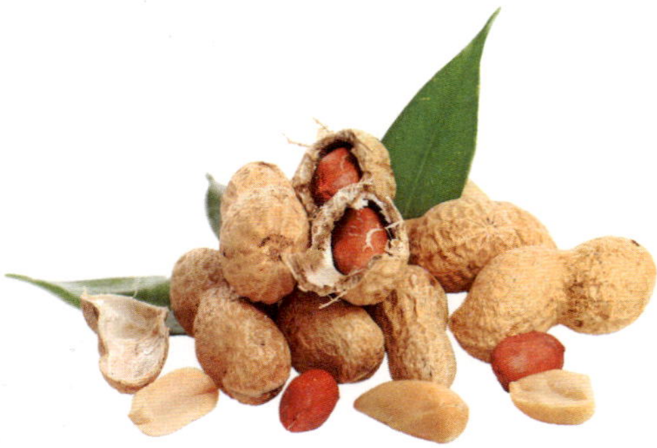

【食疗功效】

花生可以促进人体的新陈代谢、增强记忆力，可抗衰老，并具有良好的止血功效。其外皮含有可对抗纤维蛋白溶解的成分，可改善血小板的质量，对于预防心脏病、高血压和脑溢血有食疗作用。

【选购保存】

以果荚呈土黄色或白色、色泽分布均匀一致为佳。果仁以颗粒饱满、形态完整、大小均匀、肥厚而又光泽、无杂质为好。应晒干后放在低温、干燥地方保存。

【食用宜忌】

√水煮是最佳的烹调方法，水煮花生具有性味平和、容易消化的特点。

× 食用花生仁时不宜去红衣，因为花生衣能养血、补血。

【相宜搭配】

花生	+红葡萄酒	保心脏
花生	+红枣	健脾
花生	+醋	增食欲
花生	+芹菜	预防心血管疾病

【相忌搭配】

花生	+螃蟹	导致肠胃不适
花生	+黄瓜	导致腹泻
花生	+蕨菜	腹泻
花生	+肉桂	降低营养

柠檬花生黑米粥

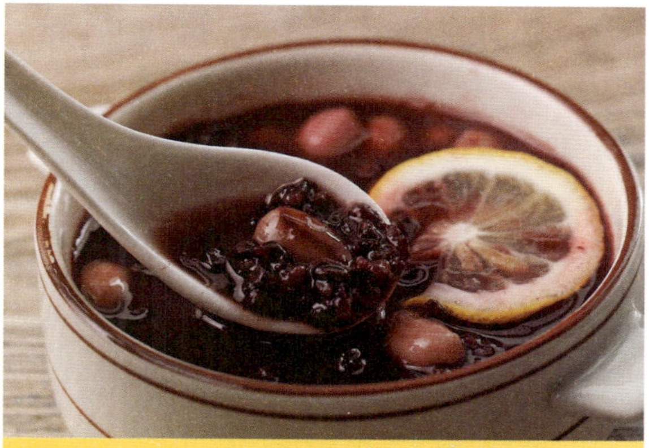

材料

熟黑米……60克
花生……50克

调料

柠檬……40克
冰糖……30克

做法

1. 将洗净的柠檬切成片，装入盘中备用。
2. 锅中倒入清水，放入花生；煮至花生熟软。
3. 再倒入熟黑米，煮约30分钟至食材熟烂；放入冰糖、柠檬，搅匀，煮至冰糖完全溶化，将煮好的甜粥盛出即可。

【功效】本品能增强免疫力，美白润肤，促进食欲。

花生芝麻蒸茄子

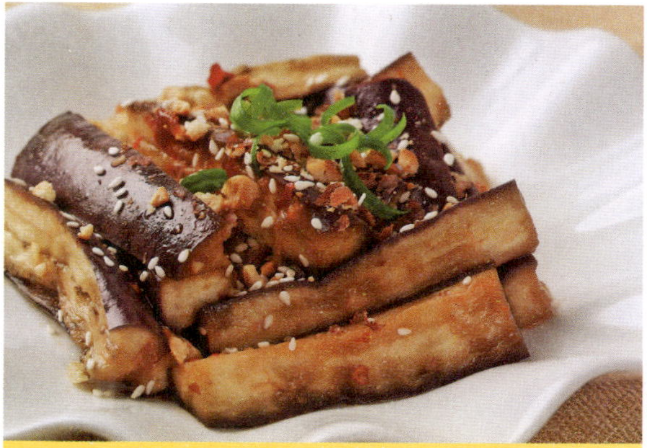

材料

茄子……350克
花生……15克

调料

芝麻、蒜蓉、葱丝、盐、鸡粉、生抽、芝麻油、辣椒酱各适量

做法

1. 将茄子洗净，切长条；取蒸盘，摆入茄子块。
2. 电蒸锅注水烧开，放入茄子，蒸约8分钟，取出。
3. 将茄子倒入大碗，淋入生抽，放入盐、鸡粉、蒜蓉、芝麻油、辣椒酱，拌匀，将拌好的茄子装盘，撒上花生、芝麻，最后放上葱丝即可。

【功效】能去痛活血，清热消肿，利尿。

宜吃食物

苋菜

‖清热解毒‖
‖增强体质‖

【性味归经】性凉，味微甘；归肺、大肠经。

【主要营养素】富含蛋白质、脂肪、糖类及多种维生素和矿物质，铁、钙的含量高。

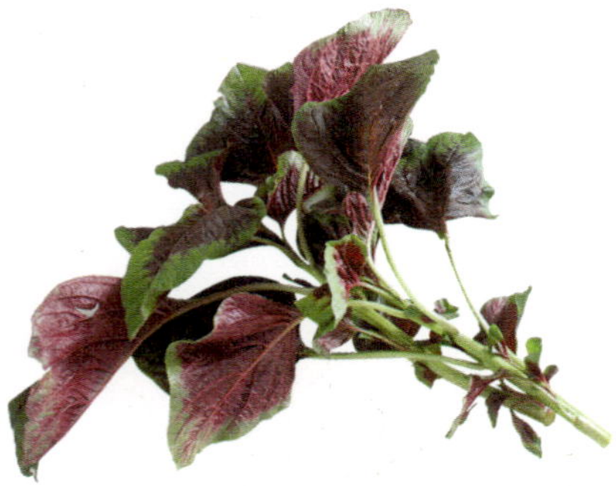

【食疗功效】

苋菜含有丰富的铁、钙和维生素 K，具有增加血红蛋白含量并提高携氧能力、促进造血等功能。

【选购保存】

买苋菜时，可根据外形、颜色、软硬来判断其品质优劣。苋菜如果长时间存放在常温状态下，可能会造成营养大量流失，为了减少营养流失，可采用冰箱冷藏法。

【食用宜忌】

√常用烹调方法包括炒、炝、拌、做汤、下面和制馅，但是烹调时间不宜过长。

× 在炒苋菜时可能会出很多水，所以在炒制过程中可以不用加水。

【相宜搭配】

苋菜	+ 猪肝	增强人体免疫力
苋菜	+ 鸡蛋	滋阴润燥
苋菜	+ 猪肉	辅助治疗慢性泌尿疾病
苋菜	+ 鲑鱼	增强消化

【相忌搭配】

苋菜	+ 甲鱼	引起不适
苋菜	+ 菠菜	降低营养价值
苋菜	+ 牛奶	影响钙的吸收

意式苋菜鱼排面

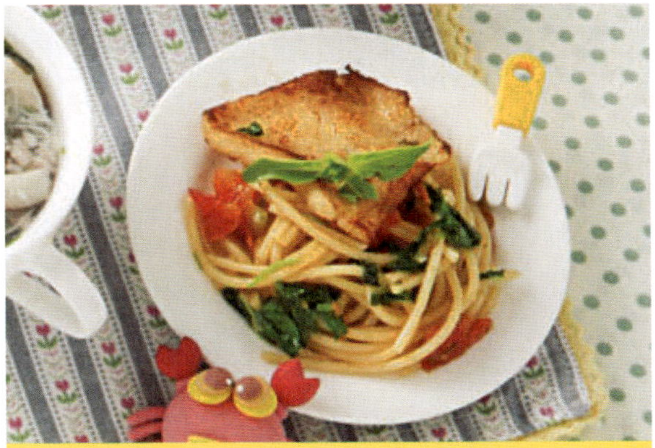

【功效】本品能增强免疫力，健胃消食，清除毒素。

材料

意大利面、苋菜……各 50 克
多利鱼……150 克
圣女果……10 克

调料

九层塔……10 克
无盐奶油……30 克
蒜末、橄榄油各少许

做法

1. 意大利面煮熟后加橄榄油拌匀；圣女果、苋菜、九层塔洗净、切碎；多利鱼洗净擦干。
2. 锅中放无盐奶油、蒜末和多利鱼煎熟；再放入圣女果、九层塔、水、意大利面和苋菜，拌匀收汁后盛出。

苋菜鲑鱼蛋炒饭

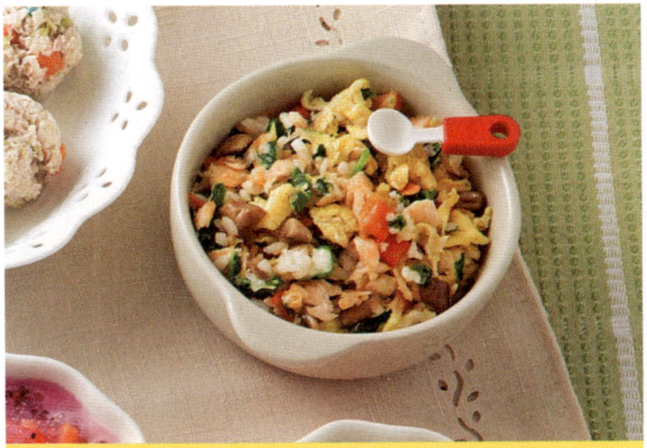

【功效】本品能保护视力，清理肠道，增进消化。

材料

白米饭……1/4 碗
鲑鱼……10 克
蘑菇、胡萝卜各20 克
苋菜……30 克
鸡蛋……1 个
姜……1 片

做法

1. 鲑鱼洗净，和姜片放电锅中蒸熟，取出后去皮和刺，捣碎。苋菜、蘑菇洗净，汆烫后沥干切碎；胡萝卜洗净去皮切碎；蛋打散后炒成蛋碎。
2. 锅中注油烧热，放入胡萝卜、白米饭、鲑鱼、蛋碎与蘑菇拌炒，再放入苋菜，炒匀盛出即可。

宜吃食物

口蘑

‖ 提高免疫力 ‖
‖ 保护肝脏 ‖

【性味归经】性平，味甘；归肺、心经。

【主要营养素】含有蛋白质、维生素A、B族维生素以及铁、钾、硒、铜、镁、锌等成分。

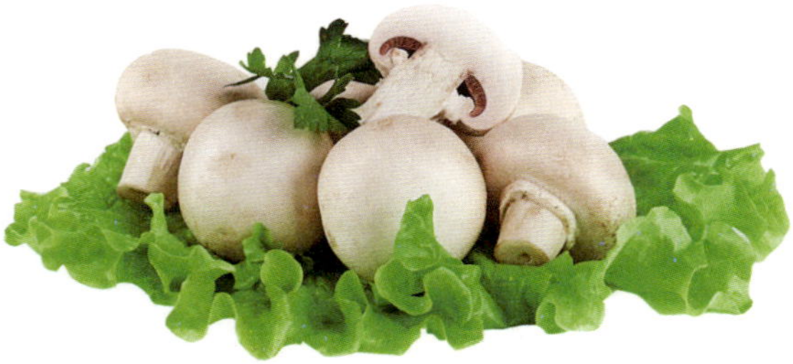

【食疗功效】

口蘑能够防止过氧化物损害机体，帮助治疗因缺硒引起的血压升高和血黏度增加，调节甲状腺，提高免疫力，可抑制血清和肝脏中胆固醇上升，对肝脏起到良好的保护作用。

【选购保存】

要选择个体完整、无异味的新鲜口蘑。口蘑不宜保存，建议现买现食。

【食用宜忌】

√市场上有泡在液体中的袋装口蘑，食用前一定要多漂洗几遍，以去掉某些化学物质。

× 口蘑本身味道鲜美，吃时不用再放鸡精和味精。

【相宜搭配】

口蘑	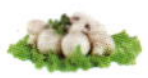	＋鸡肉	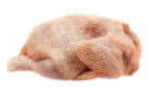	补中益气
口蘑	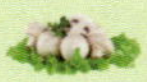	＋鹌鹑蛋	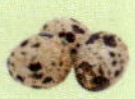	防治肝炎
口蘑	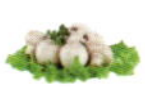	＋鸡蛋	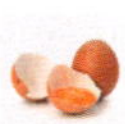	增强体质
口蘑	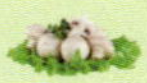	＋蒜苗	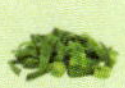	健胃消食

【相忌搭配】

口蘑	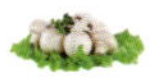	＋味精	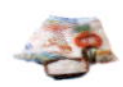	鲜味反失
口蘑	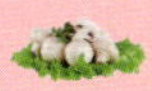	＋酒	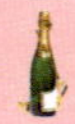	对健康不利

口蘑鸡蛋小吐司

材料

吐司......................2 片
鸡蛋......................2 个
口蘑......................5 个

调料

盐、橄榄油.... 各适量

做法

1. 口蘑洗净，切片，放入油锅中，煎热备用；吐司片切成小方型，鸡蛋打散放入少许盐调味。
2. 吐司片裹上鸡蛋液，放入煎锅，煎至金黄色。
3. 盛出摆在盘中，每块吐司片上放两片口蘑即可。

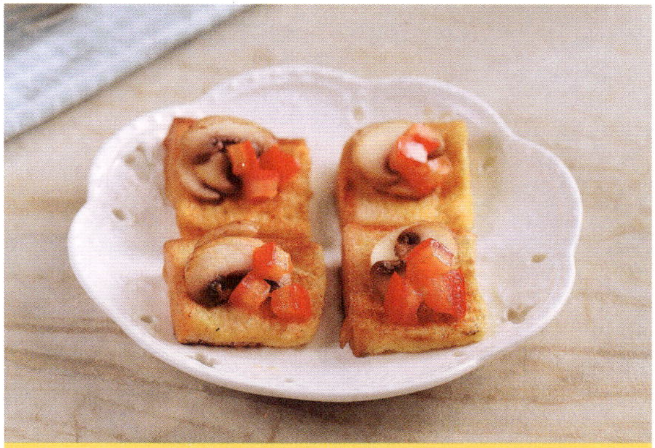

【功效】本品能提高人体免疫力，化痰理气，抗氧化。

蒜苗炒口蘑

材料

口蘑.................250 克
朝天椒圈............ 少许

调料

蒜苗、姜片、盐、鸡粉、蚝油、生抽、水淀粉、食用油............ 各适量

做法

1. 口蘑洗净切片，氽煮至断生，捞出沥干；蒜苗洗净，斜刀切段。
2. 炒锅注油，倒入姜片、朝天椒圈，爆香，倒入口蘑、生抽、蚝油，炒至熟；注入清水，加入盐、鸡粉，拌匀，倒入蒜苗，炒至断生；用水淀粉勾芡，翻炒至收汁，盛出菜肴，装盘即可。

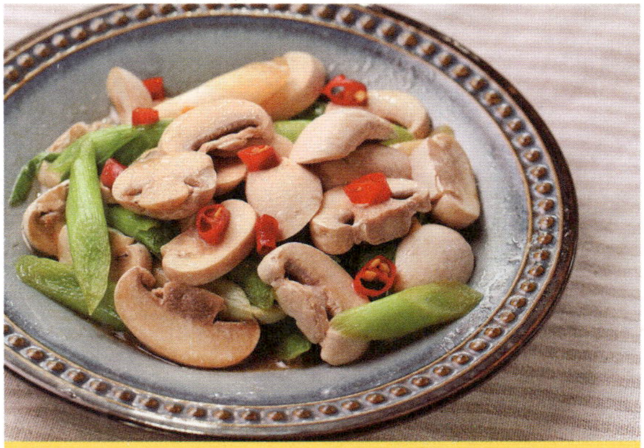

【功效】本品能健胃消食，保护肝脏，杀菌。

宜吃食物

芹菜

‖ 清热解毒 ‖
‖ 预防便秘 ‖

【性味归经】 性凉，味甘、辛；归肺、胃、肝经。

【主要营养素】 含蛋白质、甘露醇、食物纤维、丰富的维生素A、维生素C、维生素P、钙、铁、磷等。

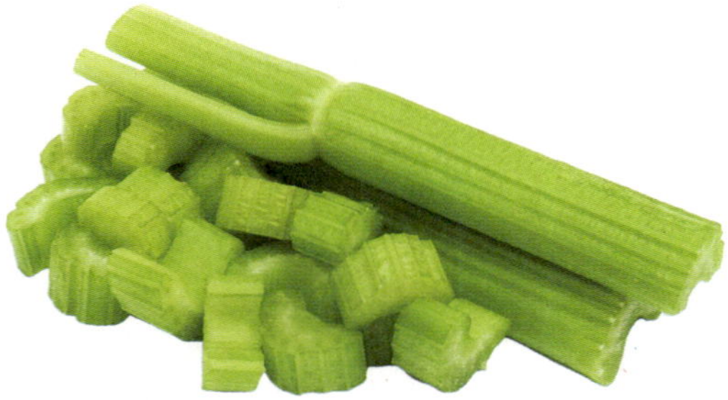

【食疗功效】

芹菜有清热除烦、平肝、利水消肿、凉血止血的作用，对高血压、头痛、头晕、暴热烦渴、黄疸、水肿、小便热涩不利、妇女月经不调、赤白带下、瘰疬、痄腮等病症有食疗作用。

【选购保存】

要选色泽鲜绿、叶柄厚、茎部稍呈圆形、内侧微向内凹的芹菜。用保鲜膜将茎叶包严，根部朝下，竖直放入清水盆中，水没过芹菜根部 5 厘米，可保持芹菜一周内不老不蔫。

【食用宜忌】

√芹菜焯烫后马上过凉，这样可以使成菜颜色为翠绿色，同时减少炒菜的时间，减少油脂对蔬菜“入侵”。

× 炒得太熟烂，会造成多种矿物质和维生素流失。

【相宜搭配】

芹菜	+ 牛肉	增强免疫
芹菜	+ 羊肉	强身健体
芹菜	+ 核桃	美容养颜和抗衰老
芹菜	+ 虾	增强免疫力

【相忌搭配】

芹菜	+ 醋	损坏牙齿
芹菜	+ 黄瓜	破坏维生素 C
芹菜	+ 南瓜	引起腹胀
芹菜	+ 兔肉	引起脱发

芹菜豆皮干

材料

豆皮……………110 克
芹菜……………100 克

调料

蒜末、姜片、盐、胡椒粉、鸡粉、食用油各适量

做法

1. 洗净的芹菜切段；洗好的豆皮切块。
2. 热锅注油，烧至五成热；放入豆皮，炸至两面呈金黄色，捞出，沥干油；将豆皮切成小段。
3. 用油起锅，放入姜片、蒜末，爆香，倒入芹菜段、豆皮段，炒匀，加入清水、盐、鸡粉、胡椒粉，翻炒至入味，盛出炒好的菜肴，装入盘中即可。

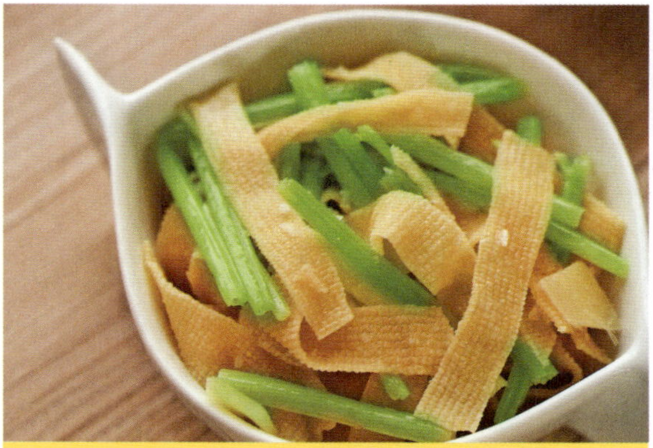

【功效】本品可提高身体免疫力，提高新陈代谢功能。

芹菜炒木耳

材料

芹菜……………100 克
木耳……………200 克
胡萝卜……………半根

调料

生姜……………适量

做法

1. 芹菜去叶洗净切段；木耳泡发洗净，撕成小朵；胡萝卜洗净切丝；姜切丝。
2. 热油锅中加入姜丝爆香，放芹菜、木耳、胡萝卜丝翻炒。
3. 加适量盐调味炒匀即可。

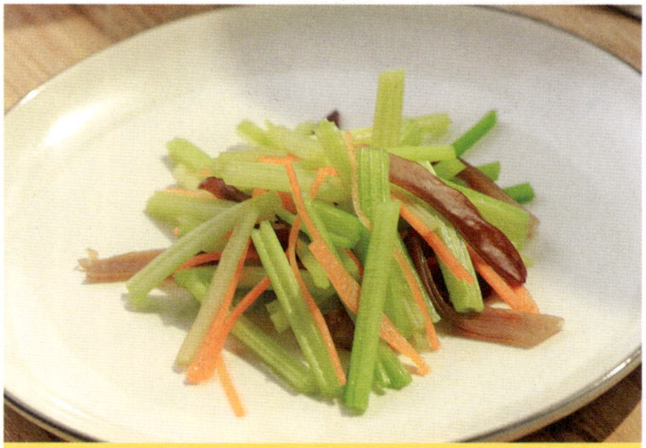

【功效】本品能平肝清热，健胃利血，帮助消化。

宜吃食物

核桃

‖ 增强脑功能 ‖
‖ 提高记忆力 ‖

【性味归经】性温，味甘；归肺、肾经。

【主要营养素】富含蛋白质、脂肪、膳食纤维、钾、钠、钙、铁、磷等营养成分。

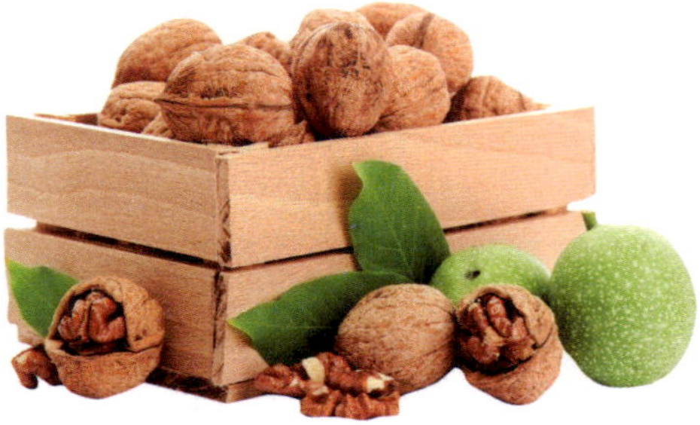

【食疗功效】

核桃仁具有滋补肝肾、强健筋骨之功效，还能润肌肤、乌须发、降血脂。核桃油中油酸、亚油酸等不饱和脂肪酸的含量高于橄榄油，长期食用能预防动脉硬化、冠心病和癌症。

【选购保存】

选取个大、外形圆整、干燥、壳薄、色泽白净、表面光洁、壳纹浅而少者。带壳核桃风干后较易保存，核桃仁则要用有盖的容器密封装好，放在阴凉、干燥处存放，避免潮湿。

【食用宜忌】

√食用时不要将核桃仁表面的褐色薄皮剥掉，这样会损失一部分营养。

× 吃核桃性温，含油脂多，吃多了会令人上火和恶心，正在上火、腹泻的人不宜吃。

【相宜搭配】

核桃	+ 红枣	美容养颜
核桃	+ 薏米	补肺
核桃	+ 黑芝麻	补肝益肾
核桃	+ 芹菜	补肝肾

【相忌搭配】

核桃	+ 白酒	导致血热
核桃	+ 黄豆	引发腹痛
核桃	+ 茯苓	削弱茯苓的药效

牛奶燕麦核桃粥

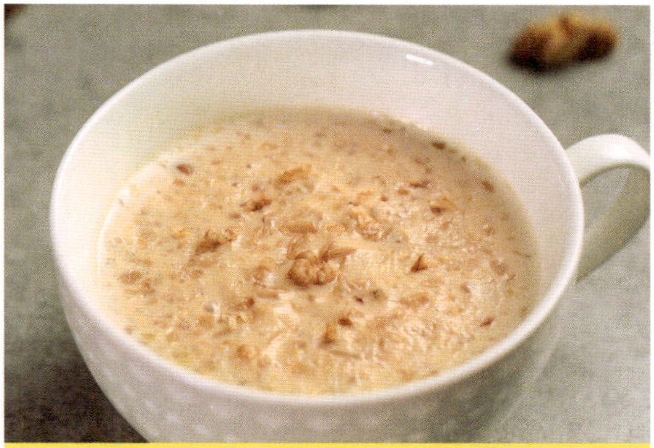

【功效】本品能益肝和胃，养颜护肤，增强记忆力。

材料

燕麦片……………50 克
核桃………………50 克
牛奶…………250 毫升

调料

白糖………………适量

做法

1. 将核桃碾碎，把牛奶倒入奶锅中，中火烧开。
2. 倒入燕麦片和核桃碎，不停地搅拌，煮 2 分钟。
3. 然后在煮好的牛奶中放入白糖搅匀即可。

核桃粥

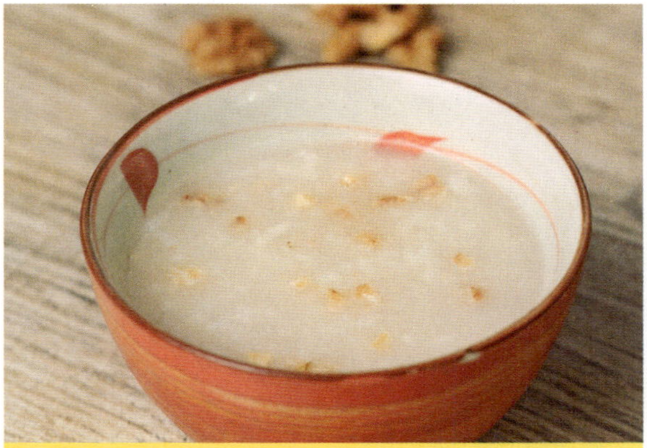

【功效】本品能补中益气，健脾养胃，益精强智。

材料

核桃仁……………10 克
大米………………350 克

做法

1. 将核桃仁切碎，备用。
2. 砂锅中注入适量清水烧热，倒入洗好的大米，拌匀；盖上盖，煮 40 分钟至大米熟软。
3. 倒入切碎的核桃仁，拌匀，略煮片刻，盛出煮好的粥，待稍微放凉后即可食用。

宜吃食物

猪肝

‖补血护目‖
‖保肝护肝‖

【性味归经】 性温，味甘、苦；归肝经。

【主要营养素】 含蛋白质、脂肪、维生素A、维生素B_1、维生素B_2、维生素B_{12}、维生素C、烟酸以及微量元素等。

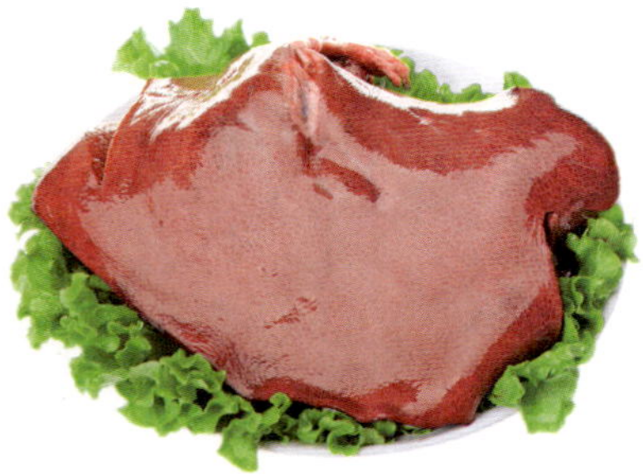

【食疗功效】

常食猪肝可预防眼睛干涩、疲劳，可改善贫血病人的造血功能，还能帮助去除机体中的一些有毒成分。猪肝中含有维生素C和微量元素硒，能增强人体的免疫力，有效抗氧化、防衰老，并能抑制肿瘤细胞的产生。

【选购保存】

新鲜的猪肝呈褐色或紫色，用手按压坚实有弹性，有光泽，无腥臭异味。切开的猪肝可用豆油涂抹搅拌后放入冰箱，这样可以延长保鲜期。

【食用宜忌】

√食用前先将猪肝冲洗干净，然后置于盆内浸泡1 ~ 2小时消除残血，注意水要完全浸没猪肝。

× 烘烤或油炸时不要烤糊或炸太老，以免损失营养。

【相宜搭配】

猪肝	+ 松子	促进营养物质的吸收
猪肝	+ 榛子	有利钙的吸收
猪肝	+ 菠菜	改善贫血
猪肝	+ 胡萝卜	养肝明目

【相忌搭配】

猪肝	+ 花菜	降低铜
猪肝	+ 山楂	破坏维生素 C
猪肝	+ 鲤鱼	影响消化
猪肝	+ 鲫鱼	引起中毒

青菜猪肝肉汤

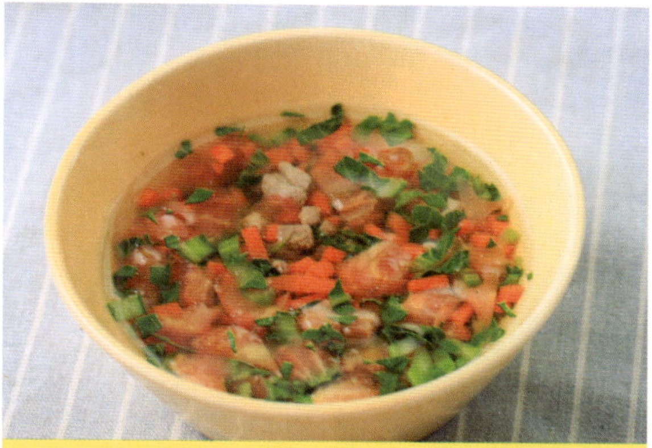

【功效】本品能增进消化，促进食欲，增强免疫力。

材料

猪肝……………………90 克
菠菜……………………30 克
胡萝卜…………………25 克
西红柿…………………55 克

调料

盐……………………………2 克
高汤…………………200 毫升

做法

1. 先将所有食材洗净。菠菜切碎；猪肝切成粒；西红柿切成粒；胡萝卜切成粒。
2. 用油起锅，加入高汤、盐、胡萝卜、西红柿烧开。放入猪肝煮沸，下入菠菜拌匀，烧开后盛出。

菠菜猪肝汤

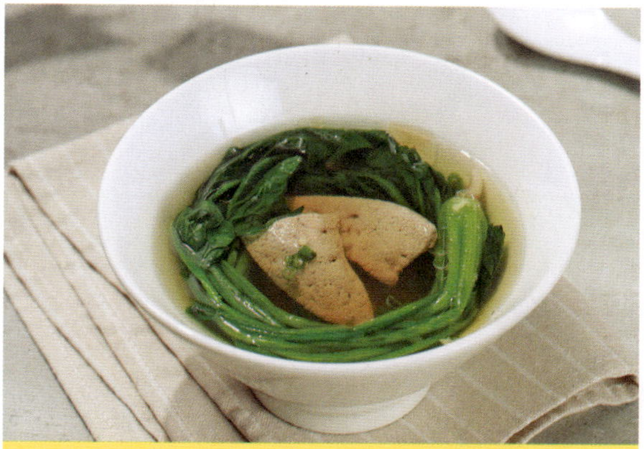

【功效】本品能滋阴润燥，通利肠胃，泄火下气。

材料

菠菜…………………100 克
猪肝……………………70 克

调料

姜丝、高汤、盐、鸡粉、白糖、料酒、葱油、味精、水淀粉、胡椒粉各适量

做法

1. 猪肝洗净切片；菠菜洗净，对半切开。
2. 猪肝片加入料酒、盐、味精、水淀粉拌匀腌渍片刻。
3. 锅中倒入高汤，放入姜丝、盐、鸡粉、白糖、料酒、猪肝、菠菜拌匀，煮至熟透，淋入葱油，撒入胡椒粉拌匀，盛出即可。

宜吃食物

海带

排毒
防治甲状腺肿

【性味归经】性寒，味咸；归肝、胃、肾经。

【主要营养素】富含蛋白质、碘、钾、钙、钠、镁、铁、铜、硒、维生素A、藻多糖。

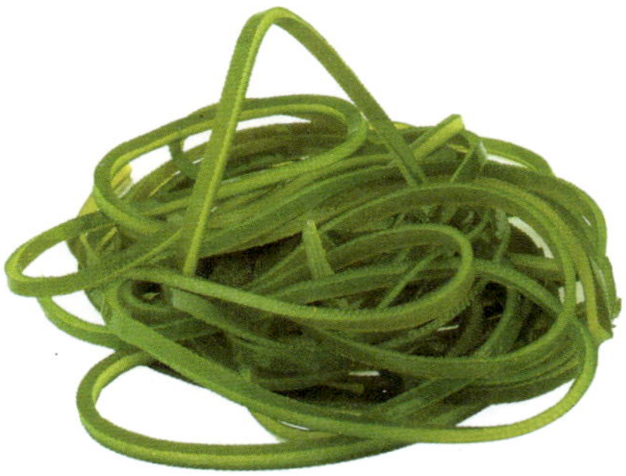

【食疗功效】

海带能化痰、软坚、清热、降血压、防治夜盲症、维持甲状腺正常功能。海带还能抑制乳腺癌的发生。另外，海带没有热量，对于预防肥胖症颇有益。

【选购保存】

质厚实、形状宽长、身干燥、色淡黑褐或深绿、边缘无碎裂或黄化现象的，才是优质海带。将干海带剪成长段，洗净，用淘米水泡上，煮 30 分钟，放凉后切成条，分装在保鲜袋中放入冰箱里冷冻起来。

【食用宜忌】

√食用前用清水浸泡；用清水煮约 15 分钟即可，以保证鲜嫩可口。

× 干海带上的白霜是营养物质甘露醇，易溶于水，不要在水中浸泡太久。

【相宜搭配】

海带	+ 猪肉	除湿
海带	+ 虾	补钙
海带	+ 豆腐	补碘
海带	+ 排骨	治皮肤瘙痒

【相忌搭配】

海带	+ 猪血	引起便秘
海带	+ 白酒	消化不良
海带	+ 咖啡	降低机体对铁的吸收
海带	+ 葡萄	减少钙的吸收

海带鸡肉粥

材料

白米粥............4 大匙
鸡胸肉..............20 克
海带............... 各适量

做法

1. 海带用水泡开后，洗净、切碎。
2. 鸡胸肉洗净，煮熟后剁碎。
3. 锅中放入白米粥和水煮滚后，加入海带、鸡胸肉，用小火煮至熟软即可。

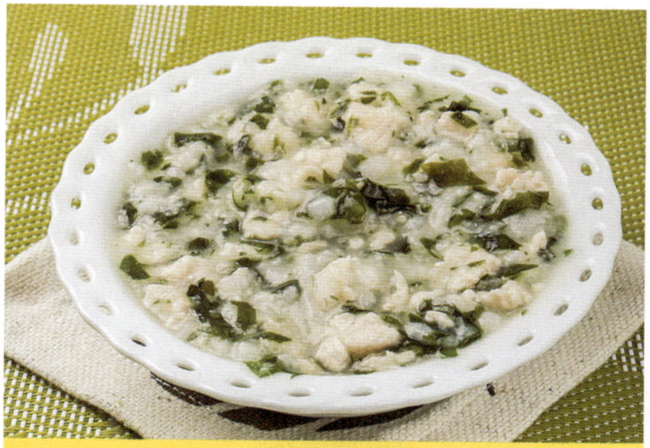

【功效】本品能温中补脾，行气补血，增强免疫力。

海带烧豆腐

材料

豆腐................200 克
海带..................40 克
豌豆..................50 克

调料

盐、鸡粉........ 各 3 克
生抽................ 5 毫升
水淀粉..........10 毫升
食用油............... 适量

做法

1. 洗净的豆腐对半切开后，切成块；海带切成块。
2. 热锅注油烧热，放入豆腐，煎至焦黄色，倒入豌豆、生抽、清水、海带，加入盐，搅拌片刻，焖 3 分钟。
3. 加入鸡粉、水淀粉，拌匀，盛出盘中即可。

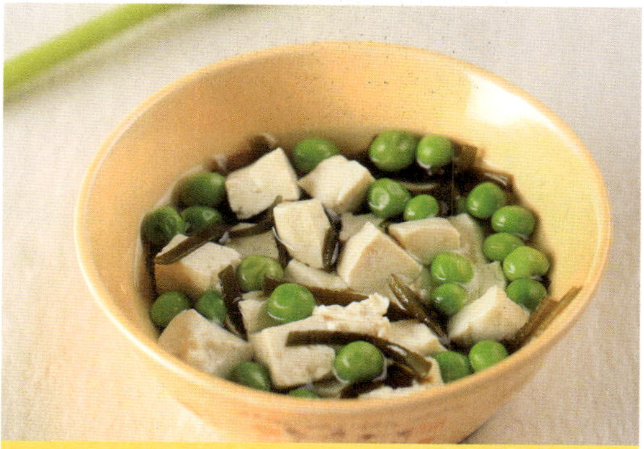

【功效】本品能促进肠蠕动，防止便秘，增强人体免疫力。

宜吃食物

紫菜

‖通便排毒‖
‖健脑益智‖

【性味归经】性寒，味甘、咸；归肺经。

【主要营养素】富含蛋白质、维生素A、维生素C、维生素B_1、维生素B_2、碘、钙、铁、磷、锌、锰、铜等。

【食疗功效】

紫菜含有丰富的微量元素，其中的甘露醇是一种很强的利尿剂，有消水肿的作用，有利于保护肝脏。紫菜中含有较多的碘，可以治大脖子病，又可使头发润泽。紫菜中含有丰富的钙、铁元素，可使儿童、老人的骨骼、牙齿得到保健。

【选购保存】

以色泽紫红、无泥沙杂质、干燥的紫菜为佳。存放于干燥处即可。

【食用宜忌】

√紫菜做汤，先将汤烧沸，下配料或调料，最后才撕入紫菜并立即起锅，紫菜烧煮时间过长就会损失营养。

× 皮肤病患者不宜吃紫菜，因为紫菜属于海鲜类的发物，不利于病情痊愈。

【相宜搭配】

紫菜	+ 白萝卜	清心开胃
紫菜	+ 猪肉	化痰软坚
紫菜	+ 紫甘蓝	帮助合成牛磺酸
紫菜	+ 鸡蛋	补充维生素B_{12}和钙质

【相忌搭配】

紫菜	+ 花菜	影响钙的吸收
紫菜	+ 柿子	不利消化

紫菜蛋花汤

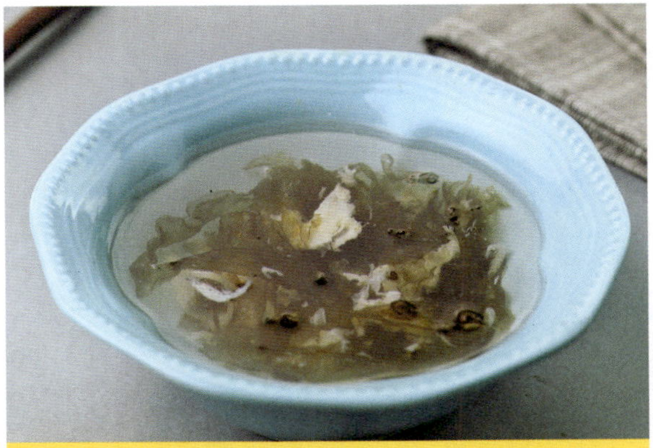

【功效】本品能健脑益智，保护肝脏，促进大脑发育。

材料

水发紫菜.........200 克
鸡蛋....................1 个
葱末...................少许

调料

盐、鸡粉、胡椒粉、
食用油...........各适量

做法

1. 鸡蛋打入碗中，顺一个方向打散，制成蛋液。
2. 锅中倒入清水，放入食用油，拌匀煮沸，加盐、鸡粉调味，倒入紫菜，煮至熟透。
3. 撒上胡椒粉，拌匀，倒入蛋液，搅散成蛋花，撒上葱末拌匀，出锅盛入盘中即成。

紫菜小鱼粥

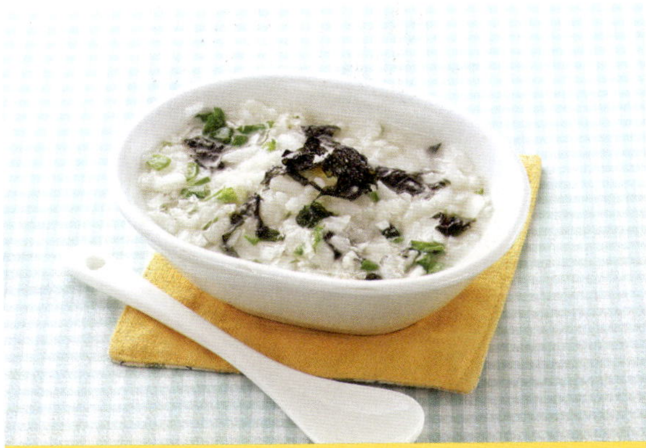

【功效】本片能补中健脾，增强免疫，补中益气。

材料

白米粥、紫菜、芋头、
吻仔鱼、绿色蔬菜各适量

做法

1. 紫菜撕成小片；绿色蔬菜洗净切碎；吻仔鱼洗净切碎。芋头洗净，去皮蒸熟后，压成泥。
2. 锅中放入白米粥加热后，加入所有食材煮至熟软即可。

宜吃食物

鹌鹑蛋

‖预防过敏‖
‖益智健脑‖

【性味归经】性平，味甘；归心、肝经。

【主要营养素】含丰富的蛋白质、维生素A、维生素B_1、维生素B_2、铁、磷、钙、脑磷脂、卵磷脂、赖氨酸、胱氨酸等。

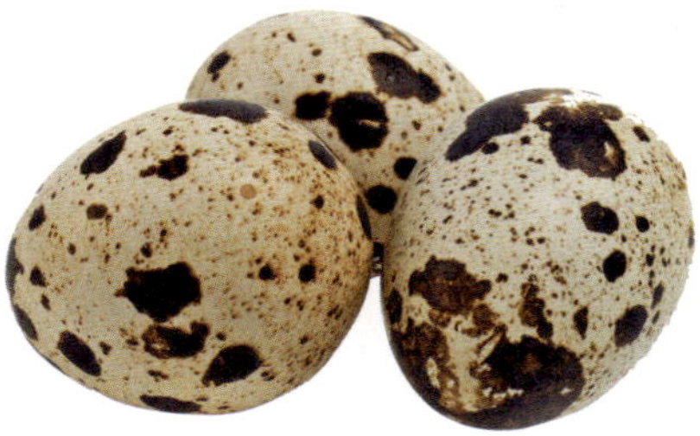

【食疗功效】

鹌鹑蛋中所含的丰富的卵磷脂和脑磷脂，是高级神经活动不可缺少的营养物质，具有健脑的作用。

【选购保存】

买鹌鹑蛋时，根据外观、颜色、重量等可以判断出其新鲜程度及品质优劣。鹌鹑蛋外面有自然的保护层，生鹌鹑蛋常温下可以存放 45 天，熟鹌鹑蛋常温下可存放 3 天。

【食用宜忌】

√鹌鹑蛋在水龙头下面用流动水冲洗就可以了，表面比较脏的可以用手轻搓，而后用水冲干净，沥干水分即可。

× 鹌鹑蛋一般要先煮熟，然后剥掉外壳，再与其他食材搭配做成菜肴。

【相宜搭配】

鹌鹑蛋	+ 韭菜	缓解肾虚腰痛
鹌鹑蛋	+ 银耳	补益脾胃
鹌鹑蛋	+ 牛奶	增强免疫力
鹌鹑蛋	+ 玉米	益气清肠

【相忌搭配】

鹌鹑蛋	+ 香菇	同食容易面生黑斑
鹌鹑蛋	+ 猪肝	同食容易面生黑斑
鹌鹑蛋	+ 螃蟹	易不适

茄汁鹌鹑蛋

材料

熟鹌鹑蛋.........100 克

番茄酱...............30 克

调料

葱花、盐、白糖、生粉、食用油............各适量

做法

1. 将去壳后的鹌鹑蛋放入碗中，撒上生粉，拌匀。
2. 起油锅烧热，放入鹌鹑蛋，炸至黄色，捞出。
3. 另起炒锅，注油烧热，注入清水，加入番茄酱、盐、白糖，搅拌成稠汁，再倒入鹌鹑蛋，翻炒至入味，出锅装入盘中，撒入葱花即可。

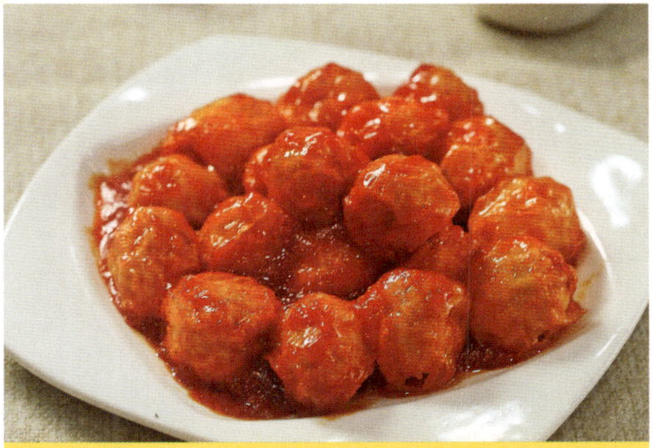

【功效】本品能益血补气，强筋壮骨，提高记忆力。

银耳鹌鹑蛋

材料

水发银耳...........50 克

鲜玉米粒.........100 克

熟鹌鹑蛋（去壳）200 克

调料

水淀粉...............适量

白糖..................少许

做法

1. 将玉米粒洗净，剁碎成细末，盛放在盘中。
2. 锅中倒入清水烧热，放入玉米末，煮至熟透。
3. 再倒入熟鹌鹑蛋、银耳、白糖，拌匀，煮至银耳熟透，再用水淀粉勾芡，使玉米粥黏稠光润一些，盛出煮好的粥即成。

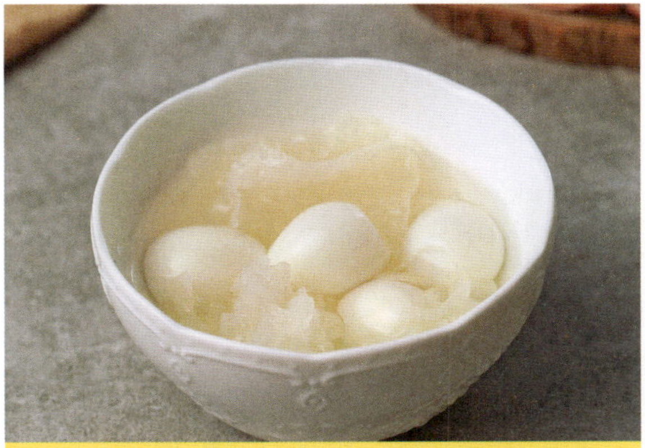

【功效】本品能健脾益胃，补脾开胃，益气清肠。

宜吃食物

黄鱼

‖健脾益气‖
‖开胃消食‖

【性味归经】性甘，味咸、平；归肝、肾经。

【主要营养素】含蛋白质、维生素A、维生素E、钙、磷、铁、硒、烟酸、核黄素等。

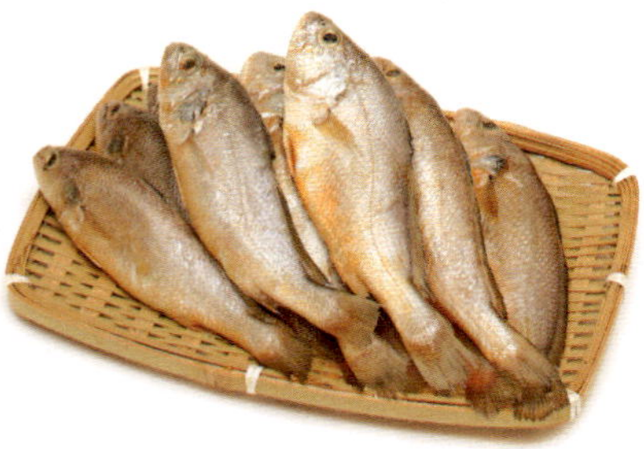

【食疗功效】

黄鱼含有丰富的微量元素硒，能清除人体代谢产生的自由基，能延缓衰老，并对各种癌症有一定的防治功效。

【选购保存】

对于市售的黄鱼，我们可以从外形、游动、软硬三方面来判定其是否新鲜。另外，对“滥鱼充数”的黄鱼，也要擦亮眼睛，加以辨别。黄鱼去除内脏，清除干净后，用保鲜膜包好，再放入冰箱冷冻保存，可保鲜一周。

【食用宜忌】

√煎黄鱼时，先把锅烧热，再用油滑锅，当油烧至冒微轻烟时，油已达到八成热，这时再放入鱼，不易粘锅。

× 煎黄鱼时，最好擦干鱼身上的水分。

【相宜搭配】

黄鱼	+ 茼蒿	暖胃益脾
黄鱼	+ 西红柿	促进骨骼发育
黄鱼	+ 乌梅	对大肠癌有疗效
黄鱼	+ 莼菜	增强免疫力

【相忌搭配】

黄鱼	+ 牛油	加重肠胃负担
黄鱼	+ 洋葱	降低蛋白质的吸收
黄鱼	+ 荞麦	易引起消化不良

干炸小黄鱼

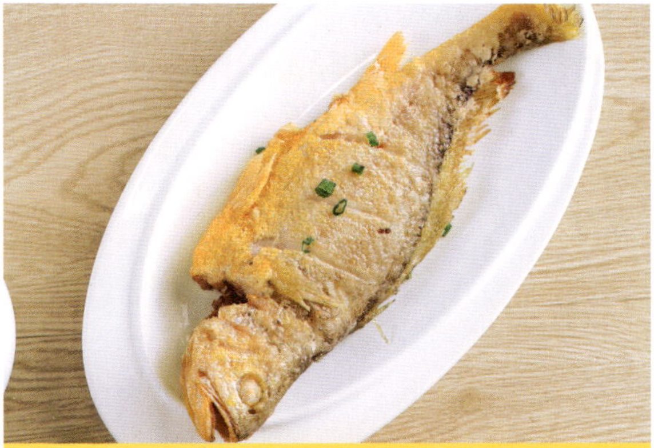

材料

小黄鱼............350 克

葱花、姜片各少许

调料

八角、桂皮、辣椒油、生抽、料酒、白糖、盐、陈醋、食用油各适量

做法

1. 处理好的小黄鱼加料酒、盐、胡椒粉、水淀粉，搅匀，腌渍；再放入注油热锅炸至金黄，捞出。
2. 锅底留油烧热，放入八角、桂皮、姜片，爆香，倒入料酒、生抽、水、盐、白糖，焖 5 分钟使其入味，加入辣椒油、葱花，翻炒，盛出即可。

【功效】本品能缓解皮肤疼痛，助消化，促进血液循环。

雪菜黄鱼

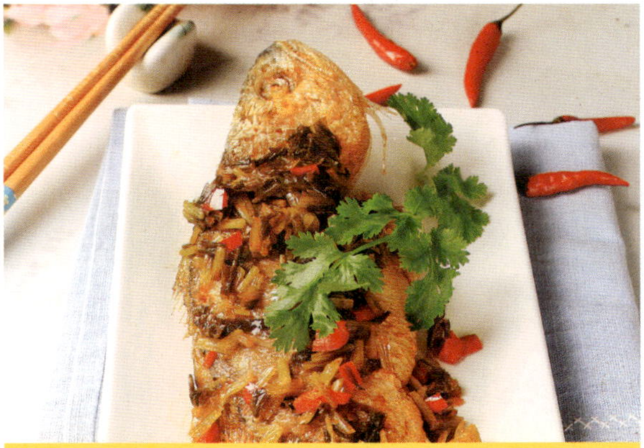

材料

雪菜................150 克

大黄鱼............600 克

调料

红椒、盐、料酒、鸡粉、生抽、食用油各适量

做法

1. 红椒去籽，切粒；雪菜切段；处理好的黄鱼划上花刀；黄鱼撒盐、料酒、胡椒粉，涂匀，腌渍。
2. 热锅注油烧热，倒入黄鱼，煎至两面微黄，盛出。
3. 锅底留油烧热，倒入雪菜、红椒、生抽、水、鸡粉，炒匀，将炒好的汤汁浇在黄鱼身上即可。

【功效】本品能开胃消食，温中理气，解毒消肿。

宜吃食物

鳝鱼

‖ 补气养血 ‖
‖ 温阳健脾 ‖

【性味归经】性温，味甘；归肝、脾、肾经。

【主要营养素】含蛋白质、脂肪、鳝鱼素、钙、铁、维生素B_1、维生素B_2等。

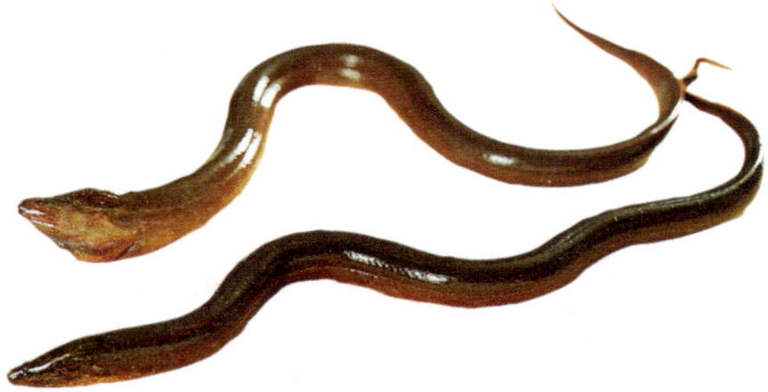

【食疗功效】

鳝鱼中的维生素A可以增进视力，促进皮膜的新陈代谢。

【选购保存】

可以从外形、活力两方面来判定鳝鱼是否新鲜、健康。鳝鱼最好现杀现烹，必要时，可放入冰箱冷藏或冷冻。

【食用宜忌】

√鳝鱼宜现杀现烹，因为鳝鱼体内含组氨酸较多，趁鲜烹调味很鲜美，死后的鳝鱼体内的组氨酸会转变为有毒物质，故所加工的鳝鱼必须是活的。

× 鳝鱼动风，有瘙痒性皮肤病者忌食。

【相宜搭配】		
鳝鱼	+ 苹果	治疗腹泻
鳝鱼	+ 松子	美容养颜
鳝鱼	+ 金针菇	补中益血
鳝鱼	+ 藕	保持体内酸碱平衡

【相忌搭配】		
鳝鱼	+ 菠菜	易导致腹泻
鳝鱼	+ 牛奶	影响钙的吸收
鳝鱼	+ 银杏	易不适
鳝鱼	+ 南瓜	会影响营养的吸收

淮山鳝鱼汤

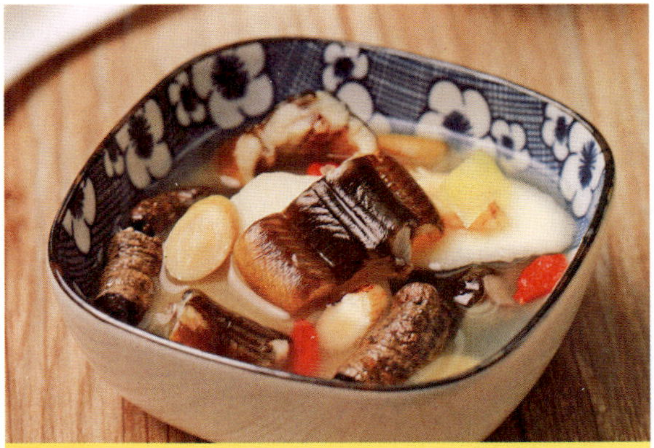

【功效】本品能可以增进视力，预防夜盲症和视力减退。

材料

鳝鱼……120克
淮山……35克
巴戟天、黄芪、枸杞……各10克

调料

姜片……少许
盐……2克
鸡粉……2克
料酒……10毫升

做法

1. 鳝鱼洗净切段，汆煮至变色，捞出，沥干水分。
2. 砂锅注水烧开，放入姜片、枸杞、药材、鳝鱼段、料酒，拌匀，煮至食材熟透；放入盐、鸡粉，拌匀调味，把煮好的鳝鱼汤盛出，装碗即可。

黄芪红枣鳝鱼汤

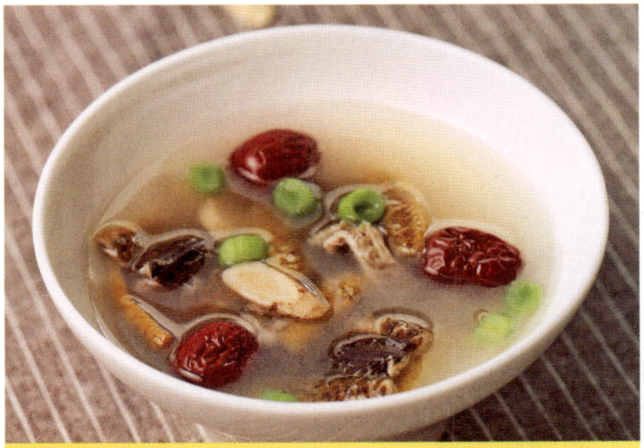

【功效】本品能补气养血、促进新陈代谢，提高免疫力。

材料

鳝鱼肉……350克
鳝鱼骨……100克
黄芪、红枣、姜片、蒜苗粒……各少许

调料

盐……2克
鸡粉……2克
料酒……4毫升

做法

1. 分别将鳝鱼肉、鳝鱼骨切段，汆去血水，捞出。
2. 砂锅注水烧热，倒入红枣、黄芪、姜片，煮沸，倒入鳝鱼骨，煮约30分钟，放入鳝鱼肉、盐、鸡粉、料酒，拌匀入味，撒上蒜苗，盛出即可。

宜吃食物

银鱼

‖ 利水 ‖
‖ 增强免疫力 ‖

【性味归经】味甘，性平；归脾、胃经。

【主要营养素】含蛋白质、脂肪、钙、磷、铁、维生素B_1、维生素B_2、烟酸等。

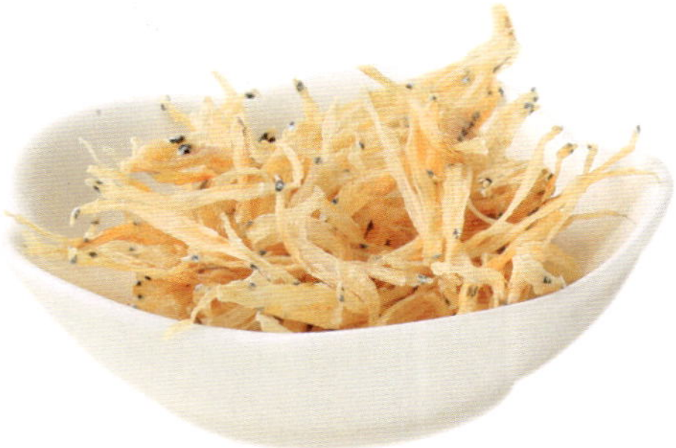

【食疗功效】

银鱼无论干鲜，都具有益脾、润肺、补肾、增阳的作用，是上等滋补品。银鱼还是结肠癌患者的首选辅助治疗食品。银鱼属于高蛋白低脂肪食品，对高脂血症患者食之亦宜。可治脾胃虚弱、肺虚咳嗽、虚劳诸疾。

【选购保存】

新鲜银鱼，以洁白如银且透明为佳，体长 2.5~4 厘米为宜，手从水中抄起银鱼后，将鱼放在手指上，鱼体软且下垂，略显挺拔，鱼体无粘液。

【食用宜忌】

√银鱼不易清洗，可先准备一小盆清水，把鱼倒进去，然后用手轻轻搅拌让脏东西沉淀，接着用滤网把小鱼捞起，用开水烫一下就可以了。

× 银鱼不要用牛、羊油煎炸。

【相宜搭配】

银鱼	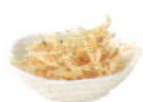	+ 蕨菜	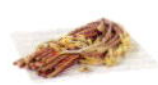	减肥
银鱼	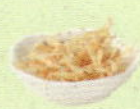	+ 鸡蛋	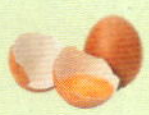	增加蛋白质的吸收
银鱼	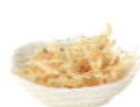	+ 大米	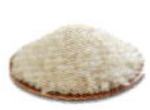	健脾益胃
银鱼	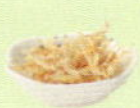	+ 面条	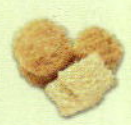	补充营养

【相忌搭配】

银鱼	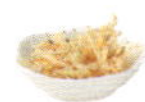	+ 甘草	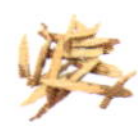	对身体不利
银鱼	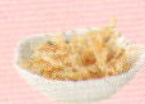	+ 干枣	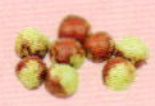	令人腰腹作痛

黄瓜银鱼面

材料

黄瓜……………60克
鸡蛋……………1个
面条、水发银鱼干各适量

调料

盐……………2克
鸡粉……………少许
食用油……………4毫升

做法

1. 鸡蛋打散成蛋液；黄瓜切丁；面条折成小段。
2. 锅中注水烧开，放入食用油、盐、鸡粉、银鱼干，煮沸后倒入面条，煮至熟软，倒入黄瓜丁，拌匀，煮至面汤沸腾。倒入蛋液，搅匀后盛出。

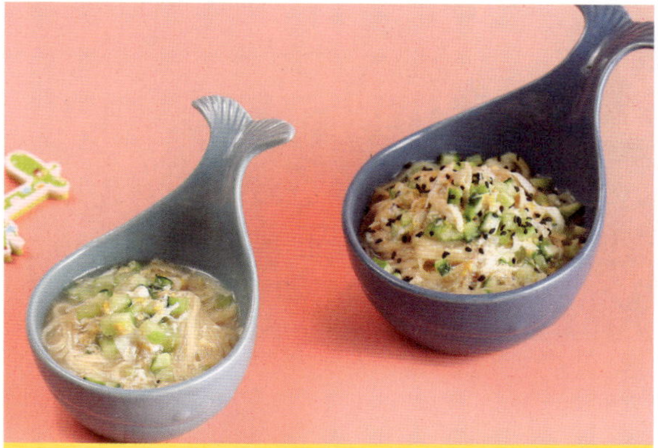

【功效】本品能清热解毒，利尿消肿，增强免疫力。

银鱼菠菜粥

材料

白米粥……………4大匙
银鱼……………15克
菠菜……………15克

做法

1. 银鱼洗净，汆烫后切碎。
2. 菠菜洗净，汆烫后切碎。
3. 锅中放入白米粥和水，煮滚后加入银鱼、菠菜，再次煮滚即可。

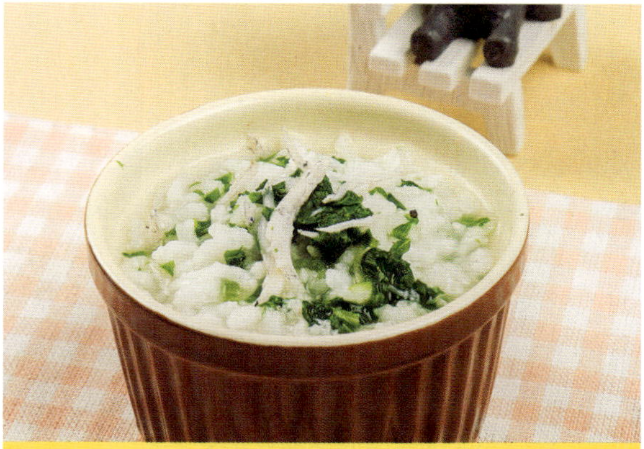

【功效】本品能益脾润肺，促进肠胃蠕动，帮助消化。

1～3岁 幼儿期宝宝 忌吃食物

咸菜

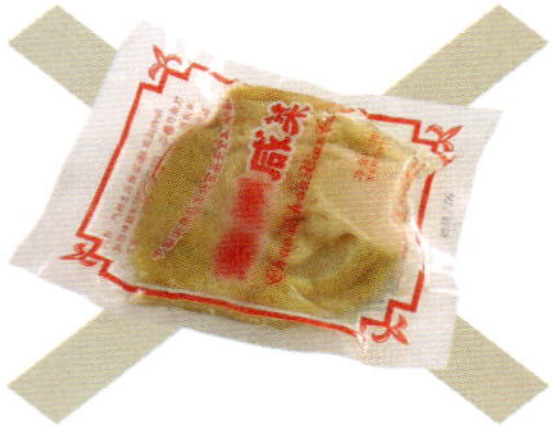

原因：父母让宝宝吃榨菜、腌菜等咸菜，这对宝宝的健康是有害的。过量的盐对宝宝尚未发育成熟的肾脏来说是一种沉重的负担。父母在给宝宝准备食物，一定要少放盐，也不要给宝宝吃咸菜。

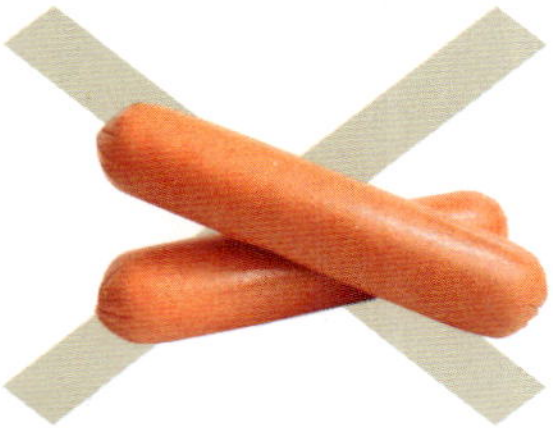

火腿肠

原因：火腿肠以畜禽肉为主要原料，辅以填充剂，然后再加入调味品、香辛料、品质改良剂、护色剂、保水剂、防腐剂等物质，采用腌渍、斩拌（或乳化）、高温蒸煮等加工工艺制成。其所加的辅助调料较多，口味比较重，不适合此阶段的宝宝食用。另外，火腿肠中含有添加剂，添加剂对婴幼儿的健康有很大的影响。因此，3岁以下的宝宝应禁食火腿肠，3岁以上的宝宝也应少食或不食火腿肠。

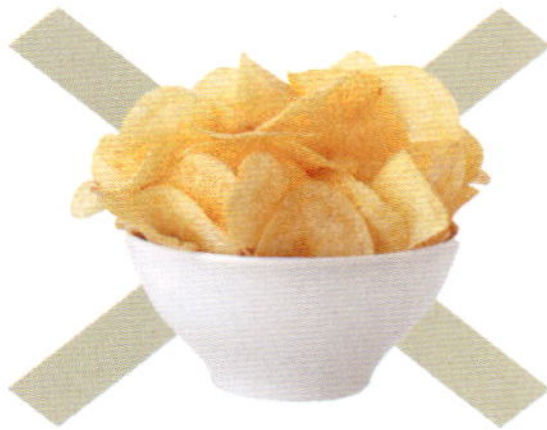

膨化食品

原因：膨化食品是通过金属管道进行加工的，金属管道里面通常会含有铅和锡的合金，在高温的情况下，这些铅容易汽化，汽化后就会污染膨化食品。这些铅被吸收进人体后，很难被排出，它会损害人体的神经系统、造血系统、血管和消化系统。很多膨化食品中都添加了大量的人造原料人工色素，这些色素会对儿童的生长发育造成危害，如果长时间食用含色素的食品，会刺激大脑神经而出现躁动、情绪不稳、注意力不集中、行为过激等。

巧克力

原因：巧克力是高热量食物，含有大量的糖和脂肪，而蛋白质、维生素、矿物质含量低，营养成分的比例不符合宝宝生长发育的需要。饭前进食巧克力易产生饱腹感，进而影响宝宝的食欲，使正常生活规律和进餐习惯被打乱，影响宝宝的身体健康。巧克力中过量的糖会干扰血液中葡萄糖的浓度，对神经系统有兴奋的作用，会使宝宝不易入睡和哭闹不安，影响宝宝大脑的正常休息，进而影响智力发育。因此，3 岁以下的宝宝应禁食巧克力，10 岁以下的宝宝也应少食或禁食巧克力。

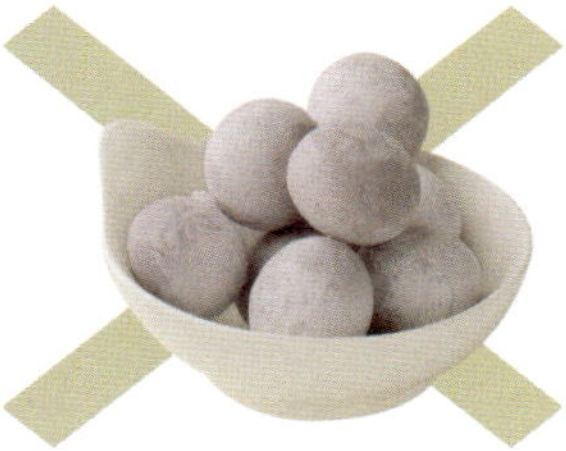

汤圆

原因：汤圆是由糯米制作的，比较黏，宝宝食用时，很容易将汤圆粘在食道上，进而堵塞呼吸道。另外，糯米本身较难消化，而宝宝的胃肠道功能还不够完善，消化功能较弱，再加上宝宝吞咽反射功能未发育完全，贸然食用汤圆很容易出现危险。因此，3 岁以内的宝宝应禁食汤圆，3 岁以后的宝宝食用汤圆时，父母也应帮助其将一个汤圆分成两次或三次吃完，以防出现意外。患有呼吸道疾病的宝宝最好禁止食用汤圆，以免加重病情。

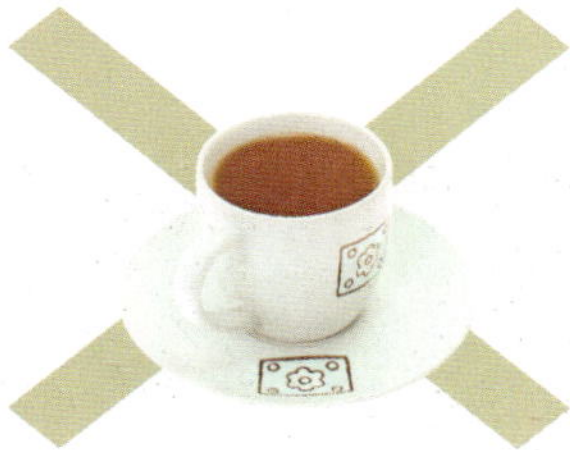

浓茶

原因：茶中含有咖啡因、鞣酸、茶碱等成分，咖啡因是一种很强的兴奋剂，能兴奋宝宝的神经系统，诱发宝宝出现多动症。鞣酸能干扰人体对食物中蛋白质以及钙、铁、锌等矿物质的吸收，导致宝宝缺乏蛋白质和矿物质，进而影响其正常的生长发育。茶碱能使宝宝的中枢神经系统过度兴奋，导致宝宝不易入睡，造成多尿、睡眠不安，影响大脑休息，进而阻碍智力发育。

Chapter 6

婴幼儿常见病饮食宜忌

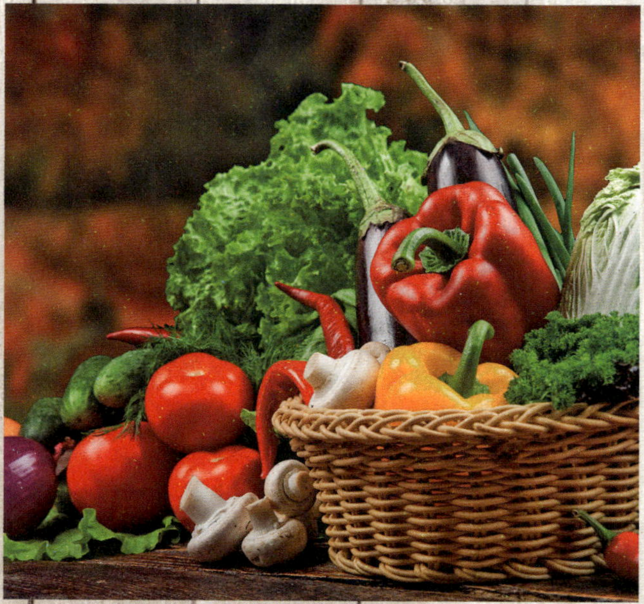

宝宝的抵抗能力没有成人那么完善，爸爸妈妈不注意照顾宝宝很容易感冒发烧，患上各种疾病，而吃太多的药品对宝宝身体不利。所以，爸爸妈妈可以用饮食疗法对宝宝进行治疗，只要了解食材的属性，合理搭配对帮助宝宝克服疾病非常有帮助哦！

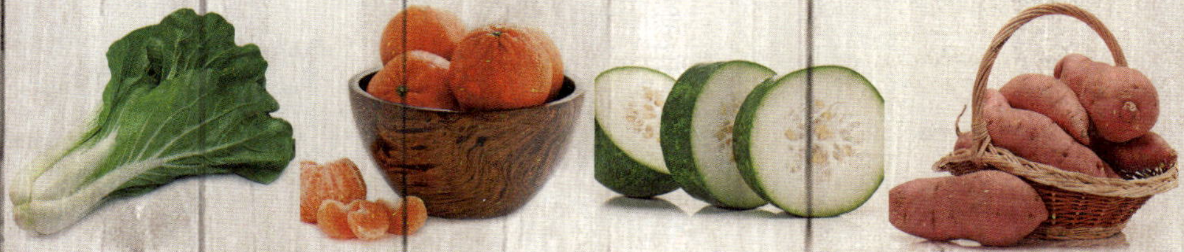

小儿感冒

病症简介 小儿感冒即为小儿上呼吸道急性感染，简称上感。大部分患儿感冒是以病毒入侵为主，此外也可能是支原体或细菌感染。小儿感冒分为风寒感冒和风热感冒。风寒感冒主要症状为发热轻、恶寒重、头痛、鼻塞等症状。

【宜吃食物】

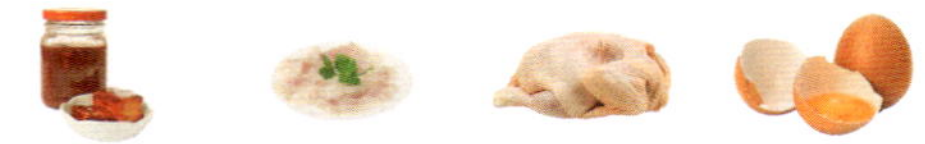

豆腐乳 鱼肉 鸡肉 鸡蛋

肉类和鸡蛋很容易被人体吸收利用，有增强体力、强壮身体的作用。

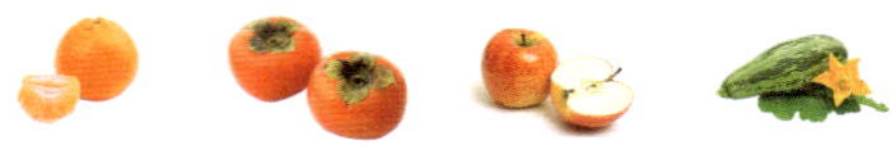

橘子 柿子 苹果 南瓜

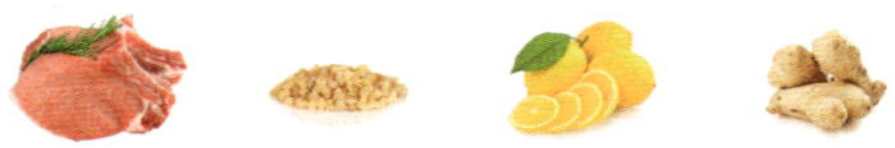

猪瘦肉 乳制品 柠檬 生姜

苹果和肉类等酸性食物在体内产生的酸性代谢产物，增强体力和抗病能力。

【忌吃食物】

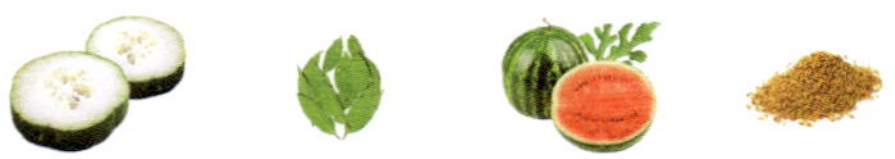

冬瓜 梨 西瓜 糖类

糖类影响食欲，会使消化能力降低。

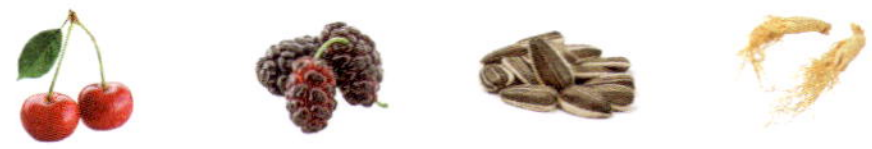

樱桃 桑葚 瓜子 人参

人参会影响消化，不利于康复。

【饮食原则】

1. 因小儿感冒会影响脾胃功能，所以饮食应以细软清淡、容易消化吸收为原则，可减轻脾胃负担，如选择白米粥、牛奶、米汤、软面条等流质食物。
2. 喝稍热的白开水出汗，有助于体内代谢废物的排出，使体温得到及时的散发。
3. 多吃水果、蔬菜，能增进食欲、帮助消化，补充随体液流失的维生素和微量元素。

【特别注意】 感冒时最好吃易消化、营养高的食物，如富含蛋白质的豆腐、鱼、肉、鸡蛋、乳制品等。可多吃营养丰富的黄绿色蔬菜。

西红柿炖豆腐

材料

西红柿、老豆腐、腐乳汁、葱花、姜片各少许

调料

鸡粉、白糖、生抽、椰子油............各适量

做法

1. 老豆腐切成厚片；西红柿去蒂，切成小块。
2. 热锅注油烧热，放老豆腐，煎至金黄，盛出。
3. 另起锅倒椰子油烧热，放姜片爆香，放老豆腐、生抽、西红柿、腐乳汁，炒匀，炖至熟透，加鸡粉、白糖，翻炒盛出，撒葱花即可。

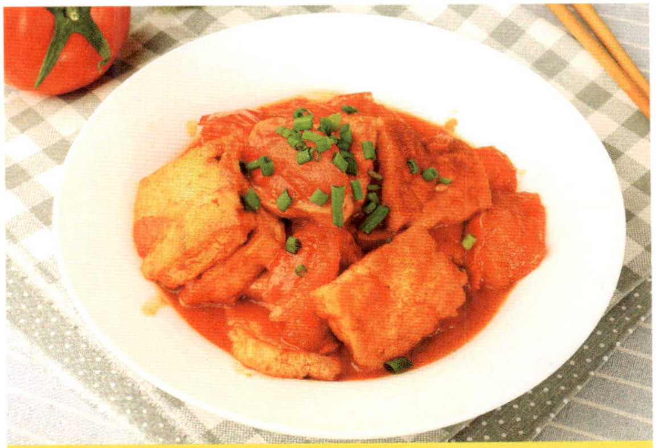

【功效】本品能清热润燥，生津止渴，清洁肠胃。

草莓土豆泥

材料

草莓..................35克
土豆................170克
牛奶..............50毫升

调料

黄油、奶酪....各适量

做法

1. 去皮的土豆切成薄片；草莓去蒂，剁成泥。
2. 蒸锅注水烧开，放入土豆、黄油，蒸熟，取出。
3. 把土豆片倒入碗中，捣成泥状；放奶酪、牛奶，拌匀，取碗，盛入拌好的材料，点缀草莓泥即可。

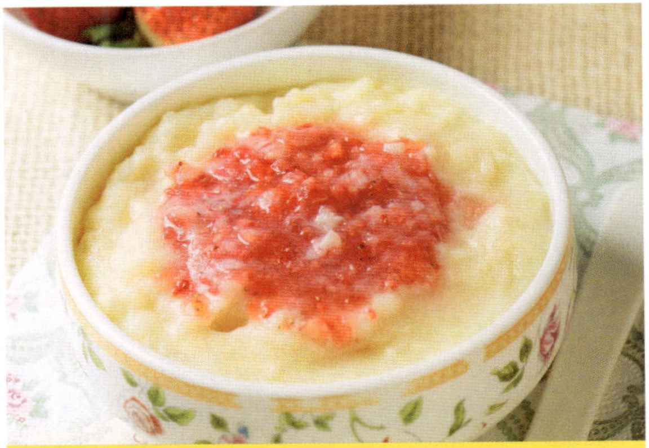

【功效】本品能养肝明目，润肺生津，促进消化。

小儿湿疹

病症简介 小儿湿疹是一种变态反应性皮肤病，即平常说的过敏性皮肤病。主要是对食入物、吸入物或接触物不耐受或过敏所致。患有湿疹的孩子起初皮肤发红，出现皮疹，继之皮肤发糙、脱屑，抚摩孩子的皮肤如同触摸在砂纸上一样。

【宜吃食物】

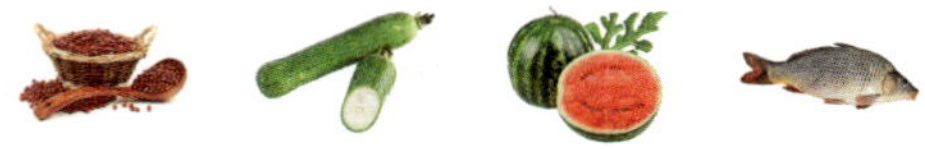

赤小豆 丝瓜 西瓜 鲫鱼

丝瓜中含有抗过敏性物质泻根醇酸，有着很强的抗过敏作用。

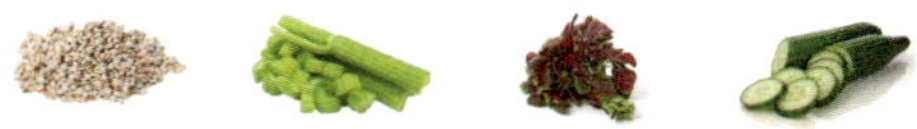

薏米 芹菜 苋菜 黄瓜

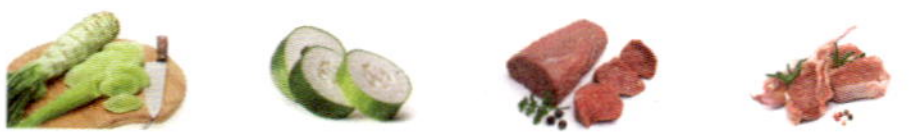

莴笋 冬瓜 牛肉 羊肉

牛肉和羊肉可保护胃壁，增加消化酶的分泌，帮助消化。

【忌吃食物】

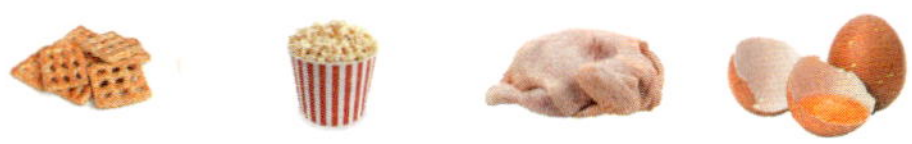

饼干 爆米花 鸡肉 鸡蛋

鸡蛋会加重湿疹的病症，所以不要吃。

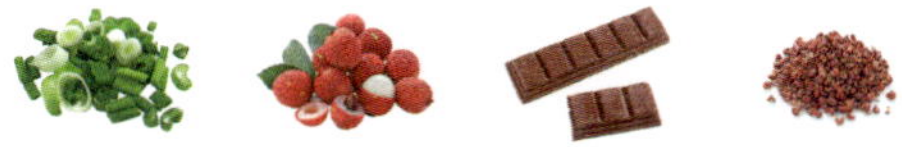

葱 荔枝 巧克力 花椒

花椒刺激性很大，对皮肤损伤比较大。

【饮食原则】

1. 中医认为湿疹来源于风热湿邪侵犯身体所致，饮食应选择清淡、易消化，有清热利湿效果的食物，如豆腐、绿豆、藕、木耳、冬瓜、丝瓜、芹菜、白菜、马齿苋等。

2. 湿疹患儿因皮肤瘙痒，往往食欲不振，可多吃水果，补充维生素并调节生理功能、减轻皮肤及瘙痒症状。

【特别注意】大部分小儿湿疹，可能是缘于小儿对蛋白、鱼和牛乳等食物中的某些大分子物质过敏。因此，本病较好发于营养好且肥胖的孩子或消化不良者。

粉丝焖白菜

材料

白菜、粉丝...各 150 克
蒜末、葱花.......各 3 克

调料

盐..........................2 克
生抽..................2 毫升
食用油.............3 毫升

做法

1. 白菜斜刀切块；泡好的粉丝切成三段。
2. 白菜装碗，放粉丝、生抽、蒜末、葱花、食用油、盐，拌匀，装盘，放凉开水，封上保鲜膜。
3. 将食材放入微波炉，加热 4 分钟至熟，取出熟透的菜肴，撕去保鲜膜即可。

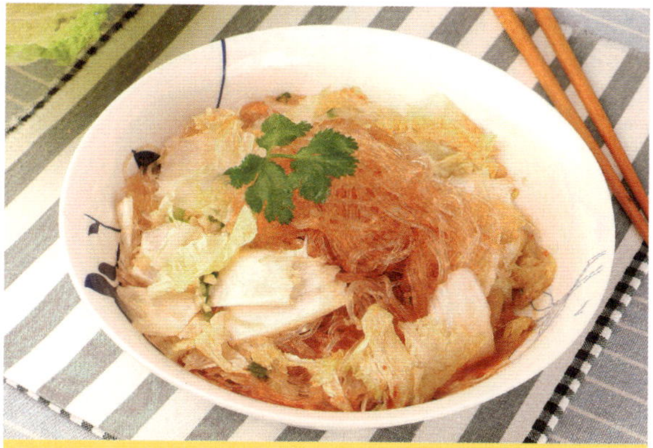

【功效】本品能清热除烦，润肠通便，促进排毒。

黑米红豆粥

材料

水发黑米.........120 克
水发大米.........150 克
水发红豆...........50 克

做法

1. 砂锅注水烧开，倒入红豆、黑米、大米，拌匀。
2. 盖上盖，煮约 40 分钟至食材熟透。
3. 揭盖，搅拌片刻，盛出煮好的粥，装入碗中即可。

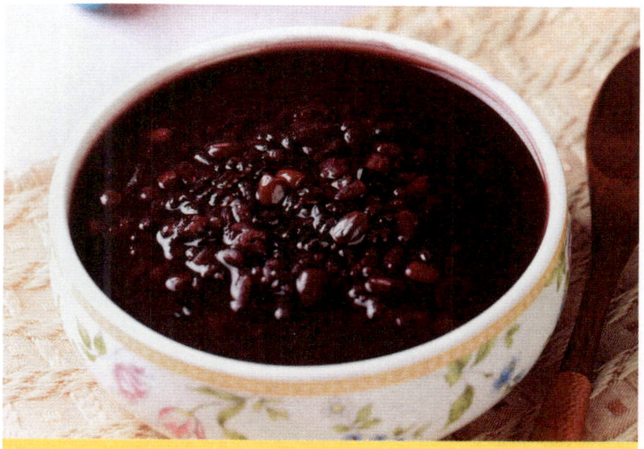

【功效】本片能补血，化湿，增强免疫力。

小儿腹泻

病症简介 小儿腹泻多见于2岁以下的婴幼儿，是小儿常见病之一。可由饮食不当和肠道细菌感染或病毒感染引起，以大便次数增多、腹胀肠鸣、粪便酸腐臭秽，或粪质稀薄、水分增多及出现黏液等为其主要临床表现。

【宜吃食物】

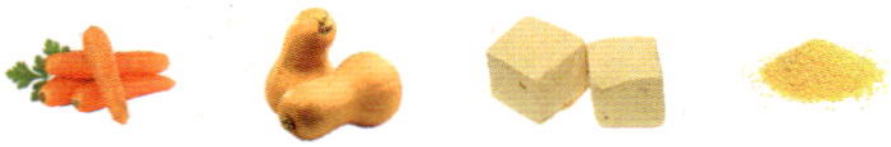

胡萝卜　南瓜　豆腐　小米

胡萝卜可以帮助消化，驱寒杀菌，亦可以调味。

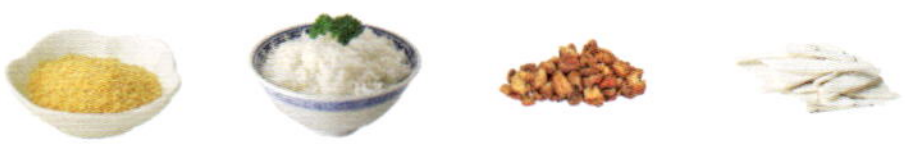

大米　糯米　山楂　山药

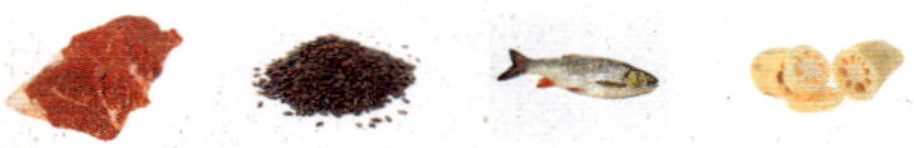

牛肉　紫米　草鱼　藕

五谷类中含有的纤维素可以促进肠道蠕动，从而让腹泻情况受到控制。

【忌吃食物】

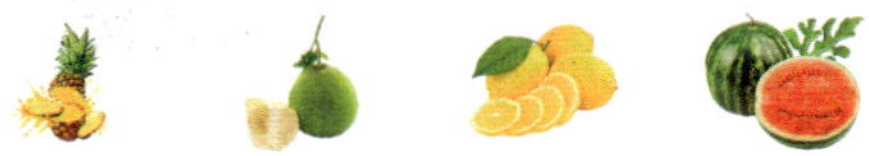

菠萝　柚子　柠檬　西瓜

菠萝易产生过敏，会引起的腹泻症状。

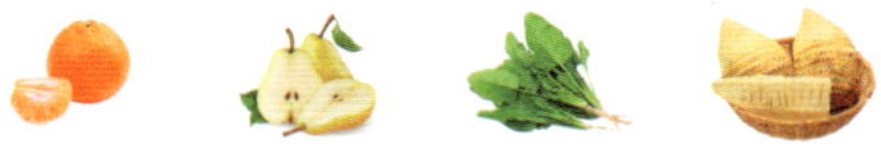

橘子　梨　菠菜　竹笋

竹笋中含粗纤维，不利于人体的消化。

【饮食原则】

1. 根据机体在腹泻时有水分大量丢失之特点，宜增加流质饮食的摄入，如牛奶、藕粉、果汁等。

2.这些饮食易于吸收，并含有大量电解质。在饮食中适当添加一些水果和蔬菜，如西红柿、土豆、茄子、黄瓜、山楂等，不仅能够补充维生素C和B，而且起到止泻、收敛作用，还可增加体内津液。

【特别注意】腹泻一般是宝宝生病时出现的症状，如果除了腹泻外无其他症状，就不用太担心。腹泻时会消耗大量水分，可用大麦茶等来补充，防止脱水。

苹果胡萝卜泥

材料

苹果……………………90 克

胡萝卜……………120 克

调料

白糖……………………10 克

做法

1. 苹果去核，切成小块；洗好的胡萝卜切成丁。
2. 苹果、胡萝卜装盘，放入蒸锅，蒸熟，取出。
3. 取榨汁机，放入蒸熟的胡萝卜、苹果，加白糖，盖紧，将胡萝卜、苹果搅成果蔬泥，把苹果胡萝卜泥倒入碗中即可。

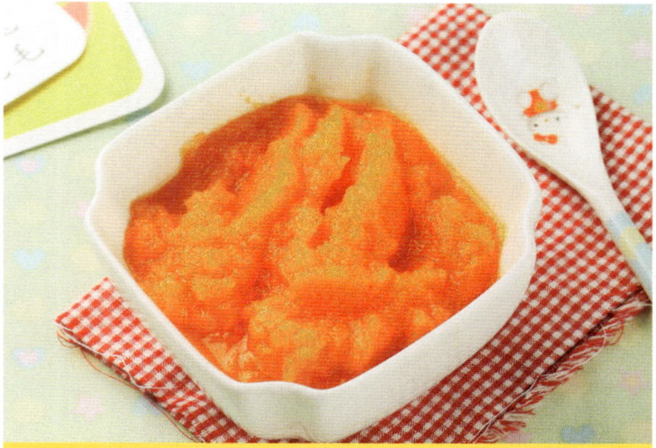

【功效】本品能调理肠胃，润肺止咳，增进消化。

甜南瓜稀粥

材料

米碎……………………60 克

南瓜……………………75 克

做法

1. 洗好去皮的南瓜切成小块，装入蒸盘中。
2. 蒸锅置于火上烧开，放入装有南瓜的蒸盘，蒸至其熟软，取出，放凉，压碎，碾成泥，装盘。
3. 砂锅中注水烧开，倒入米碎，搅散，煮至熟，倒入南瓜泥，搅匀，盛出煮好的南瓜稀粥即可。

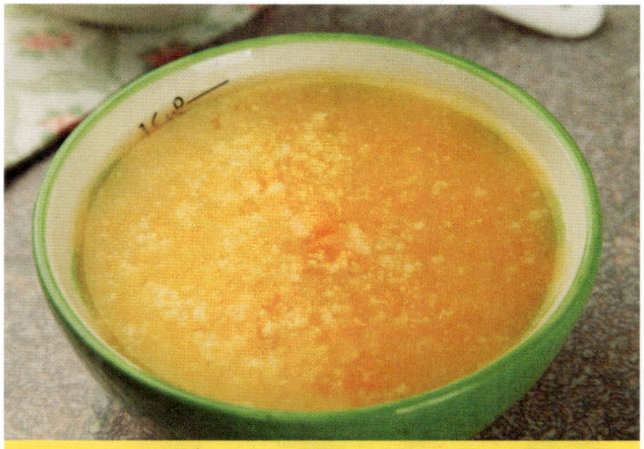

【功效】本片能维持正常视力，促进骨骼发育，清热解毒。

小儿便秘

病症简介 小儿便秘是指患儿1周内排便次数少于3次的病症。新生儿正常排便为出生一周后一天排便4～6次，3～4岁的小儿排便次数一天1～2次为正常。通常以排便频率减少为主要症状，多由于排便规律改变所致。

【宜吃食物】

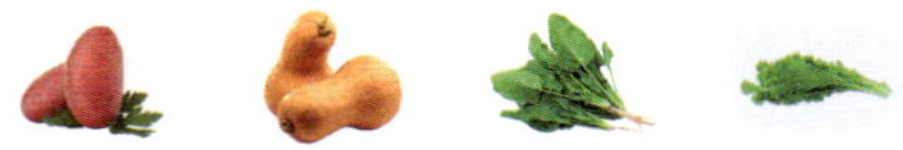

红薯　南瓜　菠菜　芥菜

这些食物含有丰富的膳食纤维，能增加排便的次数。

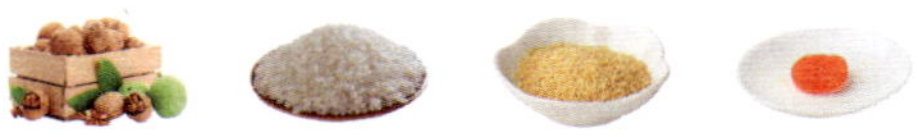

核桃　大米　小米　蛋黄

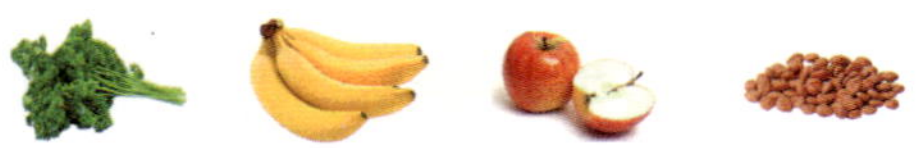

青菜　香蕉　苹果　杏仁

粗杂粮和水果可促进肠蠕动，能有效改善大便干结、排便困难等症状。

【忌吃食物】

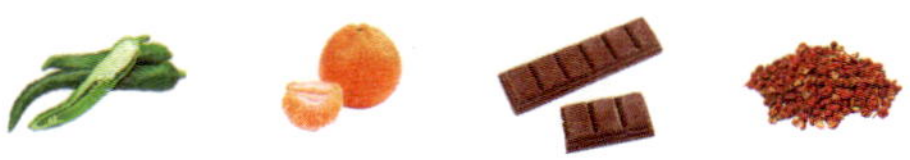

辣椒　橘子　巧克力　花椒

热性调料会吸收体内水分，加重便秘。

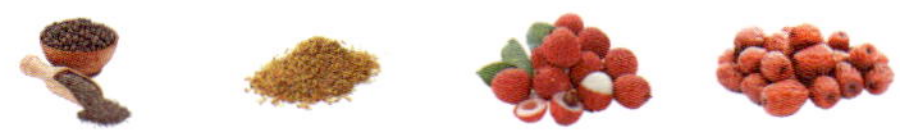

胡椒　糖类　荔枝　红枣

助热上火的食物耗损水分，使大便干燥。

【饮食原则】

1. 增加饮食中纤维的摄取量；主食不要过于精细，要适当吃些粗粮；每天要吃一定量的蔬菜与水果。
2. 多吃芹菜、苹果、葡萄柚、糙米、胡萝卜、红薯等，尤其在食用高纤维食品时，更应注意保证饮水。
3. 禁食用咖啡、辣椒、咖喱等刺激性食品。

【特别注意】便秘主要是由身体内缺少纤维、水分、脂肪等或运动量不足引起的。只要多喝水，多吃纤维素含量丰富的红薯、南瓜、豆类、海藻类等就可缓解。

芝麻拌芋头

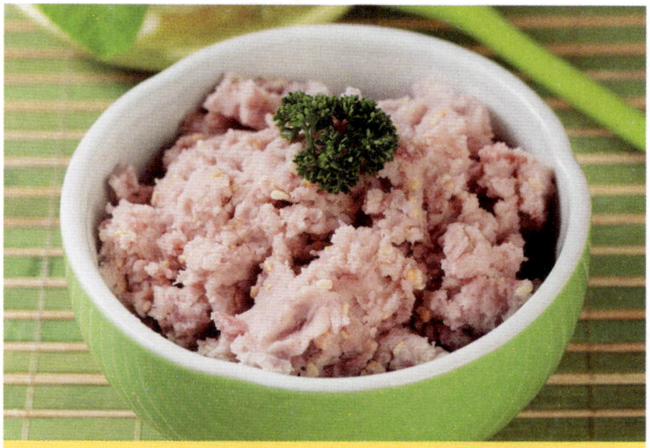

【功效】本品能增强免疫力，促进消化，保护牙齿。

材料

芋头……300克
熟白芝麻……25克

调料

白糖……7克
老抽……1毫升

做法

1. 洗净去皮的芋头切开，切成小块，装入蒸盘中。
2. 蒸锅上火烧开，放入蒸盘，蒸至芋头熟软，取出。
3. 取碗，加入芋头、白糖、老抽，拌匀，压成泥状，撒上白芝麻，拌匀，至白糖完全溶化；另取碗，盛入拌好的材料即可。

红薯牛奶泥

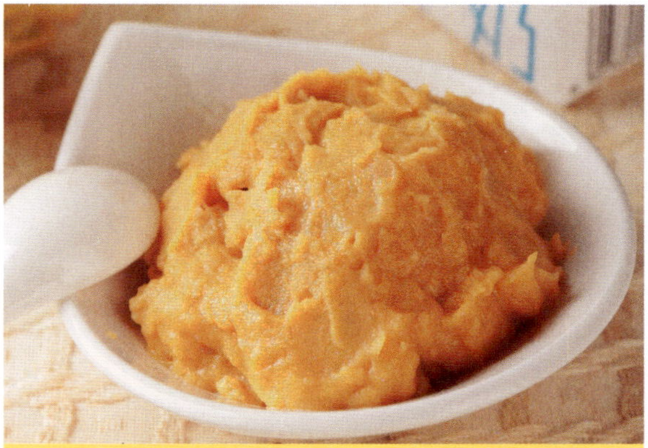

【功效】本品能增强免疫力，促进胃肠蠕动，安神助眠。

材料

红薯……80克
牛奶……20毫升

做法

1. 洗好去皮的红薯切开，再切成薄片。
2. 红薯放蒸盘，放入蒸锅，蒸至熟软，取出蒸盘。
3. 取碗，放入蒸好的红薯，碾成泥状，倒入牛奶，搅拌片刻使其味道均匀；另取一个干净的小碗，盛入拌好的红薯牛奶即可。

小儿夜啼

病症简介 常见于1岁以内的哺乳期婴儿，多因受惊或身体不适所引起。主要表现为婴儿长期夜间烦躁不安，啼哭不停，或时哭时止，辗转难睡，天明始见转静，日间则一切如常。中医认为本病多因小儿脾寒、食积等所致。

【宜吃食物】

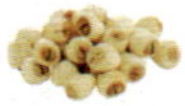
莲子

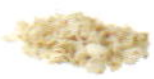
百合

茯苓

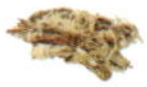
灯芯草

这些中药材具有清心泻火、养心安神的功效，能有效缓解夜啼的症状。

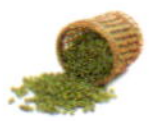
绿豆

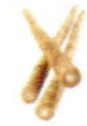
牛蒡

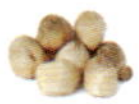
草菇

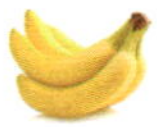
香蕉

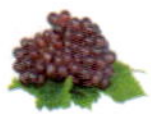
葡萄

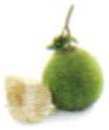
柚子

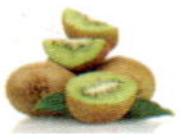
猕猴桃

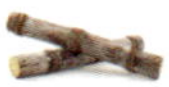
甘蔗

新鲜的蔬菜和水果可补充维生素和优质蛋白，增强体质，能改善小儿夜啼。

【忌吃食物】

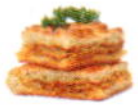
油饼

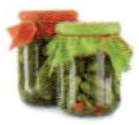
泡菜

冰淇淋

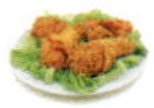
炸鸡

这些食物容易导致体内积热，加重夜啼。

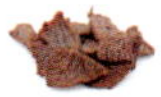
牛肉干

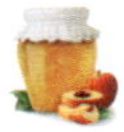
水果罐头

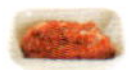
酱菜

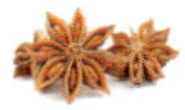
八角

这些食物容易引起消化不良，加重夜啼。

【饮食原则】

1. 小儿夜啼多由脾胃虚寒、心烦热、惊恐所致。因脾虚寒所引起的夜啼，可用适量粳米煮粥，待粥煮到半熟时加适量桂心末，加适量红糖拌匀，给小儿吃。
2. 对心烦热引起的小儿夜啼，可用莲子(未去皮、心)、百合适量，共炖成糊状食用。
3.对因惊恐所引起的夜啼，饮食疗法可用酸枣（不去核）适量，加白米适量共煮粥，即可食。

【特别注意】饮食要以粥类为主。脾寒而夜啼的小儿，应该吃些清淡少油、温暖脾胃的食物，如稀粥等。心热而夜啼的小儿，可以喝些果汁，吃些清凉的食物，如竹叶等。

煎米饼

材料

冷米饭、豌豆、杏鲍菇、胡萝卜、虾仁 各适量

调料

盐、白糖、黑胡椒粉

水淀粉、生粉、

食用油............ 各适量

做法

1. 杏鲍菇、胡萝卜、虾仁分别切成小丁块。
2. 把杏鲍菇、虾仁、胡萝卜拌匀，煮至断生捞出。
3. 取碗，放入焯过水的材料，加冷米饭、白糖、黑胡椒粉、水淀粉、生粉，拌匀；煎锅置火上烧热，倒入油，放入拌好的食材，压成饼状，煎至熟透即可。

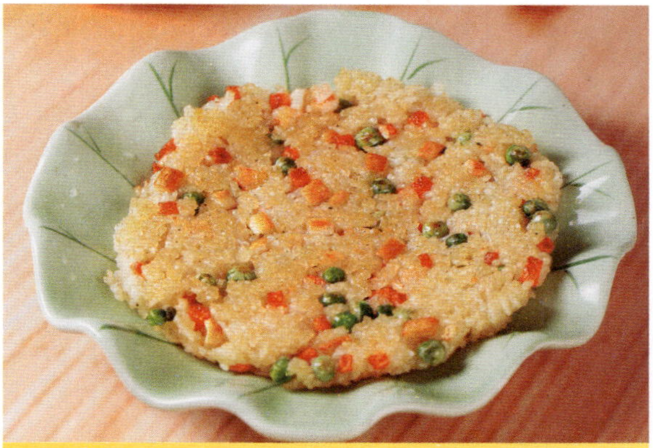

【功效】本品能促进脑部和骨骼发育，增进食欲，补血。

彩蔬蒸蛋

材料

鸡蛋、玉米粒、豌豆、胡萝卜、香菇 各适量

调料

盐、鸡粉........ 各 3 克

食用油................ 少许

做法

1. 洗净的香菇切成丁；洗好的胡萝卜切成丁。
2. 胡萝卜、香菇、玉米、豌豆煮断生，捞出；取碗，打入鸡蛋，加盐、鸡粉拌匀，放在蒸盘上；焯过水的材料装碗，加盐、鸡粉、油，拌匀。
3. 蒸锅上火烧开，放入蒸盘，蒸熟，将拌好的材料放蒸蛋上，摊开，蒸至熟透即可。

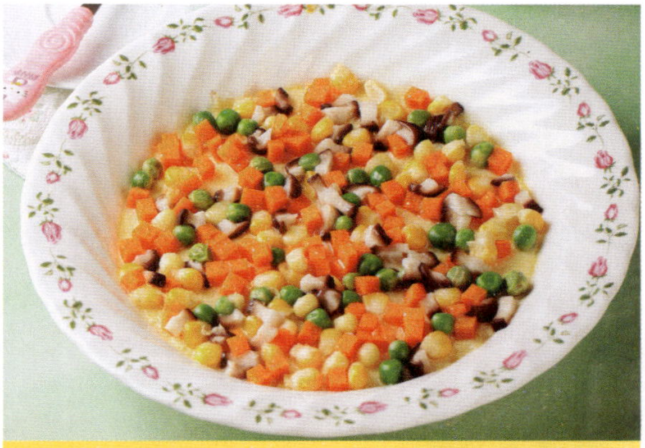

【功效】本品能增强免疫力，润肠通便，健脑益智。

小儿厌食

病症简介 表现为小儿长时间食欲减退或消失，以进食量减少为其主要特征，是一种慢性消化性功能紊乱综合征。常见于1～6岁的小儿，因不喜进食很容易导致小儿营养不良、佝偻病及免疫力低下等症状，还会影响患儿身体和智力的发育。

【宜吃食物】

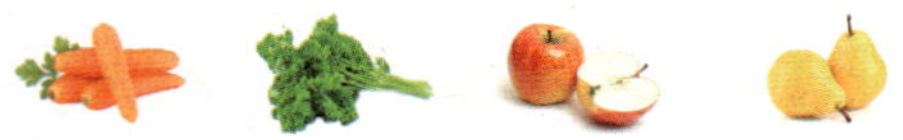

胡萝卜　青菜　苹果　梨

这些食物富含营养，能及时补充身体所需，提高小儿厌食患者的体质。

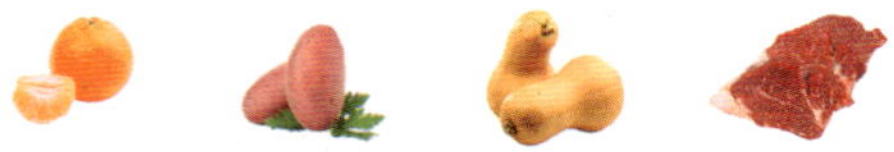

橘子　红薯　南瓜　牛肉

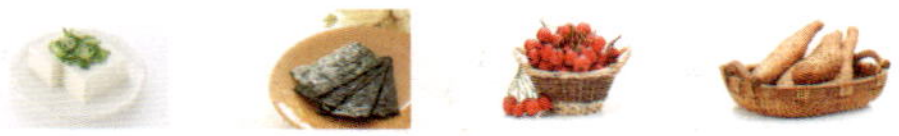

豆腐　海苔　山楂　山药

这些食材均有健脾消食的作用，能改善小儿厌食症。

【忌吃食物】

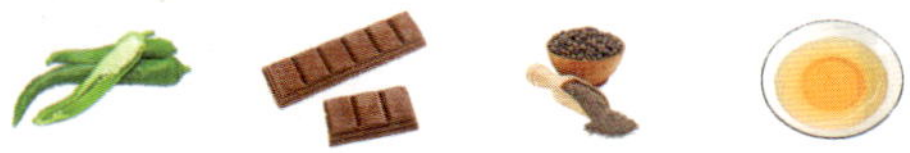

辣椒　巧克力　胡椒　蜂蜜

这些食物会加重少儿的肠胃负担。

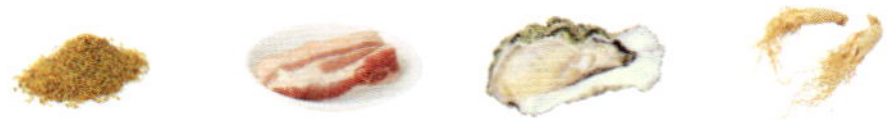

糖类　肥肉　牡蛎　人参

油腻的食物难以下咽，对厌食患者不利。

【饮食原则】

1. 饮食要规律，定时进餐，保证饮食卫生；营养要全面，多吃粗粮杂粮和水果蔬菜，多食富含锌、铁、铜、碘等微量元素的食物，如动物肝脏、瘦肉、蛋黄、鱼类、豆类及豆制品、花生、油菜等食物。
2. 应注意荤素搭配，适当吃粗杂粮，丰富食物花色种类。节制零食和甜食，少喝饮料。

【特别注意】用有天然甜味的食材来做食物，宝宝有时不愿吃，制作时可做得爽滑一点。如宝宝一直吃柔软的东西，咀嚼能力会下降，适应一段时间，要增加坚硬的食物。

彩椒圈太阳花煎蛋

材料

彩椒……150 克
鸡蛋……2 个

调料

盐、胡椒粉……各少许
食用油……适量

做法

1. 洗净的彩椒切圈，去籽；鸡蛋分别打入两个碗中，备用。
2. 煎锅置火上烧热，倒入食用油，放入彩椒圈，分别倒入鸡蛋，煎至鸡蛋呈乳白色。
3. 撒上盐、胡椒粉，煎至八成热，用余温再煎片刻至食材熟透，盛出煎好的鸡蛋，装盘即可。

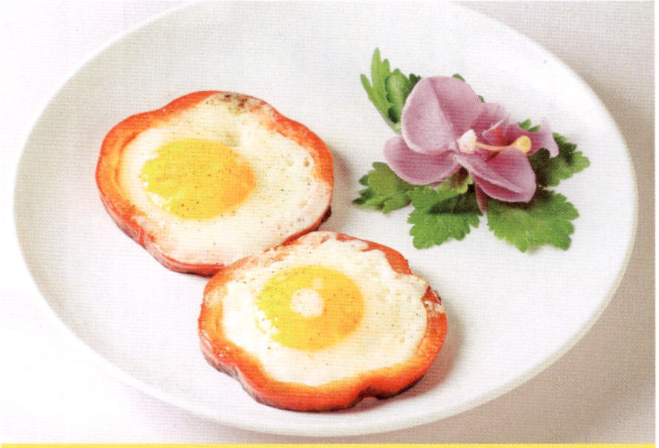

【功效】本片能清热消暑，消除疲劳，预防感冒和促进血液循环。

番茄鸡翅

材料

鸡翅……400 克
姜片、葱花……各少许

调料

盐、白糖、生抽、料酒、番茄酱、食用油各少许

做法

1. 鸡翅都切上一字花刀；鸡翅装入盘中，加姜片、盐、生抽、料酒，拌匀，腌渍约 15 分钟。
2. 锅中注入食用油，烧至六成热，放入鸡翅，拌匀，炸约 3 分钟至其呈金黄色，捞出，沥干油。
3. 锅留底油，倒入番茄酱、白糖，拌匀，放入鸡翅，炒至入味，夹出鸡翅，放在盘中，撒葱花即可。

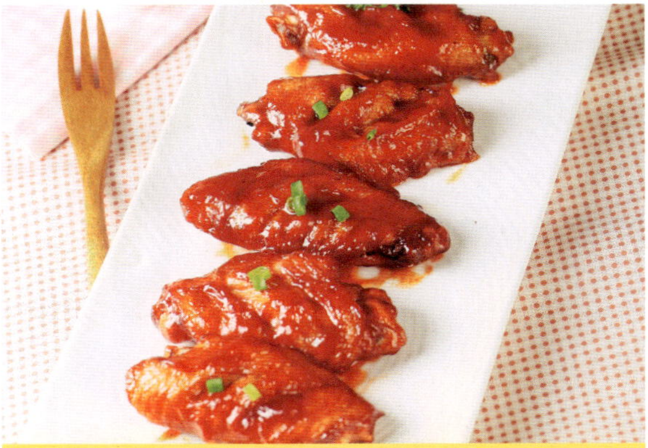

【功效】本品能温中补脾，补气养血，促进骨骼发育。

小儿疳积

病症简介 小儿疳积是由于进食不规律或由多种疾病因素影响所导致的慢性营养障碍性疾病，常见于 1 ~ 5 岁的儿童。其主要症状为疲乏无力、面黄饥瘦、烦躁爱哭、睡眠不安、食欲不振、体重逐渐减轻、毛发干枯稀疏等。

【宜吃食物】

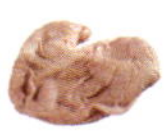
猪肚

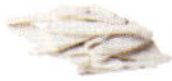
山药

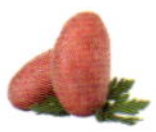
红薯

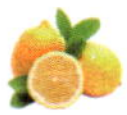
柠檬

这些食物有补充益气、健脾养胃的作用，适合小儿疳积患者食用。

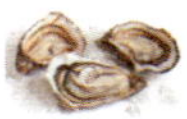
牡蛎

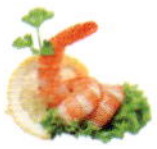
虾

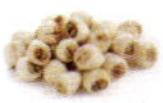
莲子

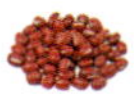
红豆

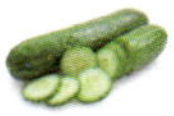
黄瓜

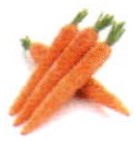
胡萝卜

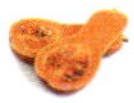
南瓜

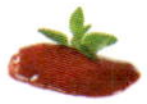
猪肝

蔬菜健脾助消化，猪肝可滋补肝肾，小儿疳积患者食用后有助于强健体质。

【忌吃食物】

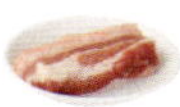
肥肉

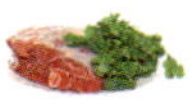
羊肉

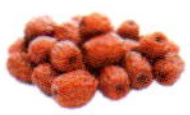
红枣

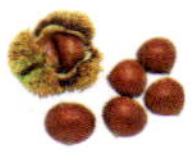
板栗

难消化的食物不适合小儿疳积患者。

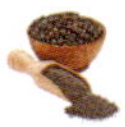
胡椒

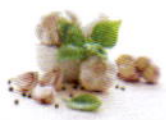
蒜

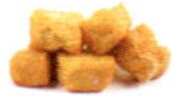
油豆腐

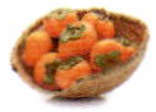
柿子

疳积患者忌食刺激性食物，不利于康复。

【饮食原则】

1. 患有疳积的儿童应控制食量，少量多餐，吃清淡易消化、消积导滞、健脾补胃的食物。
2. 多吃新鲜的水果和蔬菜，促进胃肠蠕动。
3. 宜食健脾助消化食物，如山楂及山楂制品、麦芽、鸡内金等。

【保健提示】给小儿养成良好的饮食习惯，如定质、定量、定时等。加强营养，如宜多食鱼、肉、鸡、蛋等高蛋白饮食，又要做到加工烂熟，以便容易消化。

山药紫薯甜心

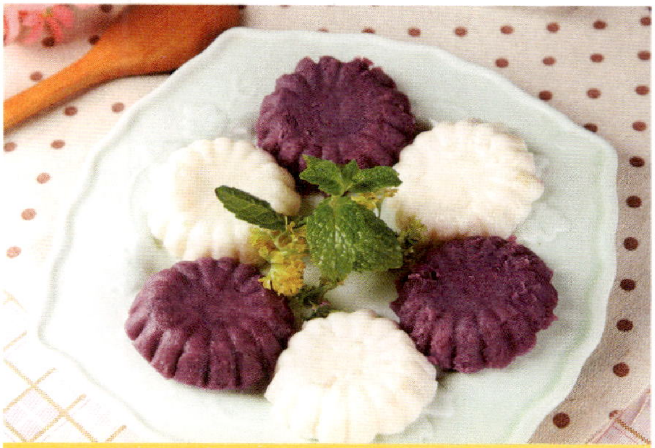

【功效】本品能改善视力，提高人体抵抗力，润肠通便。

材料

山药块............200 克

紫薯块............200 克

调料

白糖..................15 克

炼奶..................30 克

做法

1. 备好电蒸锅，烧开水后放入山药块、紫薯块，蒸至食材熟透，取出蒸熟的山药和紫薯。
2. 放凉后将山药去皮，加入炼奶，红薯配上白糖，压碎，制成山药泥与紫薯泥。
3. 再取两个模具，分别放入山药泥和紫薯泥，压紧，将做好的甜心脱模，放在盘中，摆好盘即可。

小米豌豆豆浆

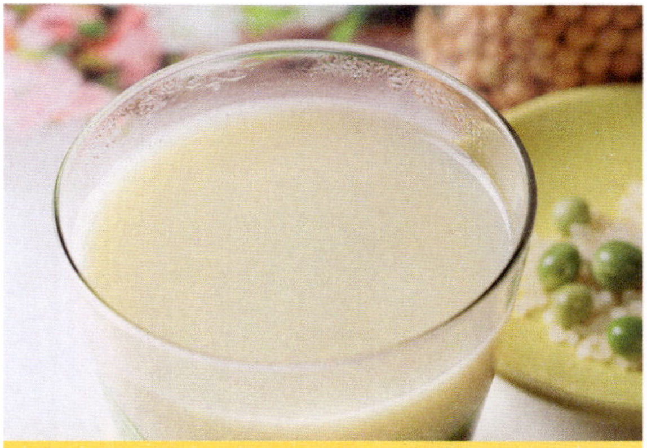

【功效】本品能美白护肤，开胃消食，增强免疫。

材料

水发小米..........35 克

豌豆..................40 克

水发黄豆..........45 克

做法

1. 浸泡的黄豆、小米，加水，洗净，倒滤网，沥干。
2. 豌豆、黄豆、小米倒入豆浆机中，注水至水位线即可，待豆浆机运转约 20 分钟，即成豆浆。
3. 把煮好的豆浆倒入滤网，滤取豆浆，倒入杯中，待稍微放凉后即可饮用。

小儿遗尿

病症简介 小儿遗尿是指小儿睡梦中小便自遗，醒后方觉的病症。多见于3岁以上的儿童。若3岁以上的小儿一个月内尿床次数达到3次以上，就属于不正常了，医学上之称为“遗尿症”，一般是男孩多于女孩。

【宜吃食物】

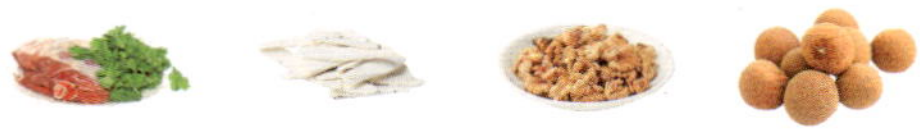

羊肉　山药　核桃　桂圆

这些食物具有温补固肾的作用，能辅助治疗因肾气不足导致的遗尿症状。

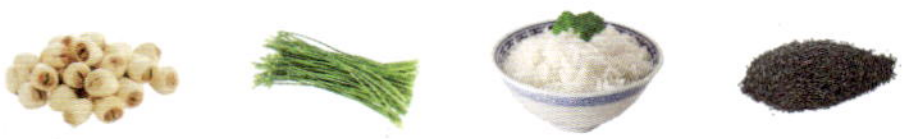

莲子　韭菜　糯米　黑芝麻

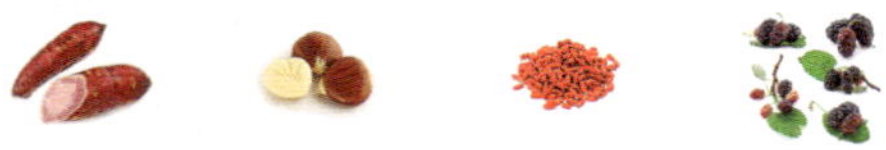

紫薯　板栗　枸杞　桑葚

清补类食物能提升肾功能，适合小儿遗尿患者食用。

【忌吃食物】

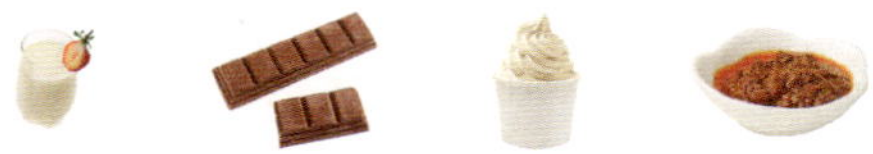

牛奶　巧克力　冰激凌　咖喱

削弱脾胃功能的食物，遗尿患者忌食。

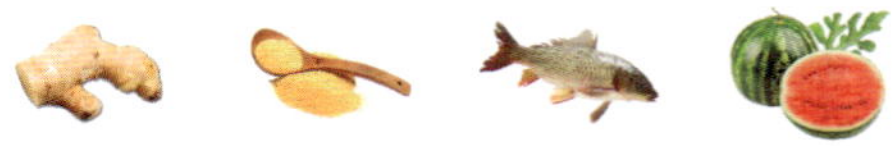

生姜　玉米　鲤鱼　西瓜

这些食物利水功能较强，会加重遗尿。

【饮食原则】

1. 宜食具有强化肾功能、缩尿止遗的中药材和食材，如金樱子、五味子、陈皮、猪肚、牛肉等。
2. 夜间遗尿者约有半数每晚尿床，甚至每晚遗尿2～3次，宜多食温补肾阳的食物，如带鱼、虾、鱼鳔、羊肉、韭菜、胡萝卜、山药、核桃、榴莲等。
3. 遗尿患儿的晚饭宜多吃固体食物，少饮汤水。

【保健提示】可以让小儿少吃一些流食，再有就是平时也要减少喝水，这样在一定程度上是可以减少尿床次数的，但是注意孩子出现尿床的现象很可能是肾虚造成的。

糯米莲藕

材料

水发糯米..........95 克

莲藕...............110 克

调料

蜂蜜..................30 克

做法

1. 将泡发好的糯米灌入洗净的莲藕的小洞中。
2. 电蒸锅注水烧开，放入莲藕，蒸 1 小时至熟透，取出，放凉。
3. 将放凉的莲藕切成均匀的片状，将藕片摆入盘中，浇上蜂蜜即可。

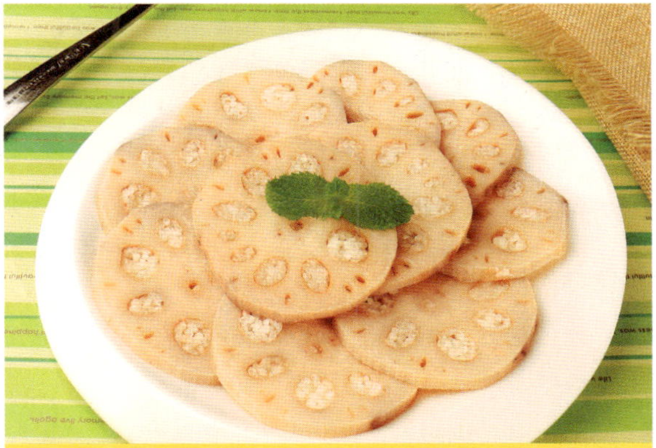

【功效】本品能补中益气，健脾养胃，清热解毒。

板栗糊

材料

板栗肉............150 克

调料

白糖..................10 克

做法

1. 洗净的板栗肉对半切开，改切成小块。
2. 取榨汁机，倒入板栗肉，注入清水，榨出板栗汁，装入碗中。
3. 砂锅置于火上，倒入板栗汁，煮约 3 分钟，至其呈糊状，搅拌，撒上白糖，搅拌片刻，煮至白糖完全溶化，盛出板栗糊，装入碗中即可。

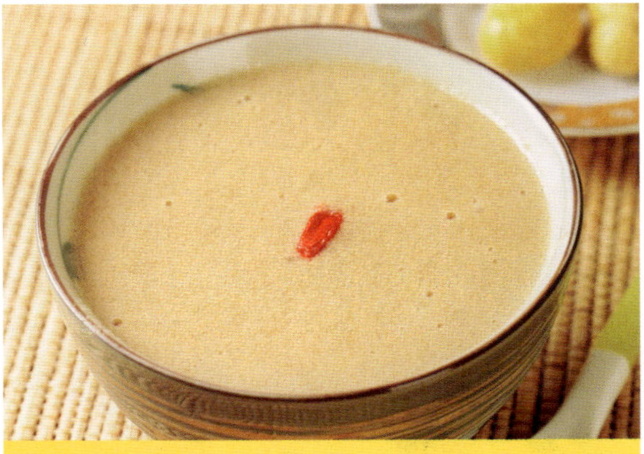

【功效】本品能养胃健脾，强筋活血，止血消肿。

小儿流涎

病症简介 俗称“流口水”，是一种唾液增多的症状。多见于6个月至1岁半左右的小儿，其原因有生理的和病理的两种。病理因素常见于口腔和咽部黏膜炎症、面神经麻痹、脑炎后遗症等所致的唾液分泌过多，吞咽不利也可导致流涎。

【宜吃食物】

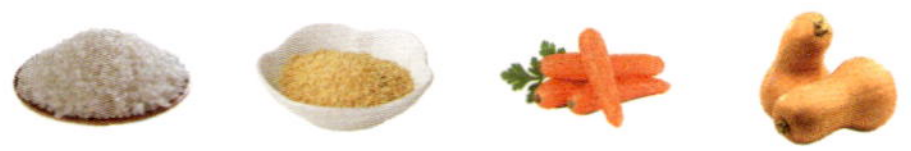

大米　小米　胡萝卜　南瓜

这些食物具有良好的健脾和胃的功效，适合因脾胃虚寒导致流涎的小儿。

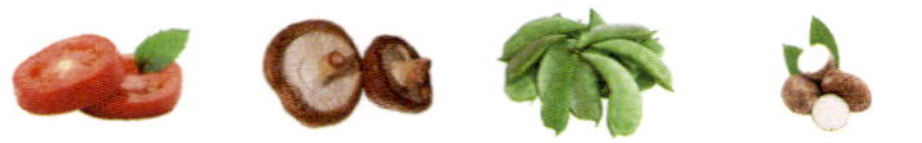

西红柿　香菇　扁豆　芋头

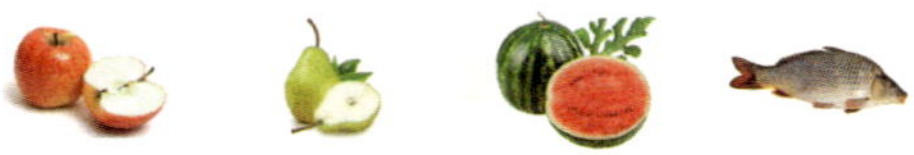

苹果　梨　西瓜　鲫鱼

这些食物清热去火、健脾养胃，有利于改善脾胃积热的流涎患者的病情。

【忌吃食物】

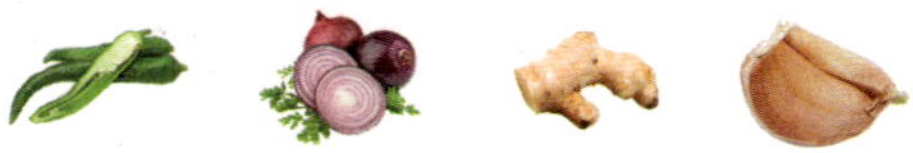

辣椒　洋葱　生姜　大蒜

刺激性食材会会加重小儿流涎症状。

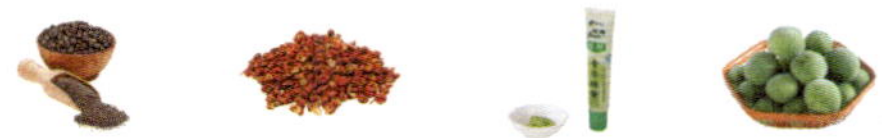

胡椒　花椒　芥末　酸梅

热性调料刺激脾胃，对流涎患者不利。

【饮食原则】

1. 对脾胃积热证的患儿应选择清热养胃、泻火利脾的食物，如绿豆汤、丝瓜汤、芦根汁、雪梨汁、西瓜汁、金银花露等。
2. 脾胃虚寒证的患儿应选具有温和健脾作用的食物，如虾、海参、羊肉、韭菜、花生、核桃等。
3. 避免食用刺激性的食物，如辣椒、姜、蒜等。

【保健提示】小儿流涎持续的时间较长，最长的可达半年以上，如果父母调理得当，通常1个月内即可治愈。脾胃积热证的宝宝可食用清热养胃、泻火利脾的食物。

西红柿稀粥

材料

水发米碎.........100 克

西红柿...............90 克

做法

1. 洗好的西红柿切成小块，去皮，去籽，装盘。
2. 取榨汁机，倒入西红柿，注入温开水，榨取汁水，倒入碗中。
3. 砂锅中注水烧开，倒入米碎，拌匀，煮熟，加西红柿汁，拌匀，煮约 5 分钟，盛入碗中即可。

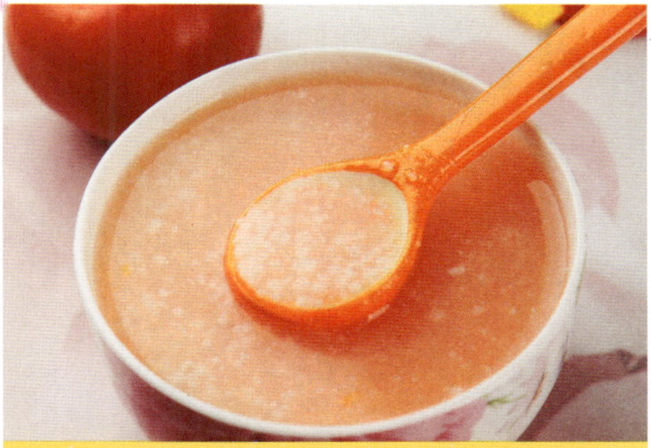

【功效】本品能健脾开胃，清热解毒，补中益气。

樱桃黄瓜汁

材料

樱桃...................90 克

去皮黄瓜.........110 克

做法

1. 黄瓜对半切开，切小段；洗净的樱桃对半切开，去核。
2. 备好榨汁机，放入樱桃、黄瓜、清水至刚好没过食材，盖上盖，榨约 20 秒成樱桃黄瓜汁。
3. 揭开盖，将榨好的樱桃黄瓜汁倒入杯中即可。

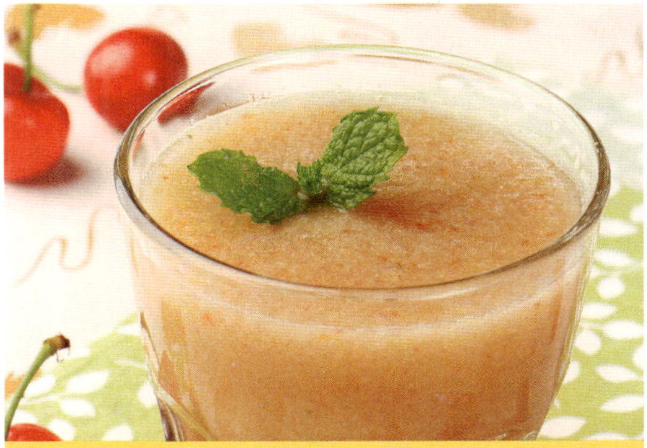

【功效】本品可促进血液循环，益气健脾，促进食欲。

小儿肥胖

病症简介 医学上对体重超过按身长计算的平均标准体重20%的儿童，称为小儿肥胖症。超过20%~29%为轻度肥胖，超过30%~49%为中度肥胖，超过50%为重度肥胖。肥胖儿童大多属于单纯性肥胖，此病无明显病因，可通过饮食来改善。

【宜吃食物】

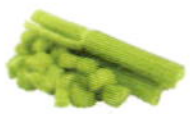
芹菜

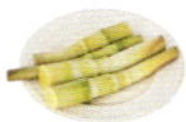
笋

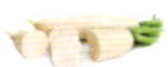
白萝卜

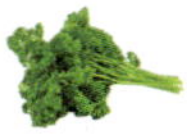
青菜

食用这些食物可使肥胖患儿通过增强饱腹感来减少食欲，控制饮食，减轻病情。

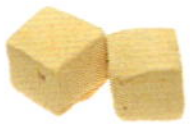
豆腐

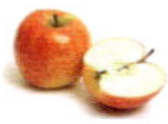
苹果

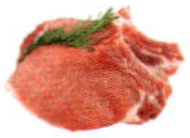
瘦肉

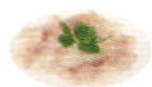
鱼肉

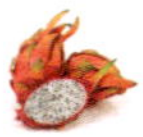
火龙果

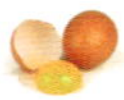
鸡蛋

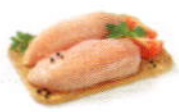
鸡肉

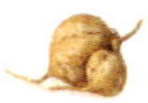
凉薯

这些食物富含营养且热量较低，适合肥胖患儿食用，从而改善肥胖症状。

【忌吃食物】

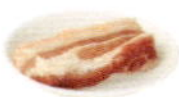
肥肉

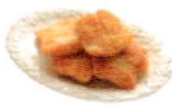
油炸食物

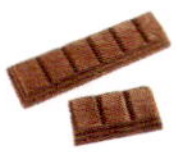
巧克力

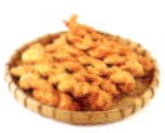
麻花

肥胖患儿不宜摄入大量高脂肪类食物。

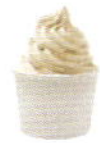
冰激凌

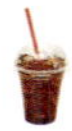
可乐

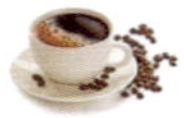
咖啡

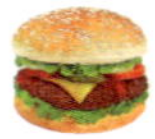
汉堡

减少食用零食，可有效控制体重。

【饮食原则】

1. 设法满足小儿食欲，避免饥饿感。故应选热能少而体积大的食物，如芹菜、笋、白萝卜等。
2. 必要时可在两餐之间供给热能少的点心，如不加糖的果冻、鱼干、话梅等。
3. 限制食量时必须照顾小儿的基本营养及生长发育所需，使体重逐步降低。

【保健提示】预防宝宝单纯性肥胖最好的方法就是从宝宝出生起就实行母乳喂养，到4个月之后再合理添加辅食。1岁以内的胖宝宝，30%长大后体重会超过标准体重。

芹菜玉米粥

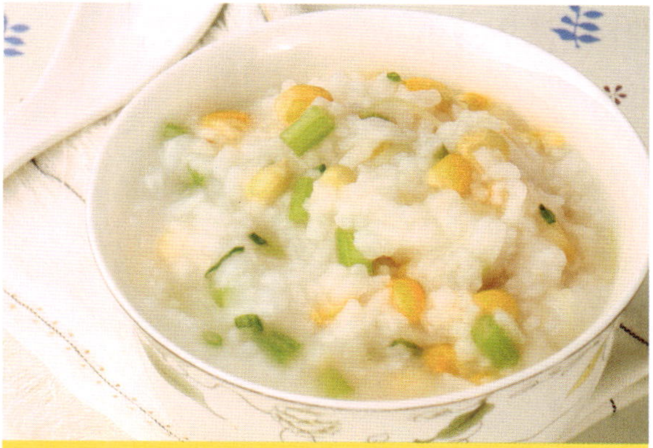

【功效】本品能刺激肠胃蠕动，防治便秘，促进食欲。

材料

芹菜……110 克
鲜玉米粒……150 克
水发大米……180 克

调料

盐……2 克
鸡粉……2 克
食用油……适量

做法

1. 洗净的芹菜切成粒，装入盘中。
2. 砂锅注水烧开，放大米、玉米粒，煮至大米熟软。
3. 揭盖，倒入芹菜粒，加入食用油、盐、鸡粉，用锅勺拌匀调味，把煮好的粥盛出，装碗即可。

萝卜豆腐梅子汤

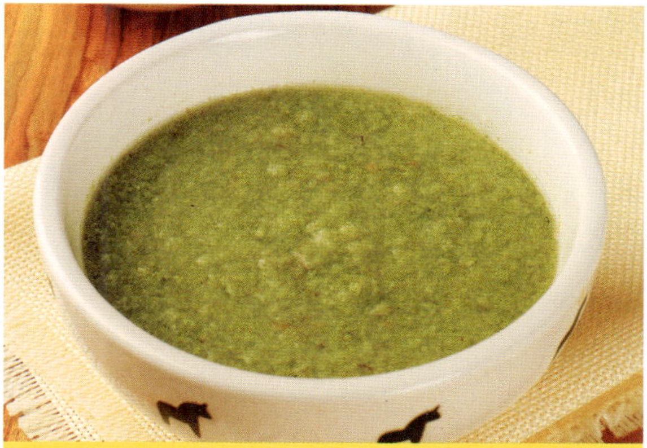

【功效】本品可促进食物消化，抑制胃酸过多，促进新陈代谢。

材料

去皮白萝卜、豆腐、油麦菜、柴鱼片、梅子肉……各适量

调料

盐……3 克

做法

1. 白萝卜切块；豆腐切成小块；油麦菜拦腰切断。
2. 榨汁杯中加白萝卜、豆腐、油麦菜、梅子肉、柴鱼、水、盐，榨半分钟，装碗，盖上保鲜膜。
3. 备好微波炉，放入食材，关上箱门，总计加热 70 秒，将食材取出，撕开保鲜膜，即可食用。

虾仁炒豆芽

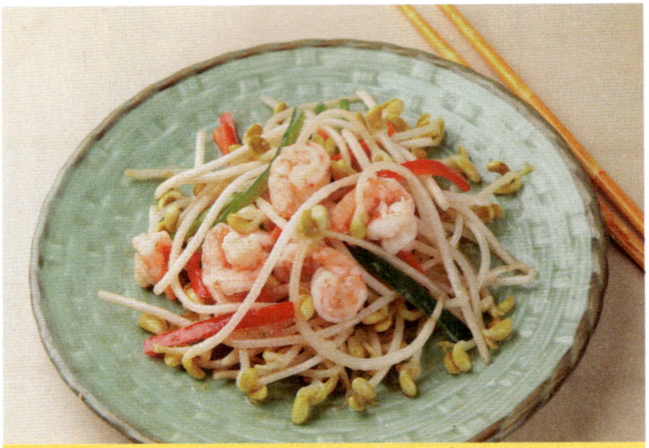

【功效】本品能促进消化，增加食欲，促进血液循环。

材料

黄豆芽、虾仁、红椒丝、青椒丝、姜片 各少许

调料

盐、鸡粉、料酒、水淀粉、食用油 各适量

做法

1. 虾仁由背部切开，去除虾线；黄豆芽切去根部。
2. 把虾仁装入碗中，加入盐、料酒、水淀粉、食用油，拌匀，腌渍约 15 分钟至其入味。
3. 油起锅，倒入虾仁，炒匀，放姜、红椒、青椒、黄豆芽，炒至变软，加盐、鸡粉、料酒、水淀粉，炒至食材入味，盛出炒好的菜肴即可。

柠檬豆芽汁

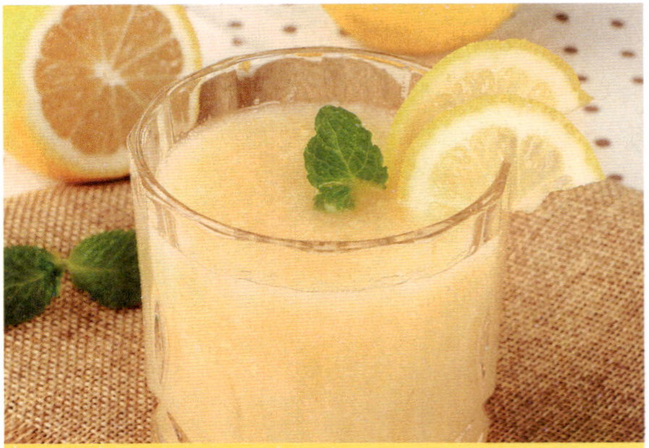

【功效】本品能促进骨骼发育，防止牙龈出血，清热利湿。

材料

柠檬....1 个（60 克）

绿豆芽.............150 克

蜂蜜...................30 克

做法

1. 洗好的柠檬去皮去核，切块。
2. 沸水锅中倒入绿豆芽，汆烫至断生，捞出，沥干。
3. 榨汁机中倒入绿豆芽，加柠檬块、水，榨成蔬果汁，倒入杯中，淋入蜂蜜，搅匀即可饮用。